告别

肝病

饮食+理疗+中医调养

赵春杰　主编

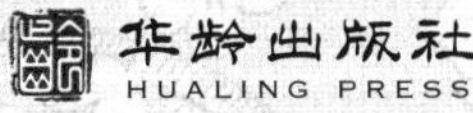

责任编辑：郑建军
责任印制：李未圻

图书在版编目（CIP）数据

告别肝病 / 赵春杰主编 . -- 北京 : 华龄出版社，2020.1

ISBN 978-7-5169-1491-5

Ⅰ . ①告… Ⅱ . ①赵… Ⅲ . ①肝病（中医）—中医治疗法 Ⅳ . ① R256.4

中国版本图书馆 CIP 数据核字（2019）第 246901 号

书　　名：告别肝病
作　　者：赵春杰

出 版 人：胡福君
出版发行：华龄出版社
地　　址：北京市东城区安定门外大街甲 57 号　　**邮　　编：**100011
电　　话：010-58122246　　**传　　真：**010-84049572
网　　址：http://www.hualingpress.com

印　　刷：德富泰（唐山）印务有限公司
版　　次：2020 年 1 月第 1 版　　2020 年 1 月第 1 次印刷
开　　本：710×1000　1/16　　**印　　张：**14
字　　数：200 千字
定　　价：68.00 元

目录

第一章 人体的中枢命脉——中医这样认识肝

一、肝主疏泄，统调全身气机

二、肝藏血，是人体血液的掌控者

三、肝主升发喜条达

四、五脏是兄弟，肝好才能五脏安

五、人体的排毒“工厂”肝的病机

六、这些信号预示着你的肝可能出问题

第二章 最常见的养肝食材，让你远离肝病

一、肝病饮食禁忌

二、蔬菜，这样吃肝脏更健康

三、水果，餐后零食的挑选门道

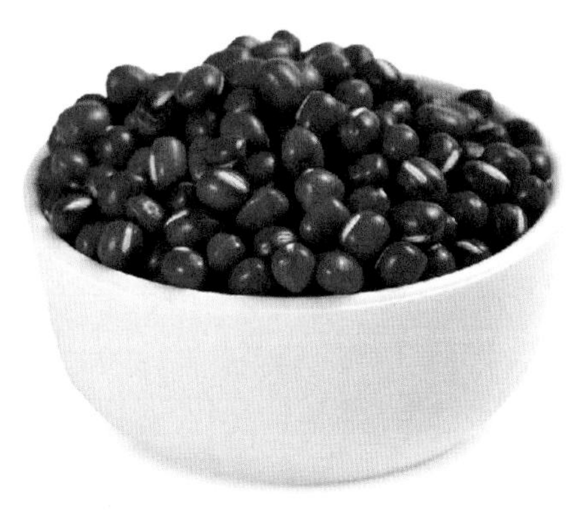

四、主食，肝病患者应这样吃

五、副食，护肝选择花样多

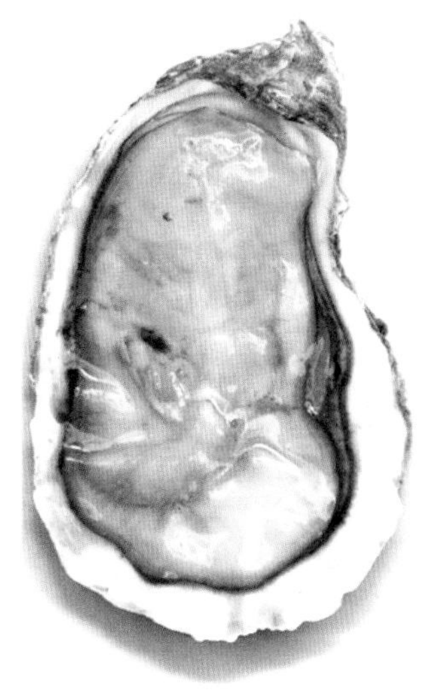

第三章 中草药，不可忽视的传统护肝妙药与中医奇方

一、防治肝病常用中草药

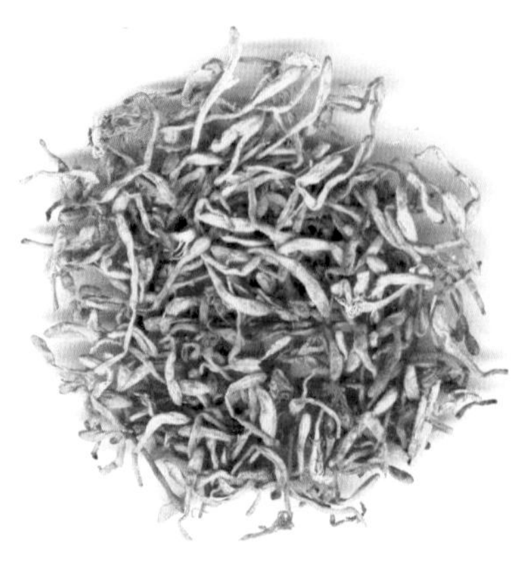

二、治肝病的常用中药妙方

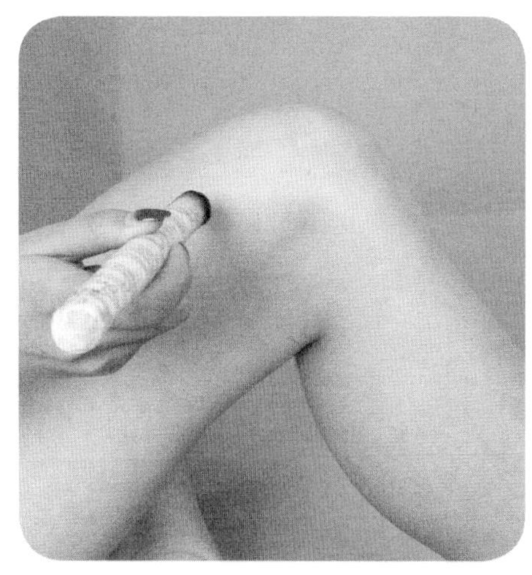

第四章 一穴制胜——不可不知的经穴养肝法

一、找准穴位的方法技巧

二、护肝养肝特效穴位

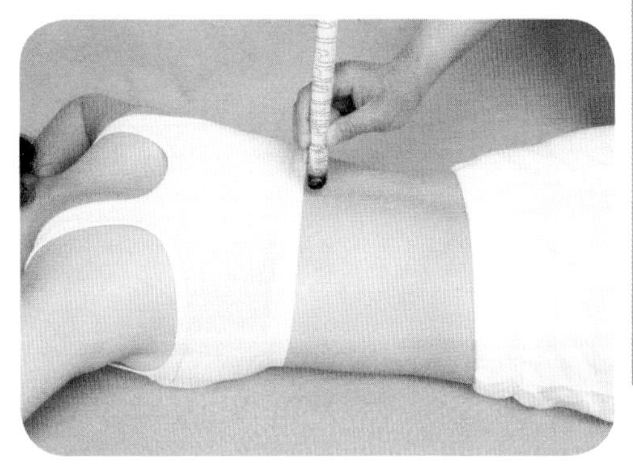

第五章 辨证理疗——体验中医的神奇

慢性肝炎

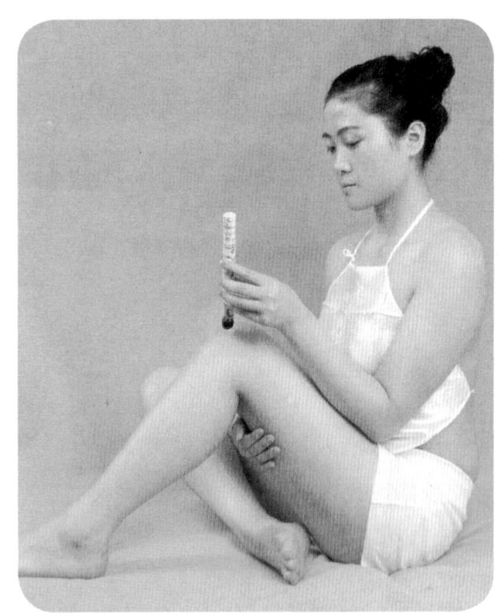

酒精性肝炎

脂肪肝

肝硬化

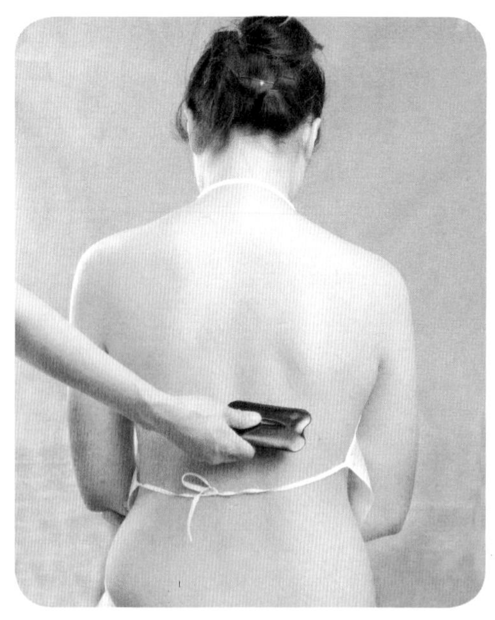

第一章

人体的中枢命脉——中医这样认识肝

肝脏主要位于右季肋区和腹上区，大部分为肋弓所覆盖，仅在腹上区、右肋弓间露出并直接与腹前壁接触，肝上面则与膈及腹前壁相接。是身体里不可或缺的重要器官，是消化和新陈代谢的中心，与胆、目、筋、爪等构成肝系统。主疏泄、藏喜条达而恶抑郁，体阴用阳。在五行属木，为阴中之阳。肝与四时之春相应。

《素问·灵兰秘典论》记载，“肝者，将军之官，谋虑出焉”，把肝脏比喻成一个勇猛的将军，运筹帷幄，调控着全身气机的流通升降。《素问·六节藏（脏）象论篇》记载，“肝者，罢极之本，魂之居也，其华在爪，其充在筋，以生血气，其味酸，其色苍，此为阳中之少阳，通于春气”，对其基本功能进行了归纳。

一、肝主疏泄，统调全身气机

肝主疏泄

肝主疏泄，是指肝具有疏通、舒畅、条达以保持全身气机疏通畅达，通而不滞，散而不郁的作用。肝主疏泄是保证机体多种生理功能正常发挥的重要条件。疏，即疏通，疏导。泄，即升发，发泄。疏泄，升发发泄，疏通。“疏泄”一词，始见于《素问·五常政大论》：“土疏泄，苍气达”，与土得木而达同义：元·朱丹溪首次明确地提出“司疏泄者，肝也”（《格致余论·阳有余阴不足论》）的观点。

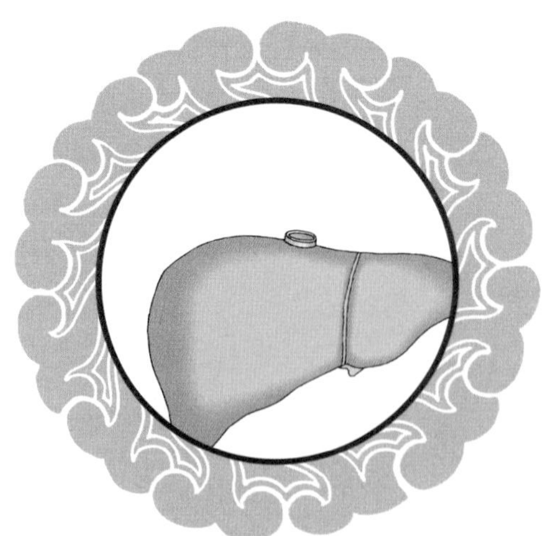

肝的形态

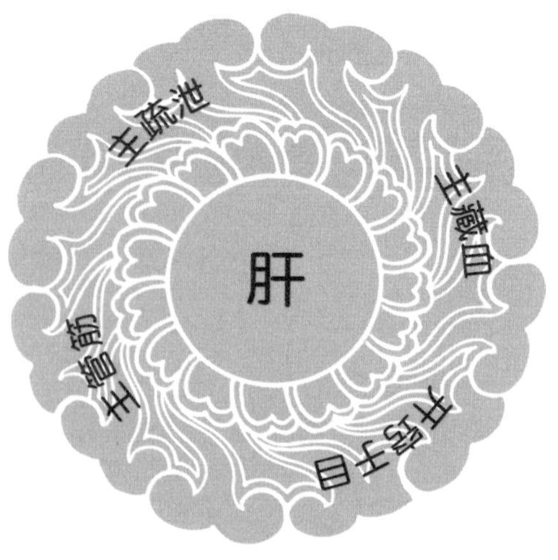

肝的功能

肝主疏泄在人体生理活动中的主要作用是：

调畅气机

肝主疏泄的生理功能，关系到人体全身的气机调畅。气机，即气的升降出入运动。升降出入是气化作用的基本形式。人体是一个不断地发生着升降出入的气化作用的机体。气化作用的升降出入过程是通过脏腑的功能活动而实现的。人体脏腑经络、气血津液、营卫阴阳无不赖气机升降出入而相互联系，维持其正常的生理功能：肝的疏泄功能，对全身各脏腑组织的气机升降出入之间的平衡协调，起着重要的疏通调节作用。“凡脏腑十二经之气化，皆必藉肝胆之气化以鼓舞之，始能调畅而不病”(《读医随笔·卷四》)。因此，肝的疏泄功能正常，则气机调畅、气血和调、经络通利，脏腑组织的活动也就正常协调。

调节精神情志

情志，即情感、情绪，是指人类精神活动中以反映情感变化为主的一类心理过程。中医学的情志，包括喜、怒、忧、思、悲、恐、惊，亦称之为七情。肝通过其疏泄功能对气机的调畅作用，可调节人的精神情志活动。人的精神情志活动，除由心神所主宰外还与肝的疏泄功能密切相关，故向有“肝主谋虑”(《素问·灵兰秘典论》)之说。谋虑就是谋思虑，深谋熟虑。肝主谋虑就是肝辅佐心神参与调节思维、情绪等神经精神活动的作用。在生理正常情况下，肝的疏泄功能正常，肝气升发，既不亢奋，也不抑郁，舒畅条达，人可以较好地协调自身的精神情志活动，表现为：精神愉快、心情舒畅、理智清朗、思维灵敏、气和志达、血气和平。若肝失疏泄，则易于引起人的精神情志活动异常。疏泄不及，则表现为抑郁寡欢、多愁善虑等。疏泄太过，则表现为烦躁易怒、头胀头痛、面红目赤等。所以说：“七情之病，必由肝起”(《柳州医话》)。“神者气之子，气者神之母，形者神之室。气清则神畅，气浊则神昏，气乱则神去”(宋·高以孙《纬略卷十》)。

肝主疏泄失常与情志失常，往往互为因果。肝失疏泄而情志异常，称之为因郁致病。因情志异常而致肝失疏泄，称之为因病致郁。

促进消化吸收

脾胃是人体主要的消化器官。胃主受纳，脾主运化。肝主疏泄是保持脾胃正常消化吸收的重要条件。肝对脾胃消化吸收功能的促进作用，是通过协调脾胃的气机升降，和分泌、排泄胆汁而实现的。

1. 协调脾胃的气机升降：胃气主降，受纳腐熟水谷以输送于脾；脾气主升，运化水谷精微以灌溉四旁。脾升胃降构成了脾胃的消化运动。肝的

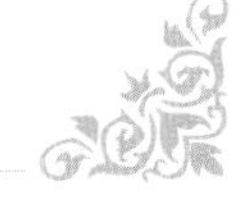

疏泄功能正常，是保持脾胃升降枢纽能够协调不紊的重要条件。肝属木，脾胃属土，土得木而达。“木之性主乎疏泄。食气人胃，全赖肝木之气以疏泄之，则水谷乃化。设肝不能疏泄水谷，渗泄中满之证在所难免”(《血证论·脏腑病机论》)。可见，饮食的消化吸收与肝的疏泄功能有密切关系，故肝的疏泄功能，既可以助脾之运化，使清阳之气升发，水谷精微上归于肺，又能助胃之受纳腐熟，促进浊阴之气下降,使食糜下达于小肠。若肝失疏泄，犯脾克胃，必致脾胃升降失常，临床上除具肝气郁结的症状外，既可出现胃气不降的暖气脘痞、呕恶纳减等肝胃不和症状，又可现脾气不升的腹胀、便溏等肝脾不调的症状。所以说：“肝气一动，即乘脾土，作痛作胀，甚则作泻，又或上犯胃土，气逆作呕，两胁痛胀”(《知医必辨，论肝气》)。

2. 分泌排泄胆汁：胆附于肝，内藏胆汁，胆汁具有促进消化的作用。胆汁是肝之余气积聚而成。诚如戴起宗所说：“胆之精气，则因肝之余气溢人于胆，故（胆）藏在短叶间，相并而居，内藏精汁三合，其汁清净”(《脉诀刊误·卷上》)。可见,胆汁来源于肝，贮藏于胆，胆汁排泄到肠腔内，以助食物的消化吸收。所以说：“凡人食后，小肠饱满，肠头上逼胆囊，胆汁渍人肠内，利传渣滓”(《医原》)。肝的疏泄功能正常，则胆汁能正常地分泌和排泄，有助于脾胃的消化吸收功能。如果肝气郁结，影响胆汁的分泌和排泄，可导致脾胃的消化吸收障碍，出现胁痛、口苦、纳食不化，甚至黄疸等。总之，脾为阴中之至阴，非阴中之阳不升，土有敦厚之性，非曲直之木不达。肝气升发，疏达中土，以助脾之升清运化，胃之受纳腐熟。

维持气血运行

肝的疏泄能直接影响气机调畅。只有气机调畅，才能充分发挥心主血脉、肺助心行血、脾统摄血液的作用，从而保证气血的正常运行。所以肝气舒畅条达，血液才得以随之运行，藏泄适度。“血随气行，周流不停”(《风劳臌膈四大证治》)。血之源头在于气，气行则血行，气滞则血瘀。若肝失疏泄，气机不调，必然影响气血的运行。如气机阻滞，则气滞而血瘀，则可见胸胁刺痛，甚至瘕积、肿块、痛经、闭经等。若气机逆乱，又可致血液不循常道而出血。所谓“血为气之配，气热则热，气寒则寒，气升则升，气降则降，气凝则凝，气滞则滞”(《格致余论·经水或紫或黑论》)。

调节水液代谢

水液代谢的调节主要是由肺、脾、肾等脏腑共同完成的，但与肝也有密切关系。因肝主疏泄，能调畅三焦的气机，促进上中下三焦肺、脾、肾三脏调节水液代谢的机能，即通过促进脾之运化水湿、肺之布散水津、肾之蒸化水液，以调节水液代谢。三焦为水液代谢的通道。“上焦不治，则水犯高源；中焦不治，则水留中脘；下焦不治，则水乱二便。三焦气治，则脉络通而水道利”（《类经，脏象类》）。三焦这种司决渎的功能，实际上就是肺、脾、肾等调节水液功能的综合。肝的疏泄正常，气机调畅，则三焦气治，水道通利，气顺则一身之津液亦随之而顺，所以说：“气行水亦行”（《血证论·阴阳水火气血论》）。若肝失疏泄，三焦气机阻滞，气滞则水停，从而导致痰、饮、水肿，或水臌等。所以说：“水者气之子，气者水之母。气行则水行，气滞则水滞”（《医经溯洄集·小便原委论》）。由此可见，肝脏是通过其疏利调达三焦脏腑气机的作用，来调节体内的水液代谢活动的，这就是理气以治水的理论依据。但须指出，理气法不是治疗水肿的主要治法，而是协助行水的重要一环。

调节性与生殖

1. 调理冲任：妇女经、带、胎、产等特殊的生理活动，关系到许多脏腑的功能，其中肝脏的作用甚为重要，向有“女子以肝为先天”之说。妇女一生以血为重，由于行经耗血，妊娠血聚养胎、分娩出血等，无不涉及于血，以致女子有余于气而不足于血。冲为血海，任主胞胎，冲任二脉与女性生理机能休戚相关。肝为血海，冲任二脉与足厥阴肝经相通，而隶属于肝。肝主疏泄可调节冲任二脉的生理活动。肝的疏泄功能正常，足厥阴经之气调畅，冲任二脉得其所助，则任脉通利，太冲脉盛，月经应时而下，带下分泌正常，妊娠孕育，分娩顺利。若肝失疏泄而致冲任失调，气血不和，从而形成月经、带下、胎产之疾，以及性功能异常和不孕等。

2. 调节精室：精室为男子藏精之处。男子随肾气充盛而天癸至（促进性成熟并维持生殖功能的物质），则精气溢泻，具备了生殖能力。男性精室的开合、精液的藏泄，与肝肾的功能有关。“主闭藏者，肾也，司疏泄者，肝也”（《格致余论·阳有余阴不足论》）。肝之疏泄与肾之闭藏协调平衡，则精室开合适度，精液排泄有节，使男子的性与生殖机能正常。若肝之疏泄失常，必致开合疏泄失度。其不及，可见性欲低下、阳痿、精少、不孕等；其太过，则性欲亢奋、阳强、梦遗等。所以说：“肝为阴中之阳，其脉绕阴器，强则好色，虚则妒阴，时憎女子”（《类经·藏象类》）。

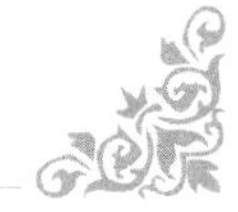

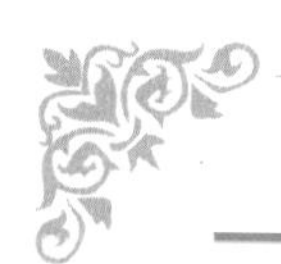

二、肝藏血，是人体血液的掌控者

肝主藏血

肝藏血是指肝脏具有贮藏血液、防止出血和调节血量的功能。故有肝主血海之称。

贮藏血液

血液来源于水谷精微，生化于脾而藏受于肝。肝内贮存一定的血液，既可以濡养自身，以制约肝的阳气而维持肝的阴阳平衡、气血和调，又可以防止出血。因此，肝不藏血，不仅可以出现肝血不足，阳气升腾太过，而且还可以导致出血。

调节血量

在正常生理情况下，人体各部分的血液量是相对恒定的。但是，人体各部分的血液，常随着不同的生理情况而改变其血量。当机体活动剧烈或情绪激动时，人体各部分的血液需要量也就相应地增加，于是肝脏所贮藏的血液向机体的外周输布，以供机体活动的需要。当人们在安静休息及情绪稳定时，由于全身各部分的活动量减少，机体外周的血液需要量也相应减少，部分血液便归藏于肝。所谓“人动则血运于诸经，人静则血归于肝脏”。因肝脏具有贮藏血液和调节血量的作用，故肝有“血海”之称。

肝藏血功能发生障碍时，可出现两种情况：一是血液亏虚。肝血不足，则分布到全身各处的血液不能满足生理活动的需要，可出现血虚失养的病理变化。如目失血养，则两目干涩昏花，或为夜盲；筋失所养，则筋脉拘急，肢体麻木，屈伸不利，以及妇女月经量少，甚至闭经等。二是血液妄行。肝不藏血可发生出血倾向的病理变化，如吐血、衄血、月经过多、崩漏。

肝的疏泄与藏血之间的关系：肝主疏泄又主藏血。藏血是疏泄的物质基础，疏泄是藏血的功能表现。肝的疏泄全赖血之濡养作用，又赖肝之功能正常才能发挥其作用。所以肝的疏泄与藏血功能之间有着相辅相成的密切的关系。就肝之疏泄对藏血而言，在生理上，肝主疏泄，气机调畅，则血能正常地归藏和调节。血液的运行不仅需要心肺之气的推动和脾气的统摄，而且还需要肝气的调节才能保证气机的调畅而使血行不致瘀滞。在病理上，肝失疏泄可以影响血液的归藏和运行。如肝郁气滞，气机不畅，则血亦随之而瘀滞，即由气滞而血瘀。若疏泄太过，肝气上逆，血随气逆，又可导致出血。就肝之藏血对疏泄而言，在生理上，肝主藏血，血能养肝，使肝阳勿亢，保证肝主疏泄的功能正常。在病理情况下，肝之藏血不足或肝不藏血而出血，终致肝血不足。肝血不足，血不养肝，疏泄失职，则夜寐多梦，女子月经不调等症相继出现。

肝主生血

肝主生血是指肝参与血液生成的作用。肝不仅藏血，而且还能生血。“肝……其充在筋，以生血气”（《素问·六节脏象论》），“气不耗，归精于肾而为精。精不泄，则归精于肝而化清血”（《张氏医通·诸血门》）。可见，肝参与血液的生成。

肝主疏泄与肝主生血：肝以血为体，以气为用。“肝主血，肝以血为自养，血足则柔，血虚则强”（《温病条辨·卷六》）。肝生血，血足则肝体自充。刚劲之质得为柔和之体，通其条达畅茂之性，则无升动之害。疏泄与生血，肝气与肝血，相互为用，动静有常。肝血不足则肝气有余，疏泄太过，而为肝气、肝火、肝风之灾。所以说：“肝血不足，则为筋挛、为角弓、为抽搐、为爪枯、为目眩、为头痛、为胁肋痛、为少腹痛、为疝痛诸证”（《质疑录》）。

三、肝主升发喜条达

肝喜条达

条达，舒展、条畅、通达之意。抑郁，遏止阻滞。肝为风木之脏，肝气升发，喜条达而恶抑郁。肝气宜保持柔和舒畅，升发条达的特性，才能维持其正常的生理功能，宛如春天的树木生长那样条达舒畅，充满生机。肝主升发是指肝具升发生长，生机不息之性，有启迪诸脏生长化育之功。肝属木，其气通于春，春木内孕生升之机，以春木升发之性而类肝，故称肝主升发，又称肝主升生之气。条达为木之本性，自然界中凡木之属，其生长之势喜舒展、顺畅、畅达，既不压抑又不阻遏而伸其自然之性。肝属木，木性条达，故条达亦为肝之性。肝喜条达是指肝性喜舒展、条畅、畅达，实即肝之气机性喜舒畅、调畅。在正常生理情况下，肝气升发、柔和、舒畅，既非抑郁，也不亢奋，以冲和条达为顺。所以，唐容川说：“肝属木，木气冲和发达，不致遏郁，则血脉得畅”（《血证论·脏腑病机论》）。若肝气升发不及，郁结不舒，就会出现胸胁满闷、胁肋胀痛、抑郁不乐等症状。如肝气升发太过，则见急躁易怒、头晕目眩、头痛头胀等症状。肝的这种特性与肝主疏泄的生理功能有密切关系。

肝气升发条达而无抑遏郁滞，则肝之疏泄功能正常。肝主疏泄的生理功能是肝喜升发条达之性所决定的。所以说：“肝之性，喜升而恶降，喜散而恶敛”（《读医随笔·平肝者舒肝也非伐肝也》），“以木为德，故其体柔和而升，以象应春，以条达为性……其

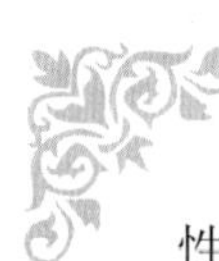

性疏泄而不能屈抑”（《内经博议》）。

肝为刚脏

肝为风木之脏，喜条达而恶抑郁，其气易逆易亢，其性刚强，故称。刚，刚强暴急之谓。肝脏具有刚强之性，其气急而动，易亢易逆，故被喻为“将军之官”。肝体阴用阳，为风木之脏，其气主升主动，喜条达而恶抑郁，也忌过亢。肝为刚脏系由肝体阴用阳之性所致。肝体阴柔，其用阳刚，阴阳和调，刚柔相济，则肝的功能正常。在生理情况下，肝之体阴赖肾之阴精以涵，方能充盈，故肝之自身体阴常不足而其用阳常易亢。刚柔不济，柔弱而刚强，故肝气易亢易逆。肝气、肝阳常有余的病理特性，反映了肝脏本身具有刚强躁急的特性。故沈金鳌说：“肝……其体柔而刚，直而升，以应乎春，其用条达而不可郁，其气偏急而激暴易怒，故其为病也，多逆。”（《杂病源流犀烛》）若忤其性则恣横欺凌，延及他脏，而乘脾、犯胃、冲心、侮肺、及肾，故曰肝为五脏之贼。

肝体阴而用阳

体用是中国古代哲学范畴，指实体及其作用、功能、属性，或本质与现象，或根据与表现的关系。引人中医学领域，旨在说明脏腑的本体及其与生理功能、生理特性的关系。体指脏腑本体，用指脏腑的功能、特性。肝体阴而用阳：所谓“体”，是指肝的本体；所谓“用”，是指肝脏的功能活动。肝为刚脏，以血为体，以气为用，体阴而用阳。肝为藏血之脏，血属阴，故肝体为阴；肝主疏泄，性喜条达，内寄相火，主升主动，故肝用为阳。

肝脏“体阴”的意义：一、肝属阴脏的范畴，位居膈下，故属阴；二、肝藏阴血：血属阴。肝脏必须依赖阴血的滋养才能发挥其正常的生理作用，肝为刚脏，非柔润不和。

肝脏“用阳”的意义：一、从肝的生理机能来看，肝主疏泄，性喜条达，内寄相火，主动主升，按阴阳属性言之，则属于阳；二、从肝的病理变化来看，易于阳亢，易于动风。肝病常表现为肝阳上亢和肝风内动，引起眩晕、肢麻、抽搐、震颤、角弓反张等症状。气为阳，血为阴，阳主动，阴主静，因而称肝脏“体阴而用阳”。

肝体阴而用阳，实际上概括了肝的形体结构与生理功能的关系，也揭示了肝脏在生理及病理变化上的主要特征。

由于肝脏具有体阴而用阳的特点，所以，在临床上对于肝病的治疗，“用药不宜刚而宜柔，不宜伐而宜和”（《类证治裁·卷之三》）。往往用滋养阴血以益肝或采用凉肝、泻肝等法以抑制肝气肝阳之升动过度。

肝气与春气相应

肝与东方、风、木、春季、青色、酸味等有着一定的内在联系。春季为一年之始，阳气始生，万物以荣，气候温暖多风。天人相应，同气相求，在人体则与肝相应。故肝气在春季最旺盛，反应最强，而在春季也多见肝之病变。证之于临床，春三月为肝木当令之时，肝主疏泄，与人的精神情志活动有关；故精神神经病变多发于春天。又如肝与酸相通应，故补肝多用白芍、五味子等酸味之品。

四、五脏是兄弟，肝好才能五脏安

肝与心的关系

心主血，肝藏血；心主神志，肝主疏泄，调节精神情志。所以，心与肝的关系，主要是主血和藏血，主神明与调节精神情志之间的相互关系。

心与肝之间的关系，主要表现在血液和神志两个方面。

血液方面

心主血，心是一身血液运行的枢纽；肝藏血，肝是贮藏和调节血液的重要脏腑。两者相互配合，共同维持血液的运行。所以说“肝藏血，心行之”（王冰注《黄帝内经素问》）。全身血液充盈，肝有所藏，才能发挥其贮藏血液和调节血量的作用，以适应机体活动的需要，心亦有所主。心血充足，肝血亦旺，肝所藏之阴血，具有濡养肝体制约肝阳的作用。所以肝血充足，肝体得养，则肝之疏泄功能正常，使气血疏通，血液不致瘀滞，有助于心主血脉功能的正常进行。

神志方面

心主神志，肝主疏泄。人的精神、意识和思维活动，虽然主要由心主宰，但与肝的疏泄功能亦密切相关。血液是神志活动的物质基础。心血充足，肝有所藏，则肝之疏泄正常，气机调畅，气血和平，精神愉快。肝血旺盛，制约肝阳，使之勿亢，则疏泄正常，使气血运行无阻，心血亦能充盛，心得血养，神志活动正常。由于心与肝均依赖血液的濡养滋润，阴血充足，两者功能协调，才能精神饱满，情志舒畅。

心与肝在病理上的相互影响，主要反映在阴血不足和神志不安两个方面，表现为心肝血虚和心肝火旺之候等。

肝与肺的关系

肝主升发，肺主肃降，肝升肺降，气机调畅，气血流行，脏腑安和，所以二者关系到人体的气机升降运动。

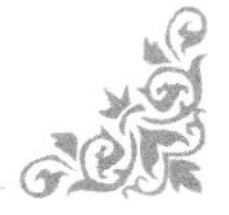

肝和肺的关系主要体现于气机升降和气血运行方面。

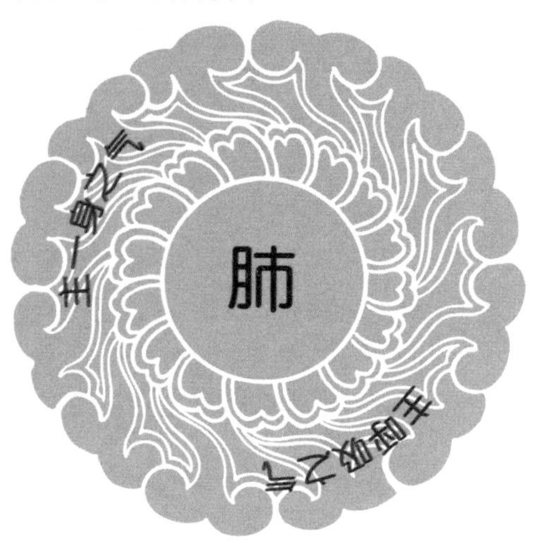

气机升降

“肝生于左，肺藏于右”（《素问·刺禁论》）。肺居膈上，其气肃降；肝居膈下，其气升发。肝从左而升，肺从右而降，“左右者阴阳之道路也”（《素问·阴阳应象大论》）。肝从左升为阳道，肺从右降为阴道，肝升才能肺降，肺降才能肝升，升降得宜，出入交替，则气机舒展。人体精气血津液运行以肝肺为枢转，肝升肺降，以维持人体气机的正常升降运动。

血气运行

肝肺的气机升降，实际上也是气血的升降。肝藏血，调节全身之血；肺主气，治理调节一身之气。肺调节全身之气的功能又需要得到血的濡养，肝向周身各处输送血液又必须依赖于气的推动。总之，全身气血的运行，虽赖心所主，但又须肺主治节及肝主疏泄和藏血作用的制约，故两脏对气血的运行也有一定的调节作用。

在病理情况下，肝与肺之间的生理功能失调，主要表现在气机升降失常和气血运行不畅方面，如肝火犯肺（又名木火刑金）之候等。

肝与脾的关系

肝主疏泄，脾主运化；肝藏血，脾生血统血。因此，肝与脾的关系主要表现为疏泄与运化、藏血与统血之间的相互关系。

肝与脾的关系具体体现在消化和血液两个方面。

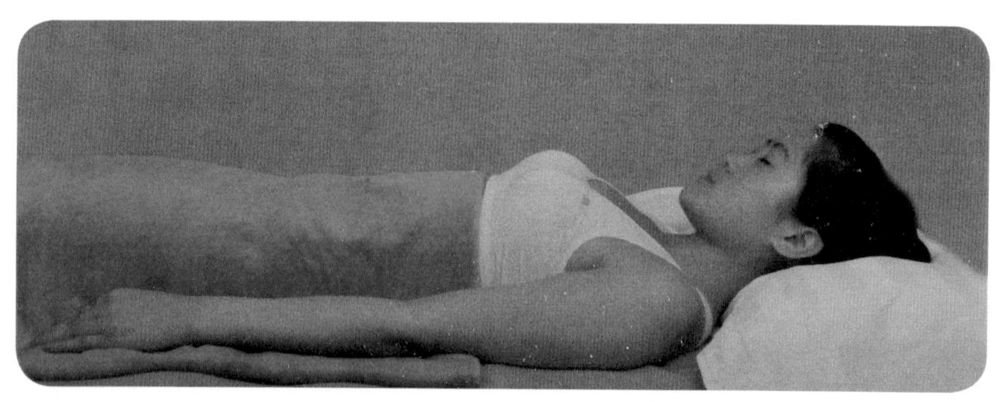

消化方面

肝主疏泄，分泌胆汁，输入肠道，帮助脾胃对饮食物的消化。所以，脾得肝之疏泄，则升降协调，运化功能健旺。所以说："木能疏土而脾滞以行"（《医碥·五脏生克说》)。"脾主中央湿土，其体淖泽……其性镇静是土之正气也。静则易郁，必借木气以疏之。土为万物所归，四气具备，而求助于水和木者尤亟。……故脾之用主于动，是木气也"(《读医随笔·升降出入论》)。脾主运化,为气血生化之源。脾气健运，水谷精微充足，才能不断地输送和滋养于肝，肝才能得以发挥正常的作用。总之，肝之疏泄功能正常，则脾胃升降适度,脾之运化也就正常了。所谓"土得木而达"，"木赖土以培之"。所以说："肝为木气，全赖土以滋培，水以灌溉"（《医宗金鉴·删补名医方论》)，"木虽生于水，然江河湖海无土之处，则无木生。是故树木之枝叶萎悴，必由土气之衰，一培其土，则根本坚固，津液上升,布达周流,木欣欣向荣矣"（《程杏轩医案辑录》)。

血液方面

血液的循行，虽由心所主持，但与肝、脾有密切的关系。肝主藏血，脾主生血统血。脾之运化,赖肝之疏泄，而肝藏之血,又赖脾之化生。脾气健运，血液的化源充足，则生血统血机能旺盛。脾能生血统血，则肝有所藏，肝血充足，方能根据人体生理活动的需要来调节血液。此外，肝血充足，则疏泄正常，气机调畅，使气血运行无阻。所以肝脾相互协作，共同维持血液的生成和循行。

肝与脾在病理上的相互影响，也主要表现在饮食水谷的消化吸收和血液方面，这种关系往往通过肝与脾之间的病理传变反映出来。或为肝病及脾，肝木乘脾（又名木郁乘土）而肝脾不调，肝胃不和；或为脾病传肝，土反侮木，而土壅木郁。

肝与肾的关系

肝藏血，肾藏精；肝主疏泄，肾主闭藏。肝肾之间的关系称之为肝肾同源，又称乙癸同源，因肝肾之间，阴液互相滋养，精血相生。

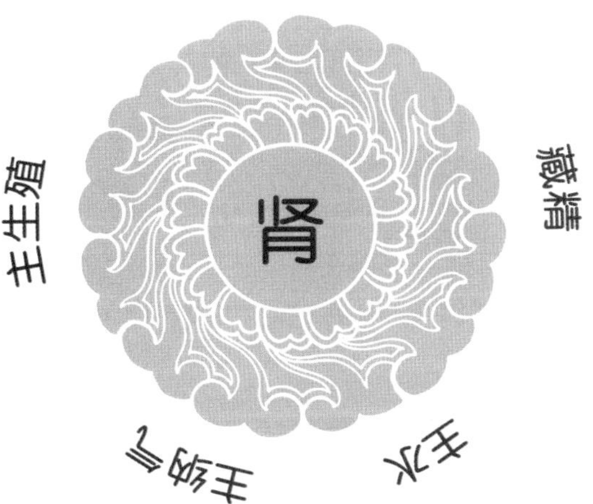

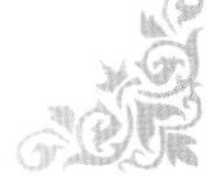

肝与肾的关系主要表现在精与血之间相互滋生和相互转化的关系。

阴液互养

肝在五行属木，肾在五行属水，水能生木。肝主疏泄和藏血，体阴用阳。肾阴能涵养肝阴，使肝阳不致上亢，肝阴又可资助肾阴的再生。在肝阴和肾阴之间，肾阴是主要的，只有肾阴充足，才能维持肝阴与肝阳之间的动态平衡。就五行学说而言，水为母，木为子，这种母子相生关系，称为水能涵木。

精血互生

肝藏血，肾藏精，精血相互滋生。在正常生理状态下，肝血依赖肾精的滋养。肾精又依赖肝血的不断补充，肝血与肾精相互资生相互转化。精与血都化源于脾胃消化吸收的水谷精微，故称“精血同源”。

同具相火

相火是与心之君火相对而言的。一般认为，相火源于命门，寄于肝、肾、胆和三焦等。所以说：“相火寄于肝肾两部，肝属木而肾属水也。但胆为肝之府，膀胱者肾之府。心包者肾之配，三焦以焦言，而下焦司肝肾之分，皆阴而下者也”（《格致余论·相火论》）。由于肝肾同具相火，所以称“肝肾同源”。

藏泄互用

肝主疏泄，肾主闭藏，二者之间存在着相互为用、相互制约、相互调节的关系。肝之疏泄与肾之闭藏是相反相成的。肝气疏泄可使肾气闭藏而开合有度，肾气闭藏又可制约肝之疏泄太过，也可助其疏泄不及。这种关系主要表现在女子月经生理和男子排精功能方面。

总之，因为肝肾的阴液、精血之间相互资生，其生理功能皆以精血为物质基础，而精血又同源于水谷精微，且又同具相火，所以肝肾之间的关系称为肝肾同源、精血同源。又因脏腑配合天干，以甲乙属木，属肝，壬癸属水，属肾，所以肝肾同源又称“乙癸同源”。

因此，肝与肾之间的病理影响，主要体现于阴阳失调、精血失调和藏泄失司等方面。临床上，肝或肾不足，或相火过旺，常常肝肾同治，或用滋水涵木，或补肝养肾，或泻肝肾之火的方法，就是以肝肾同源理论为依据的。此外，肝肾同源又与肝肾之虚实补泻有关。故有“东方之木，无虚不可补，补肾即所以补肝；北方之水，无实不可泻，泻肝即所以泻肾”（《医宗必读·乙癸同源论》）之说。

肝与胆的关系

肝位于右胁，胆附于肝叶之间。肝与胆在五行均属木，经脉又互相络属，构成脏腑表里肝与胆在生理上的关系，主要表现在消化功能和精神情志活动方面。

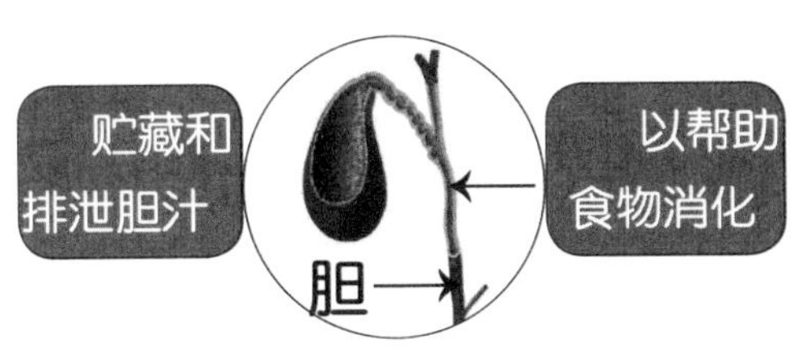

消化功能方面

肝主疏泄，分泌胆汁；胆附于肝，贮藏、排泄胆汁。共同合作使胆汁疏泄到肠道，以帮助脾胃消化食物。所以，肝的疏泄功能正常，胆才能贮藏排泄胆汁，胆之疏泄正常，胆汁排泄无阻，肝才能发挥正常的疏泄作用。

精神情志方面

肝主疏泄，调节精神情志；胆主决断，与人之勇怯有关。肝胆两者相互配合，相互为用，人的精神意识思维活动才能正常进行。所以说："胆附于肝，相为表里，肝气虽强，非胆不断，肝胆相济，勇敢乃成"（《类经·脏象类》）。肝与胆在病变过程中主要表现在胆汁疏泄不利和精神情志异常两个方面。

五、人体的排毒"工厂"肝的病机

肝的生理病理特点

肝为风木之脏，主疏泄而藏血，其气升发，喜条达而恶抑郁，主筋，开窍于目，与胆相表里，肝以血为体，以气为用，体阴而用阳，集阴阳气血于一身，成为阴阳统一之体。故其病理变化复杂多端，每易形成肝气抑郁，郁久化火，肝阳上亢，肝风内动等肝气、肝火、肝阳、肝风之变，且肝之阴血又易于亏损。因此，肝气、肝阳常有余，肝血、肝阴常不足就成为肝的重要病理特点。肝为五脏之贼，故除本身病变外，且易牵涉和影响其他脏腑，形成比较复杂的病理变化。

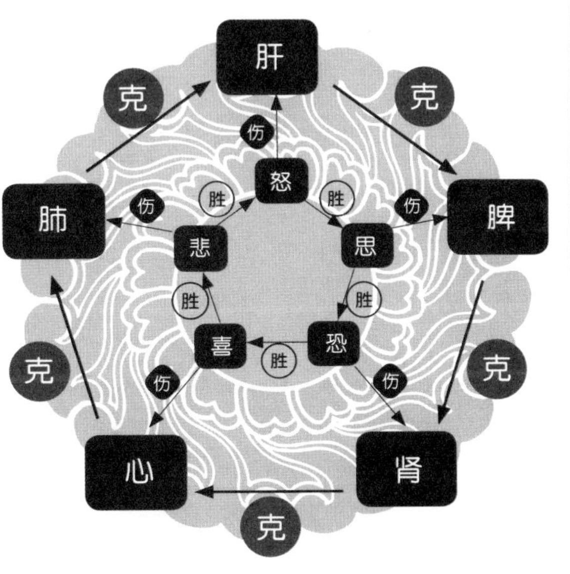

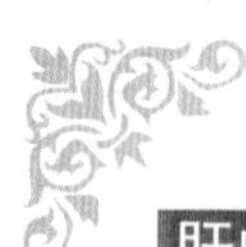

肝的基本病理变化

肝病的病理变化有虚实两类，而又以实为多。

肝气、肝阳失调

肝气、肝阳失调，以肝气、肝火、肝阳的亢盛有余为多见。肝阳上亢多为肝阴不足，阴虚阳亢所致，故放在肝阴、肝血失调之中阐述。因此，肝气、肝阳失调的病机，主要表现在肝气郁结和肝火上炎等方面。

1. 肝气郁结：肝气郁结简称肝郁、肝气郁，是肝脏病理中最常见的病理变化。精神刺激，情志抑郁不畅，或病久不愈而因病致郁，或他脏之病理影响于肝等，均可使肝失疏泄，气机不畅，形成肝气郁结之候，其轻者称为肝气不舒或肝气郁滞。肝气郁结之病理特点是肝之疏泄功能受到抑制，气机不得条达舒畅，其滞或在形躯，或在脏腑。因此，临床上以情绪抑郁、悒悒不乐，以及胁肋胀痛等气机郁滞之候为特征，且每当太息、嗳气之后略觉舒缓。

肝气郁结的病理发展趋势为：

其一，气滞血瘀。气有一息之不行，则血有一息之不行。肝气郁结，气机阻滞，则血行不畅，必然导致血瘀，表现为胁肋刺痛、癥积肿块、舌青紫或瘀点瘀斑等。影响冲任二脉，则冲任失调，可见妇女月经不调、痛经、闭经或经血有块等。

其二，痰气郁结。气郁生痰，痰与气结，阻于咽喉，则为梅核气；积聚于颈部则为瘿瘤等。

其三，气郁化火。气有余便是火，肝气郁结，久而化火，形成气火逆于上的肝火上炎之候。

其四，犯脾克胃。肝气郁而不达，或气滞转化为横逆，均可影响脾胃之纳运，形成兼有呕吐、嗳气、脘胁胀痛等肝气犯胃和兼有腹胀肠鸣、腹痛泄泻、大便不爽等肝气犯脾之候。

肝气郁结与肝气横逆，虽同是肝气为病，且皆为实证，但二者的病理性质也并不完全相同。肝气郁结为肝之疏泄不及，肝气抑郁；而肝气横逆则为疏泄太过，肝气过旺。所以，精神情志失调，前者为情志抑郁、多疑喜愁、闷闷欲哭，后者为性急易怒。

总之，肝气郁结的基本病理变化，主要表现在精神抑郁和气机失调两个方面。

2. 肝火上炎：肝火上炎又名肝火、肝经实火，是肝脏阳热亢盛，气火上冲的一种病理变化。多因肝郁气滞，郁而化火，而致肝火上冲，或因暴怒伤肝，肝气暴张，引发肝火上升，或因情志所伤，五志过极化火，心火亢盛，引动肝火所致。

肝火上炎，为肝之阳气升发太过，具有气火上冲，头面部热象显著的特点。故可见头胀头痛、面红目赤、急躁易怒、耳暴鸣或暴聋等病理表现。肝的阳气升动太过，郁火内灼，极易耗伤阴血而致阴虚火旺。肝火灼伤肺胃脉络，则易出现咳血、吐血、衄血。气血上逆之极，则血菀于上，发为昏厥。

肝阴、肝血失调

肝阴、肝血失调的病机，均以肝之阴血不足为其特点。阴血虚则阳亢，则为肝阳上亢，阳亢无制而生风，为肝风内动。因此，肝阳上亢、肝风内动，亦多与肝之阴血不足有关。

1. 肝阴不足：肝阴不足又称肝阴虚。肝为刚脏，赖肾水以滋养。肾阴亏损，水不涵木，或肝郁化火，暗耗肝阴等，均可导致肝阴不足。肝阴不足，以头目眩晕、目睛干涩、两胁隐痛、面部烘热、口燥咽干、五心烦热等为主要临床表现。因乙癸同源，故肝阴不足往往易与肾阴不足合并出现。

2. 肝血亏虚：肝血亏虚，多因失血过多，或久病损耗，或脾胃虚弱，化生气血的功能减退所致。其病理变化除血虚征象外，主要表现在肝血不能荣筋养目等方面，临床上以肢麻不仁、关节屈伸不利、爪甲不荣等筋脉失养和眩晕眼花、两目干涩、视物模糊等血虚不能上荣头目之征为特点。此外，肝血不足常可导致冲任不足和血虚生风。冲任不足，血海空虚，可引起月经量少乃至闭经。血虚生风每致虚风内动，可见皮肤瘙痒、筋挛、肉困、瘈疯等病理表现。

3. 肝阳上亢：肝阳上亢，多由肝阴不足，阴不制阳，肝之阳气升浮亢逆所致，或因情志失调，郁怒伤肝，气郁化火，肝火炽盛，耗伤肝阴，发展为阴虚阳亢而成。因肝肾同源，故肾阴不足，水不涵木而致肝肾阴虚，最易引起肝阳上亢。肝阳上亢的病理特点为阴虚阳亢，本虚标实，上盛下虚。上盛则为阳气亢逆，属标病，表现为眩晕耳鸣、头重脚轻、面红目赤、烦躁易怒等；下虚为肝阴虚，属本病，表现为腰膝酸软、足痿无力等。

肝气郁结、肝火上炎、肝阳上亢三者，在病理上是相互影响的。肝气郁结、郁而化火，可致肝火上炎，久之肝火内耗肝阴，阴虚阳亢，又可形成肝阳上亢。但肝气郁结系肝失疏泄，气机郁滞，以情志异常和气机失调为主要临床特征；肝火上炎系气郁化火，气火上逆，以头面部热象显著或气火上冲为特征；肝阳上亢则是阴不制阳，肝阳升动太过，阴虚阳亢。

肝阳上亢之阳亢与肝火上炎之气火上逆相似，但属虚候，与阴虚并见，而肝火上炎是但实无虚。故中医学认为，郁而不舒为肝气，浮而亢逆为肝阳（肝阳上亢），气郁化火为肝火（肝火上炎）。

4. 肝风内动：肝风内动属于内风范畴，多是肝脏阴阳气血失调，发展

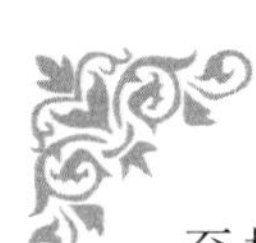

至极期的病理变化。临床上以眩晕、震颤、抽搐等动摇不定的症状为主要特征。有热极生风、肝阳化风、血虚生风、阴虚风动之分。

热极生风：热极生风又称热盛动风，多因邪热炽盛所致。其病理特点为：发病急骤，多在里热、实火情况下出现，常见于温热病邪人营血阶段，或某些发热性疾病的极期，以高热、神昏、抽搐、痉厥为其临床特征。

肝阳化风：肝阳化风，系肝阴不足，肝阳失去制约，阳亢无制，妄自升动而致。其病理变化多有肝阴不足，肝阳上亢之候，继之出现眩晕欲仆、肢麻震颤、筋惕肉困等，甚则昏仆、偏瘫，发为中风。

血虚生风：血虚生风系阴血不足，筋脉失养所致。一般是在血虚基础上发生的，阴血不足症状比较明显，风胜则动之表现轻微，或仅见于肌表，如皮肤瘙痒、手足发麻等，少有抽搐现象。

阴虚风动：阴虚风动多是在温热病末期：病人下焦肝肾阴血不足所致，以手足蠕动、心中儋儋大动为特征。

总之，肝风内动，以肝肾阴虚，不能制约阳气，肝的阳气升动太过者为多见。

综上所述，可知“气、火、风”为肝脏病理发展过程中的一大特点。肝气郁结是肝失疏泄，气机郁滞的表现。肝郁不舒，郁而化火，可形成肝火；久之肝火内耗肝阴，肝阴不能制约肝阳而致肝阳上亢；肝阳升动无制，风气内动，则为肝风（肝阳化风）。三者之间，常以肝气郁结为先导，亦即肝病的原发因素。再则，气病及血，气滞必血瘀，气郁不达，津液停聚，亦可酿痰。气、火、痰、瘀、风的病理变化过程，可产生各种复杂的病变，其病理根源，则均与肝气郁结有关。

肝病与其他脏腑的关系：肝为五脏之贼，欺强凌弱，故肝病往往不限于本脏，常能影响上下左右。乘土即所谓木旺克土，最为多见；刑金则是肝火犯肺，可致咳嗽阵作、干咳痰少、面红胁痛，甚则咳血，所谓“木火刑金”“木叩金鸣”；冲心，可致心肝火旺；及肾亦为多见，耗水伤阴，每致肝肾阴虚，肾失闭藏。六腑以疏通畅泄为顺，故肝气郁结，又可使六腑传化失常。

如前所述，在病理上，肝与心多表现为心肝火旺，心肝血虚。肝与肺，多表现为木火刑金，较少见金乘木之证。肝与脾，则以肝木乘脾、土壅木郁为常见。这里，主要讨论肝与肾及胆之间的病理影响。

肝与肾

肝与肾之间在病理上的相互影响，主要体现于阴阳失调、精血失调和藏泄失司等方面。

1. 阴阳失调：肝肾之阴，息息相

通，相互制约，协调平衡，故在病理上也相互影响。肾阴不足可引起肝阴不足，阴不制阳而导致肝阳上亢，出现腰酸膝软、头重脚轻、眩晕耳鸣等上盛下虚之征，甚至阳亢无制而生风，表现出肢麻、震颤等肝风内动之象，这种病理变化称之为“水不涵木”。反之，肝阴不足，下汲肾阴，使肾阴不足，导致肝肾阴虚，临床上表现为眩晕耳鸣、失眠健忘、腰膝酸软、五心烦热、男子遗精、女子月经量少等阴虚阳亢，虚火内扰的病理现象。肝火太盛，也可劫伤肾阴，形成肾阴不足。

2. 精血失调：肾精亏损，可致肝血不足，而肝血不足，也可引起肾精亏损，终致肝肾精血亏损，出现形体消瘦、肌肤甲错、颧红少寐、女子经闭等症状。

3. 藏泄失司：肝之疏泄与肾之闭藏之间的关系失调，会导致女性月经异常，男子排精功能紊乱的病理变化。女子则现月经过多、先期而至，或月经量少，甚至闭经。男子则现遗精、滑精、梦交，或性交不能射精等。

肝与胆

肝与胆相表里，故肝与胆在病理上相互影响，主要表现在胆汁疏泄失常和精神情志异常。

1. 胆汁疏泄不利：胆汁来源于肝，肝的疏泄功能失常，就会影响胆汁的正常分泌、贮存和排泄。反之，胆道受阻，又会影响及肝，使之不能发挥疏泄功能。因此，肝胆相互影响，终则肝胆俱病。如，肝胆湿热，疏泄不利，不仅可有目黄、身黄、尿黄、口苦等胆汁外溢的症状，又有胁肋胀满、抑郁不乐等肝气郁结的表现。所以，治疗上宜清热利湿与疏肝利胆并用而肝胆同治。

2. 精神情志异常：肝主谋虑，胆主决断，谋虑必须决断，决断又来自谋虑。两者功能失调，就会发生情志病变。如，肝病及胆则胆气不宁，可出现虚烦不寐，或恶梦惊恐，触事易惊，或善恐。

六、这些信号预示着你的肝可能出问题

也许，加班熬夜、喝酒应酬、大吃大喝、服用保健品、节食减肥早已成为我们的习惯，但这却让肝脏承受着巨大的负荷。有人说，肝脏是沉默的器官，其实，它也会发出一些求救信号。

眼睛干涩、呆滞，多半是肝血不足惹的祸

俗话说，“眼睛是心灵的窗户”，中医学上认为，从眼睛能预知“肝况”。

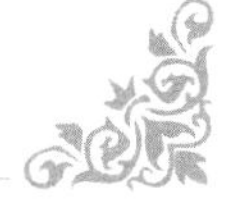

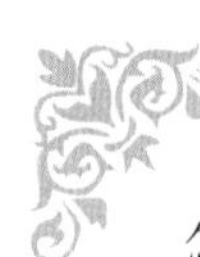

怎么看呢？主要看眼睛的色泽和清澈度。小孩子眼睛清澈明亮，而中年人，则“人老珠黄”。眼睛清澈明亮、神采奕奕，说明气血充足、肝气充盈；双目呆滞、灰暗无光则是气血虚弱的表现；眼睛干涩、眼皮沉重，也表示气血不足；眼白的颜色浑浊、发黄，就代表肝脏气血不足。

随着社会竞争的加剧，人们对眼睛的使用强度和密度也越来越大，很多人因为长时间面对电脑、手机等各类电子产品而常常觉得眼睛发干、看东西模糊。其实，这是眼疲劳的一种表现。如果眼睛过分疲劳，不仅会对视力产生影响，还会消耗肝血，甚至对肝脏造成损伤。

《黄帝内经》里就曾记载：“肝开窍于目。”意思就是眼干、眼涩、眼疲劳等问题都与肝脏有着密切的关系。

因为肝的经脉从脚开始，沿下肢内侧上行到腹部，再由内在的脉络进一步和眼睛联系起来。深藏于身体内部的肝脏通过经络通道，将养分源源不断地输送给眼睛，这样，我们的眼睛才会顾盼生辉、灵活有神。也就是说肝的经脉上联于目系，只有肝的精血循着肝经上注于目，才能使眼睛发挥视觉功能，中医所谓“目受血而能视”就是这个道理。

如果肝血不足或者肝功能不好，我们的眼睛就会失去滋养，出现看不清东西、眼睛干涩、毫无神采甚至呆滞等状况。也就是说，如果你的眼睛不好，那么你的肝脏也可能出现问题了。

同时，久视和辐射也为电脑一族的肝脏健康埋下了隐患。如果人们长久地盯着书或者电脑，过度用眼的话，就会造成“五劳七伤”里的“久视伤血”，就会使肝血的消耗过度。肝脏本是贮藏着极为丰富的血液，肝血充足，则双目有神，视物清晰；如果肝血消耗过度，就会使肝血不足，眼睛就得不到充足的肝血来濡养，会出现双目干涩昏花、视物不清或者夜盲等症状。也就是说，久视伤肝，肝血不足反过来又影响眼睛，如此便陷入了一个恶性循环中。所以我们一定要好好保养眼睛，因为眼睛不能好好休息，肝脏也不能好好休息。平时多吃些猪肝、鸡肝等动物肝脏，同时补充牛肉、鲫鱼、菠菜、荠菜等富含维生素的食物，还可以用枸杞、菊花泡水喝。我们知道，枸杞可以滋补肝肾、益精明目；菊花可以清肝火、明目。其实，这就是大名鼎鼎的“杞菊茶”。

指甲易断、“月牙儿”小，是气血不足的信号

是不是发现自己手指甲上的“月牙儿”变小了？指甲也不像以前那么硬了，好不容易才留长的指甲，正准备周末去美甲的，没想到洗了两件衣服就折了。指甲壁上还总起皮皮，嫌不好看忍着痛把皮皮揪掉，十有八九还会流血……

人的手指甲上都有个半月形的“小月亮”——半月痕（“月牙儿”），是人体气血营养是否充沛的刻度表。从中医的角度看，“肝，其华在爪”，意思是如果肝血充足的话，内在的光华就会表现在指甲上，也就是说，指甲是人体健康的外在表现，从指甲的表现能看出肝的好坏。

具体怎么看呢？一般要看指甲的生长速度、表面的色泽和外部形态。

正常情况下，指甲红润、表面光滑、质地坚韧，除了小指都长有半月痕，这是健康美丽的指甲，也是肝气血旺盛，阴阳和合的一种表现。

倘若指甲很长时间都不长，颜色枯槁、不够润泽，表面看起来也有些苍白，变薄变脆，很容易就能折断……这是指甲营养不良的表现，也说明你的肝脏有了问题。

为什么这样说呢？中医上认为“肝主筋”，筋就是筋膜，是一种联络关节、肌肉的组织，负责管理人体运动系统。筋膜需要肝血的滋养，如果肝血充盈，筋膜因为获得足够多的滋养液，就能够保证人体正常的运动。如果筋膜拥有充足的养分，指甲当然也能保持健康润泽。而如果肝脏气血虚空，筋膜就缺少充足的营养供养，身体就会表现出一些异常的状况。手指上没有半月痕或只有大拇指上有半月痕，指甲变得又薄又脆，甚至凹陷变形，颜色也不够红润，自然也谈不上健康、美丽了。

其实，如果肝出现问题，不光会使指甲变得不健康，还会引发严重的身体健康问题。具体来说，肝血不足的话，血液不足以滋养筋膜，人的手脚就容易颤抖麻木，有的时候伸一伸胳膊也会“嘎嘣嘎嘣”地响，压一压腿也可能会抽筋。

如果你的指甲变得容易折断、“月牙儿”也变小了，说明你的肝脏可能出现了问题，在这个时候，除了需要补钙以外，一定要想办法养护好肝脏，以补充气血。

高血压病主要属于肝的病变

医学发展至今，虽然已经有了很多有效的方法治疗高血压，但是我们仍不能忽视高血压对生命的威胁。尤其近些年，患高血压的病人越来越多，我们要时刻密切关注高血压病人的血压情况，保持血压的稳定。

高血压患者需要长期服用降压药

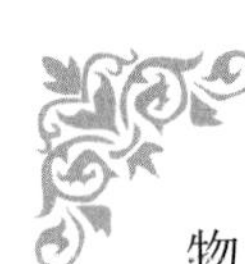

物，因此，肝肾功能会不同程度地受到伤害。而肝功能出现问题对于血压的稳定也有相当的坏处。

中医认为，倘若肝功能不好，风症就容易发作。这里的“风”并非自然界中的“风”，是与肝有着密切关联的“风”。具体来说，肝受损，疏泄功能不能正常发挥，其最直接的影响就是体内气血运行失常，虚风容易滋生。我们知道，风一向游走不定，或者突然冲向头顶，或者一下子窜到脏腑，又或者迅速跑到四肢，这总会带给人一些不适的感觉。

血压异常就属于“肝风内动”症状。“肝风”，顾名思义，就是像风一样流窜身体，没有规律可循。所以这类疾病往往来得快，去得也快，表现在血压上，就是血压忽然升高，又忽然降下来，使人感到头晕目眩、头昏脑胀，有时候还会昏迷甚至休克。

故此，为了保持血压的稳定，免受“风症”之苦，高血压患者一定要好好养护肝脏。除了保证营养，均衡膳食以外，适当增加户外体育锻炼，多呼吸呼吸新鲜空气，有助于加快身体新陈代谢，增强身体的免疫力，人也不容易生病。少生病自然就少吃药，少吃药自然对于肝脏的伤害就少些。

为了避免血压因天气忽冷忽热变得不稳定，高血压患者日常可以多吃一些清淡食物，多喝水，切忌多吃油炸和咸辣食物。此外，还要坚持服用降压药物，不能随便停药。

四肢无力、眼底出血，肝在向你求救

我们都知道，肝是血液贮藏的地方，或许你能猜到眼底出血和肝的藏血功能脱不了干系，那么，你知不知道四肢无力也和肝的藏血功能有关呢？现在，我们来具体解释一下。

古人说“肝藏血”，意思是，肝脏具有贮藏血液的功能。其实，肝脏的藏血功能并不简单。作为人体的血库，如果只懂得贮藏血液，那么日积月累，会装满整个血库，到时候库存太满，血库就会崩溃。因此，它还需要懂得调节血量。既能够保证人体正常活动有充足的血液滋养，也能保存一部分血液，应对突发的“流血”事件。

无力、疲劳的感觉，似乎不能用“累”字来形容，因为感觉累的话，充足的休息就会恢复活力。而感觉无力的时候，睡再多觉可能也补不回来丢失的精力。其实，这是肝血虚弱的结果。肝血充足，身体各个部位才能够得到足够的血液滋养，自然就感觉不到乏力了。我们知道，单单只有血液是很难产生能量的，脂肪、维生素等也必不可少，而这些物质也贮藏在肝脏中，这或许就是“肝藏血”的另外一层含义吧。

四肢能不能正常工作与肝血能不能正常释放也有关系。只有肝血充盈并顺利输送到四肢，人才能活动自如。否则，虽然有足够的血液，但输送不到人体其他器官，它们照样得不到养分，当然就不能正常工作。

肝脏是人体的大血库。当身体对于血液的需求量增加时，肝脏就会释放出大量血液供身体使用，维持人体正常活动。活动减少时血液就会流回到肝脏中。倘若肝脏调节血量的功能失常，肝不藏血，身体就会出现一些异常出血的症状，眼底出血就是其中一种。

一般来说，造成肝不藏血的原因是多方面的，上火是最常见的一个原因。体内火气太大，肝火过盛，就会逼迫血液从血管中溢出来。遇到这种情况，一般需要服用一些清热止血的药物，比如白茅根、槐花、地榆、生地等。

关节酸痛、经常抽筋，肝在向你要补给

人到中年什么毛病都会找上门来，腰酸背痛习以为常，年纪不大却连弯腰系鞋带都很困难。颈椎病、肩周炎也折磨得人抬不起胳膊，低不下头。

人们常常说，年过四十，“肝气衰，筋不能动”。就是说，人到了这个年龄，精力往往大不如前，人体内的精血因为活动消耗而减少了，运动功能也逐渐下降，这都是筋腱失去充足精血的滋养而造成的。

人到四十岁以后，与人体筋腱所关联的疾病就逐渐多了起来，经常会关节疼痛、手脚麻木、腰背僵滞，很容易抽筋，行动也不如以前灵活了，有时还会患上颈椎病、肩周炎等。如果你的身体出现了这些情况，就要考虑是不是肝脏出了问题。很多中年人精力大不如前，腰酸背痛、手脚僵硬是经常的事，颈椎病、腰椎病也悄悄上了身，其实不是因为年纪变大，而是肝脏有毛病了。养肝护肝，补充肝血，身体就会强壮有力，行动也就能灵活自如了。

中医认为，“肝藏血，主筋”，意思是说人体关节能不能灵活运动，有赖于身体肌腱和筋膜的弛张收缩。筋脉松弛、伸缩有度，全身肌肉关节才能活动自如。但前提是筋必须得到充分的营养才行，而筋脉的养分又来自于肝脏。所以我们可以说，如果一个人肝脏功能良好，肝血充盈，身体肌腱和韧带等组织才能得到充足的濡养，这时候筋腱才会强壮有力，行动才会灵活自如。反之如果肝血虚弱，筋膜得不到足够的肝血滋养，就会出现一些运动功能障碍。

一个人的肝脏功能正常与否，年龄固然是一个影响因素，运动与锻炼

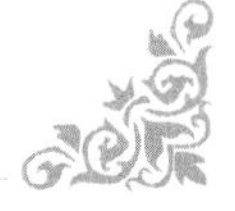

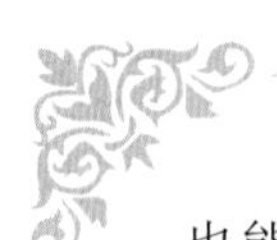

也能有效改善肝脏的状况。一般情况下，肝血充足，人体的筋腱就会得到充分的滋养。反过来，如果我们好好保养筋骨，适当运动，使身体肌腱经常保持良性状态，是不是可以对肝脏起到一种刺激和促进作用呢？是不是可以延缓筋腱及肝脏功能的衰退呢？回答是肯定的。当然，我们说经常锻炼对于肝脏具有一定的保健作用，但如果运动过度，也可能损伤筋骨，这就得不偿失了。

脸色发黄、口干口苦，肝在向你诉苦

俗话说，“天黄有雨，人黄有病”，意思是天空发黄说明要下雨，人肤色发黄说明健康出现问题。生活中，我们经常见到脸部发黄的人，一般来讲，人的脸色与身体健康有着密切的联系。身体健康的人，脸色红润而且有光泽，那脸部发黄是哪里出问题了呢？

在中医看来，脸色发黄往往跟气血不足、脾胃虚弱有关。但不论是气血还是脾胃，都与肝脏有关。因为肝藏血，肝血不足，脸部得不到足够的滋养，就会暗淡无光。而生成血液的工作需要脾胃来完成，如果脾胃强健，就能将摄入的食物转化为气血，否则气血生成不足，人体气血两亏，会引起其他脏腑功能失常。

现代很多人长期处于精神压力之下，生活不规律，饮食无节制，加班熬夜，睡眠休息不足，肝脏又容易受到严重损伤。不但脸色变黄，有的时候早上起床还会感觉口干口苦，蜂蜜水都喝不出甜味儿来，就好像胆汁流出来一样。

中医上认为口苦，主要是因为肝气不通畅引起的。肝气不畅，瘀滞的肝气会转化为肝火。我们知道，肝火旺盛可能会影响到脾胃的正常功能，使气血化生不足，人就会食欲不振。不想吃东西，又会营养不良，久而久之势必造成气血亏虚。

肝胆同根，肝火很容易传给胆。肝脏制造胆汁之后会贮藏在胆囊中，人体吃进去东西以后，胆囊中的胆汁会流到肠道中，促进消化与吸收。当肝火太旺时，一部分胆汁会被逼流进胃里，而胃与口相通，人就会觉得口苦。肝火还可能直接升腾到口腔中，造成口干舌燥。

总之，脸色发黄、口干口苦，这是肝在诉苦。如果不及时调理，更严重的健康问题就会出现。

肝病的治疗要点

肝病多实，多气滞，多郁火，多血瘀，所以治疗肝病宜疏肝理气，清肝泻火，活血化瘀，着重祛邪，祛邪即可保肝。应注意疏肝理气不可过用香燥，以防伤阴；清肝泻火不可过用苦寒，以防损伤脾胃；活血化瘀宜兼

火。

胆病多实，多气郁，多胆郁，多结石，所以治疗胆病宜理气，利胆，排石。胆从肝治，治胆应合用疏肝之法。胆腑宜通，胆随胃降，其利胆排石可合用和降通腑之法。

肝胆同病多湿热，治宜清热利湿，疏肝利胆；若为疫毒挟湿热内侵，肝胆同病，治宜清热解毒，清热利湿，应适当配伍疏肝利胆，通腑化瘀之品。

肝胆与脾胃肾关系密切，在治疗肝胆病的同时，应兼顾相关脏腑。如肝郁脾虚，治宜疏肝调脾；肝肾阴虚，治宜滋养肝肾；肝胃不和，治宜疏肝和胃降逆等等。

防治肝胆病证，应避免强烈的精神刺激，增强战胜疾病的信心，解除不必要的顾虑，安心静养；避免过食肥甘，尤其要避免饮酒过度，黄疸、鼓胀患者更应禁酒；食盐有凝涩之弊，鼓胀病人，应限制食盐的摄入，给予低盐饮食，尿量减少时，则给予无盐饮食。

第二章

最常见的养肝食材，让你远离肝病

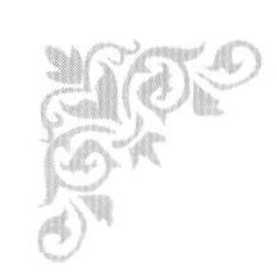

一、肝病饮食禁忌

遵循肝病饮食注意事项和肝病饮食原则对肝病的康复有积极的促进作用。

肝病饮食注意事项

1. 提倡荤素搭配，取长补短。素食多是水果、蔬菜类，属碱性食物；荤食系肉、蛋、鱼类，常使血液呈酸性。人体血液的pH一般为7.4，必须荤素搭配才能使酸碱度容易保持平衡。荤食多了，血管脂肪沉积，变硬变脆，易患高血压、心脏病、脂肪肝；素食则可清除胆固醇在血管壁的沉积。荤食与素食的营养价值各有所长，荤食的最大特点是含有人体必需的氨基酸和优质蛋白质；而素食中的植物蛋白质除大豆及豆制品外，其他所含氨基酸都不完全，蛋白质质量亦较差。此外，动物性食物富含的钙、磷，容易被人体吸收，鱼、肝、蛋类含有素食中缺少的维生素A和维生素D；而素食中的维生素C和胡萝卜素则是荤食中常缺乏的，素食中的粗纤维素很丰富，可促进肠蠕动，因此，只吃荤食则很易造成习惯性便秘。由此可见，两者各有所长，又各有所短。肝炎患者更应注意荤食素食搭配，取长补短，才有利于康复。

2. 饮食不宜过饱，切忌暴饮暴食。肝脏是人体重要的代谢和解毒器官，肝病后肝细胞新陈代谢和修复时需要有营养和高质量的食物提供热能，但营养一定要适量平衡，饮食过量往往造成消化不良，必然加重胃、肠、肝、脾、胰等消化器官和组织的负担，同时也加重大脑控制胃肠神经系统和食欲中枢的生理负荷。常期饱餐加上习惯性便秘的肝病患者，更易诱发早期肝硬化。因为过剩的食物变成粪便后，在肠道中滞留时间延长，有害物质产生较多又未及时排泄，被大肠重吸收后，常期超过肝脏的解毒能力，促使肝脏受到的压力从量变到质变，进而导致硬变。过剩的毒物还可透过血脑屏障，损害中枢神经系统，当肝功能不良时，便成为促发肝性昏迷、肝脑综合征的重要因素之一。

3. 少吃油腻煎炸之品。按现代医学的观点，肝炎患者多吃油腻煎炸等高脂肪食物，可引起消化功能减弱，易致吸收不良性脂肪泻；此外，过剩的脂肪沉积于肝脏，则形成脂肪肝，可致肝功能不良迁延不愈。如常期吃油腻煎炸之品，体重剧增，出现肥胖，多有气虚、瘀滞症状；加上煎炸断裂的脂肪链可产生致癌的化学物质，也可导致肝硬化，甚至向癌症过渡。因此，肝炎患者应保持膳食以植物性食物或清淡饮食为主，动物性食物为辅，热量来源按中国人的特点仍以粮食为主。在晚餐时切忌多油、多肉，少吃花生米等食物。

肝病饮食原则

1．控制热量摄入，以便把肝细胞内的脂肪氧化消耗。肥胖者应逐步减肥，将体重降至标准体重范围内。

2．限制脂肪和碳水化合物摄入，食用糖的摄入不宜过多。

3．高蛋白饮食。高蛋白可保护肝细胞，并能促进肝细胞的修复与再生。

4．多吃新鲜蔬菜，尤其是绿叶蔬菜，以满足机体对维生素的需要。

5．限制食盐，每天以6克为宜。

6．适量饮水，以促进机体代谢及代谢废物的排泄。

7．含有甲硫氨基酸丰富的食物，如小米、芝麻、菠菜等食品可促进体内磷脂合成，协助肝细胞内脂肪的转变。

8．忌辛辣和刺激性食物。

总之，肝病患者应根据自己病情的轻重缓急，遵循个性化的饮食原则。例如肝硬化患者，饮食以软、凉、易消化食物为主，例如馒头、面条、面片、鸡蛋汤、火腿肠等，杜绝食用过硬、过热食品，防止上火、便秘；杜绝食用油炸食物、过硬食品（如烙饼、萝卜等）以及带刺食品（如鲤鱼、鲫鱼、草鱼等刺较多），因为带刺食品很可能划伤患者曲张的胃底和食道静脉，造成消化道出血。肝硬化患者切忌短期内大量食用高蛋白质食物，以防血氨浓度急剧上升，造成肝昏迷。除了应注意以上事项外，已经出现食道或胃底静脉曲张的患者，应避免进食生硬、粗纤维、煎炸及辛辣等刺激不易消化的食品。吃饭不宜过急过快。保持大便通畅，排便不宜过于用力，以防发生曲张静脉破裂出血。晚期肝硬化病人还应注意控制高蛋白饮食，以防出现肝性脑病。

二、蔬菜，这样吃肝脏更健康

胡萝卜

含多种护肝维生素

别　　名　红萝卜、黄萝卜、金笋、丁香萝卜、药萝卜。

性味归经　性平，味甘；归肺、脾、肝经。

建议食用量　每次 100 ~ 200 克。

营养成分

糖类、蛋白质、膳食纤维、挥发油、胡萝卜素、维生素 A、维生素 B_1、维生素 B_2、花青素、钙、铁、磷、槲皮素、木质素、干扰素诱生剂等。

护肝功效

胡萝卜富含维生素 A（胡萝卜素）和挥发油，有助于提高肝病病人的维生素 A 水平，间接提高免疫力。其中维生素 C 及 B 族维生素可抗病毒，维持肝功能正常，适用于各种类型的肝炎患者，但黄疸患者宜少食。

食用宜忌

胡萝卜适宜高血压、夜盲症、干眼症患者以及营养不良、食欲不振者、皮肤粗糙者食用。

食用功效

胡萝卜中含有丰富的胡萝卜素，可以起到清除人体中血液和肠道的自由基，有助于防治心脑血管疾病，因此冠心病，高血压患者可常吃胡萝卜；胡萝卜素有补肝明目的作用，可有助于改善夜盲症；胡萝卜素摄入人体消化器官后，可以转化为维生素 A，成为骨骼正常生长发育的必需物质，有助于细胞增殖与生长，对促进婴幼儿的生长发育具有重要意义；胡萝卜中的木质素也能提高人体免疫机制。

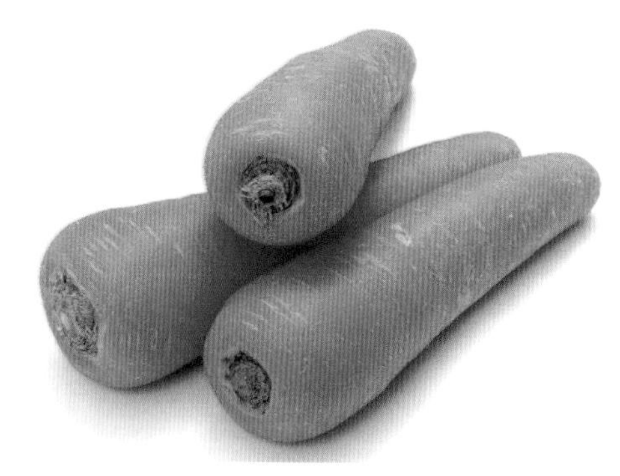

黄金搭配

胡萝卜 + 菠菜

菠菜相宜胡萝卜，因为菠菜能促进胡萝卜素转化为维生素 A，防止胆固醇在血管壁上沉着，保持心血管的畅通。

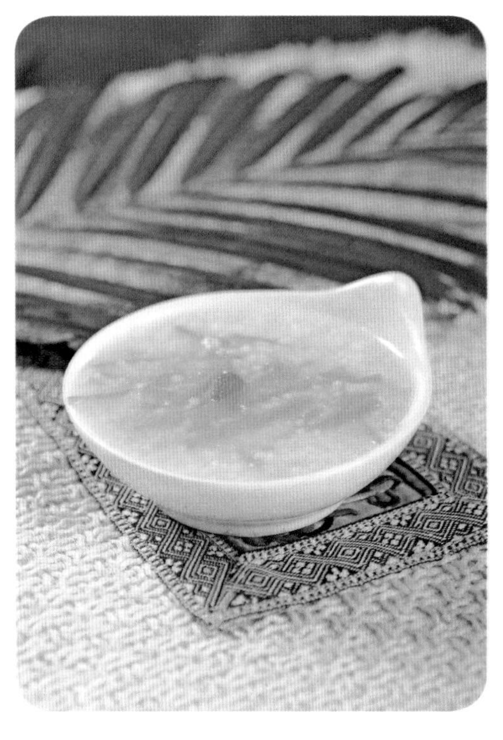

◆ 胡萝卜炒黄瓜

主　料：胡萝卜200克，黄瓜200克。

调　料：精盐、味精各2克，酱油、料酒各5克，葱花、姜末各5克，植物油20克。

做　法：

1. 先将胡萝卜和黄瓜切成片状。

2. 锅内倒入植物油，油热后用葱花、姜末炝锅。

3. 放入胡萝卜、黄瓜及调味料翻炒片刻即可装盘，佐餐食用。

功　效：益肝明目、利膈宽肠、增强免疫功能。

◆ 胡萝卜小米粥

主　料：小米100克，胡萝卜100克。

做　法：

1. 小米洗净，胡萝卜去皮切丝。

2. 把水烧开加入小米和胡萝卜丝同煮15分钟，小米软糯即可。

功　效：益脾开胃、补虚明目。

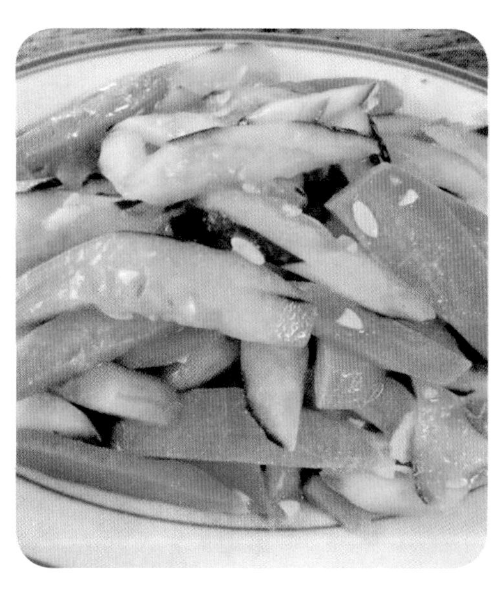

韭菜

疏调肝气增食欲

别　　名　草钟乳、壮阳草。

性味归经　性温，味甘、辛、咸；归肝、胃、肾经。

建议食用量　每次 50 ～ 100 克。

营养成分

膳食纤维素、挥发性精油、含硫化合物、胡萝卜素、维生素 C、蛋白质、脂肪、糖类、磷、钙、铁、维生素 B_1、维生素 B_3、维生素 PP 等。

护肝功效

韭菜所含挥发性精油及硫化物等特殊成分，散发独特的辛香气味，有助于疏调肝气，增进食欲，增强消化功能，对各类型肝病患者治疗及恢复都很有益处。

食用宜忌

宜食：适宜便秘、产后乳汁不足女性、寒性体质等人群。

忌食：阴虚内热及疮疡、目疾患者均忌食。另外，韭菜忌过夜食用，且忌生食。

韭菜忌蜂蜜，韭菜含有丰富的维生素 C，容易被蜂蜜中的矿物质铜、铁等离子氧化而破坏。

食用功效

补肾温阳：韭菜性温，味辛。

行气理血：韭菜的辛辣气味有散瘀活血、行气导滞作用，适用于跌打损伤、反胃、肠炎、吐血、胸痛等症。

润肠通便：含大量维生素和粗纤维，能增进胃肠蠕动，治疗便秘。

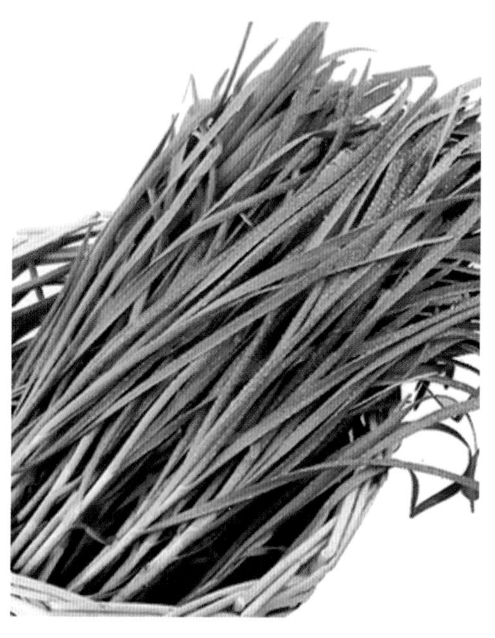

药典论述

1.《本经逢原》：“韭，昔人言治噎膈，惟死血在胃者宜之。若胃虚而噎，勿用，恐致呕吐也。”

2.《日华子本草》：“止泄精尿血，暖腰膝，除心腹痼冷、胸中痹冷、痃癖气及腹痛等。”

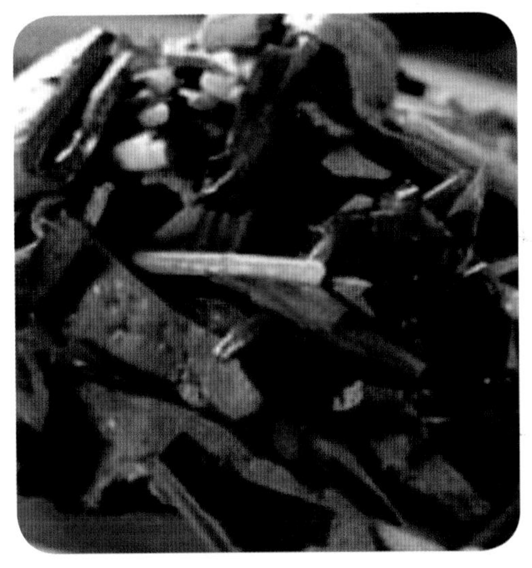

◆ 韭菜炒羊肝

主　料：韭菜150克，羊肝120克。

调　料：植物油、姜丝、黄酒、盐各适量。

做　法：

1. 韭菜洗净，切成3厘米长的段；羊肝洗净，切成薄片。
2. 锅加热下植物油，烧至八成熟后，先下姜丝爆香，再下羊肝片和黄酒炒匀，最后放韭菜和盐，急炒至熟。

功　效：温补肝肾。

◆ 韭菜炒虾仁

主　料：虾肉300克，嫩韭菜150克。

调　料：花生油60克，香油15克，酱油5克，盐3克，味精1克，料酒5克，葱20克，姜10克，高汤30克。

做　法：

1. 虾肉洗净，沥干水分；韭菜择洗干净，沥干水分，切成2厘米长的段；葱择洗干净，切丝；姜去皮洗净，切丝。
2. 锅置火上，放花生油烧热，下葱、姜丝炝锅，炸出香味后放入虾仁煸炒2～3分钟，烹料酒，加酱油、盐、高汤稍炒，放入韭菜，急火炒4～5分钟，淋入香油，加味精炒匀，盛入盘中即成。

功　效：补益肝肾、滋养气血、降血糖。适合高血压、糖尿病、肾虚患者食用。

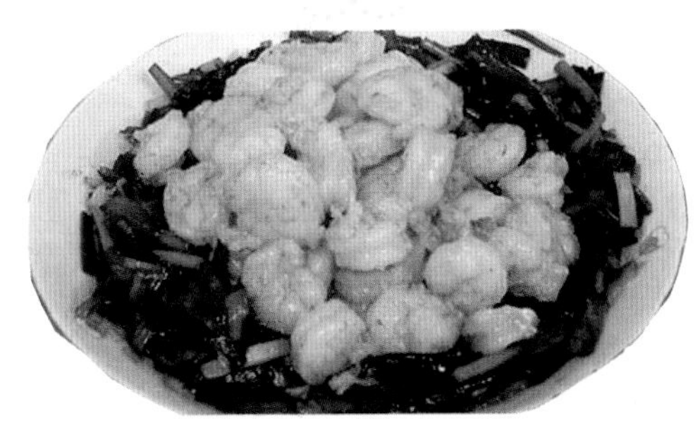

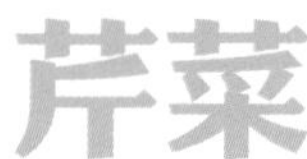

芹菜

促进肝细胞修复再生

别　　名　旱芹、药芹、香芹、蒲芹等。

性味归经　性凉，味甘辛，无毒；归肺、胃、肝经。

建议食用量　每餐50克。

营养成分

膳食纤维素、多类维生素、蛋白质、胡萝卜素、糖类和磷、钙、铁和芫荽苷、挥发油、甘露醇、肌醇等。

护肝功效

芹菜富含矿物质，能够为机体补充能量，帮助肝脏恢复功能，促进肝细胞的修复和再生。其中丰富的铁可以促进造血功能，有助于恢复肝功能异常导致的凝血障碍。纤维素能加速肠道的蠕动，帮助排便，降低血液中胆固醇以及葡萄糖的吸收，减少肝脏的负担。

食用宜忌

宜食：适合高血压和动脉硬化的患者。

忌食：高血糖、缺铁性贫血患者、经期妇女、成年男性，脾胃虚寒者慎食；血压偏低者慎用；计划生育的男性适量食用。

食用功效

芹菜含有利尿成分，消除体内钠潴留，利尿消肿；芹菜中所含的芹菜苷或芹菜素成分有镇静安神、平肝降压的作用，有利于安定情绪，消除烦恼烦躁；叶茎中还含有药效成分的芹菜苷、佛手苷内酯和挥发油，具有降血压、降血脂、防治动脉粥样硬化的作用；此外，芹菜含铁量较高，有较好的补血作用，能补充女性经血的损失，食之能避免皮肤苍白、干燥、面色无华，而且可使目光有神，头发黑亮。

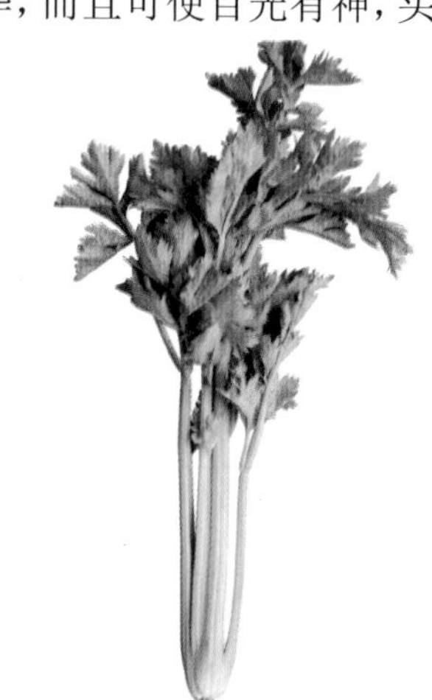

药典论述

1.《本草纲目》："旱芹，其性滑利。"

2.《食鉴本草》："和醋食损齿，赤色者害人。"

3.《本草推陈》："治肝阳头痛，面红目赤，头重脚轻，步行飘摇等症。"

4.《卫生通讯》："清胃涤热，通利血脉，利口齿润喉，明目通鼻，醒脑健胃，润肺止咳。"

养生食谱

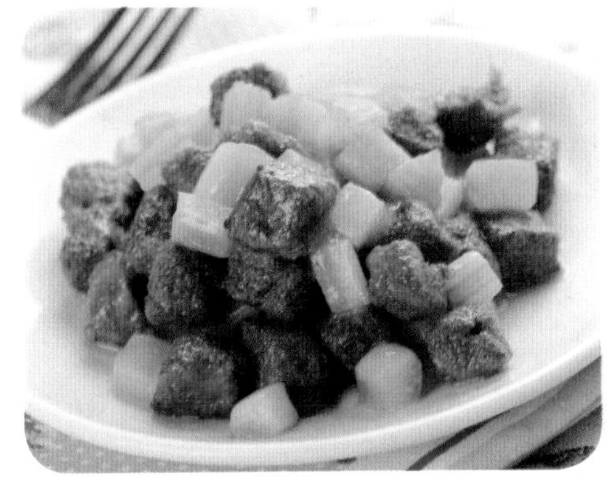

◆ 芹菜炒猪肝

主　料：猪肝300克。

辅　料：芹菜100克，木耳50克。

调　料：色拉油、葱、姜、味精、料酒、蛋清、淀粉、米醋、盐、生抽、老抽、胡椒粉、白糖各适量。

做　法：

1. 猪肝切成方块加盐、味精、料酒、蛋清、淀粉腌制上浆。
2. 芹菜洗净切成小段焯水。
3. 锅内放色拉油烧热，下猪肝滑熟捞出控油。
4. 锅内放少许色拉油，煸香葱姜，放入猪肝和芹菜烹料酒、生抽、老抽、盐、糖调味，翻炒均匀，烹米醋出锅装盘。

功　效：排毒养血、补肝明目。

◆ 芹菜焖豆芽

主　料：绿豆芽50克，西芹1根，葡萄干适量。

调　料：姜、盐、高汤、植物油各适量。

做　法：

1. 西芹择洗干净，切段；姜去皮，洗净，切碎，葡萄干泡水约20分钟，绿豆芽洗净备用。
2. 锅内倒植物油烧热，炝香姜末，再放入西芹、高汤略煮，然后加入绿豆芽、泡好的葡萄干，煮约5分钟后，加盐调味，快速收干汤汁即可。

功　效：平肝清热。

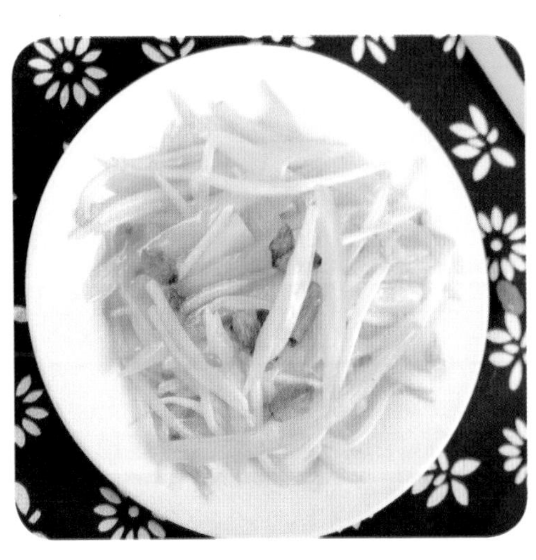

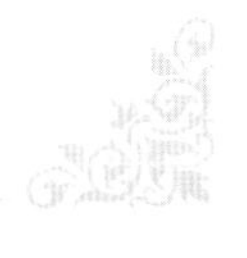

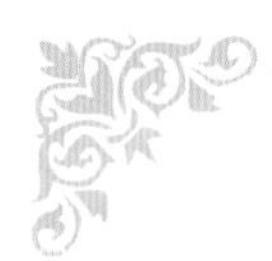

莲藕

疏肝健脾养气血

别　　名　连菜、藕、菡萏、芙蕖。
性味归经　性寒，味甘、涩；归心、脾、胃经。
建议食用量　每餐100～200克。

营养成分

蛋白质、叶酸、碳水化合物、膳食纤维、灰分、钙、磷、铁、胡萝卜素、硫胺素、核黄素、烟酸、抗坏血酸等。

护肝功效

莲藕含有人体所需的微量元素，对调节人体功能，舒肝健脾，养气血效果极佳。莲藕有“活血而不破血，止血而不滞血”的特点，且含有大量的维生素C和膳食纤维，对于肝病、便秘、糖尿病等有虚弱之症的人都十分有益。

食用宜忌

宜食：老幼妇孺、体弱多病者尤宜，特别适宜高热、高血压、肝病、食欲不振、缺铁性贫血、营养不良者。

忌食：莲藕性寒，生吃清脆爽口，但碍脾胃。脾胃消化功能低下、大便溏泄者不宜生吃。

食用功效

具有清热生津、凉血、活血散瘀、健脾益胃、润五脏、提高抗超氧化物歧化酶（SOD）活性、净化血液、降低血压、降低血脂、有助于防止血栓形成及防癌、解酒毒功能，对防治暑热烦渴、脾虚久泻、大便带血及胃、十二指肠溃疡、高血压、高血脂、动脉硬化、血栓形成、酒精中毒等症，有较好的食疗功效。

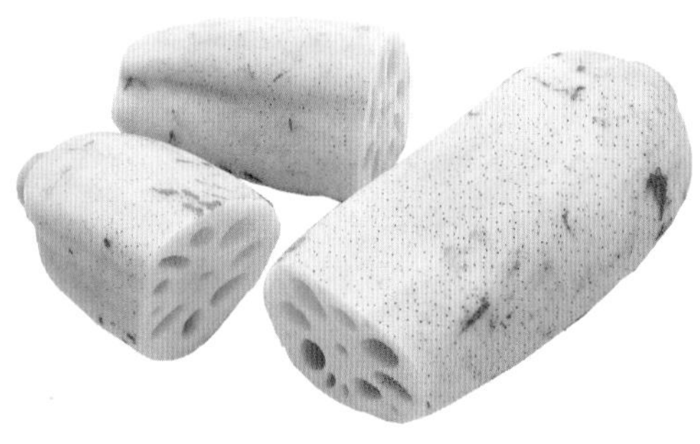

药典论述

1.《日用本草》：“清热除烦。凡呕血、吐血、瘀血、败血，一切血证宜食之。”

2.《饮膳正要》：“主补中，益神益气，除疾，消热渴，散血。”

3.《本草纲目》：“藕节止血；莲心清热，安神；莲须固精止血；莲房止血，祛瘀；荷梗通气宽胸，通乳；荷叶清暑，解热；荷蒂安胎，止血；荷花清暑止血。”

养生食谱

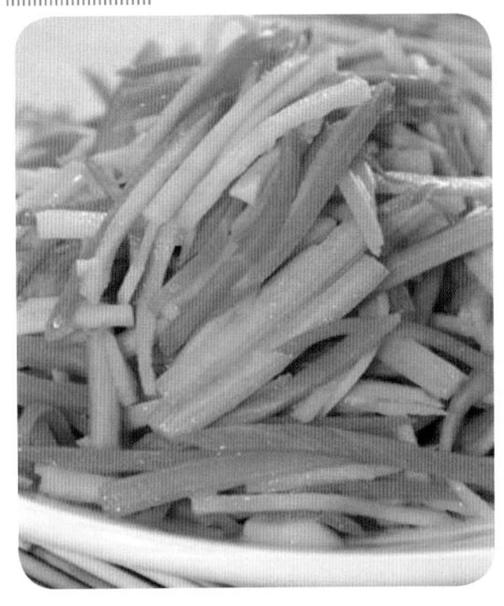

◆ 鸡肉炒藕丝

主　料：鸡肉 50 克，莲藕 200 克。

调　料：红辣椒、白砂糖、植物油各适量。

做　法：

1. 将鸡肉切成丝，干辣椒和藕均切成丝。起锅放植物油烧热后放入干辣椒丝。
2. 炒出香味时，加鸡肉丝。
3. 炒到收干时加藕丝，炒透后加糖调味，起锅置于盘内。

功　效：补气补血、养肝明目。

◆ 莲藕萝卜

主　料：胡萝卜 80 克，白萝卜 80 克，莲藕 150 克。

辅　料：红辣椒 20 克，精盐、白糖、味精、香油适量。

做　法：

1. 将莲藕去皮洗净切细条，用清水略泡，捞出控水；胡萝卜、白萝卜洗净，切细条，加精盐拌匀腌软；红辣椒去蒂、籽洗净，切细丝。
2. 将莲藕细条、胡萝卜、白萝卜、辣椒丝加精盐、白糖、味精拌匀即可。

功　效：疏肝理气。

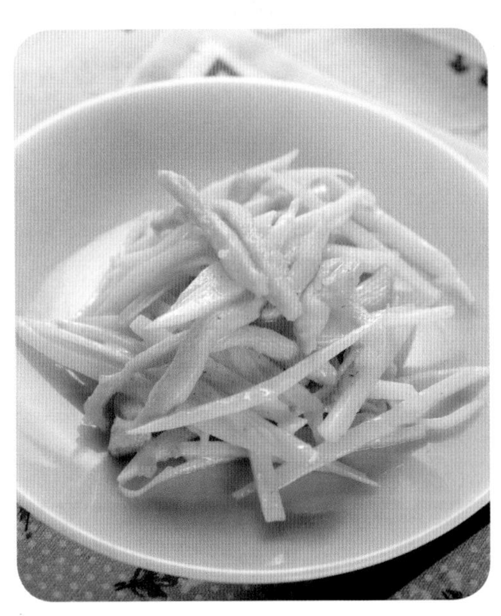

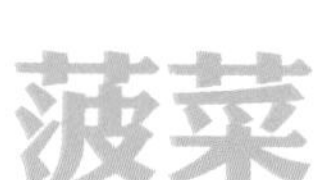

菠菜

“保肝卫士”

别　　名　菠薐菜、赤根菜、波斯菜、鹦鹉菜、鼠根菜、角菜。

性味归经　性凉，味甘辛，无毒；归肠、胃经。

建议食用量　每餐100～250克。

营养成分

胡萝卜素、维生素C、钙、磷、铁、维生素E铁、维生素E、芸香苷、辅酶Q_{10}等。

护肝功效

菠菜含有丰富的铁，可以促进造血功能，有助于恢复肝功能异常导致的凝血障碍。菠菜富含多种维生素，其中维生素C有抗病毒作用，可减轻肝脏负担。

食用宜忌

生菠菜不宜直接与豆腐共煮，以免妨碍消化影响疗效。先将其用沸水焯烫后方可与豆腐共煮。

电脑工作者、爱美人士应常食菠菜；糖尿病患者（尤其Ⅱ型糖尿病患者）经常吃些菠菜有利于血糖保持稳定；同时菠菜还适宜高血压、便秘、贫血、维生素C缺乏病患者和皮肤粗糙者、过敏者。

食用功效

菠菜含有大量的植物粗纤维，具有促进肠道蠕动的作用，利于排便，且能促进胰腺分泌，帮助消化。对于痔疮，慢性胰腺炎，便秘，肛裂等病症有食疗作用。

菠菜含有较多的胡萝卜素，可以对抗人体的自由基，起到降血糖、降血压的作用、能够有效预防心脑血管疾病和高血压性脑病的发生。

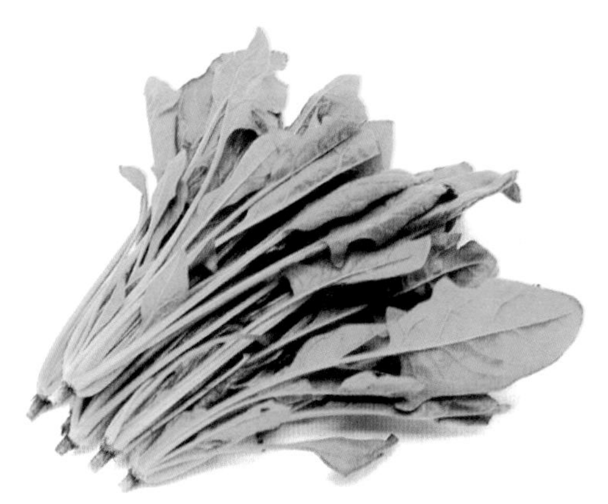

药典论述

1.《食疗本草》：“利五脏，通肠胃热，解酒毒。”

2.《本草纲目》：“甘冷、滑、无毒。通血脉，开胸膈，下气调中，止渴润燥，根尤良。”

3.《本草求真》：“菠薐，何书皆言能利肠胃。盖因滑则通窍，菠菜质滑而利，凡人久病大便不通，及痔漏关塞之人，咸宜用之。”

养生食谱

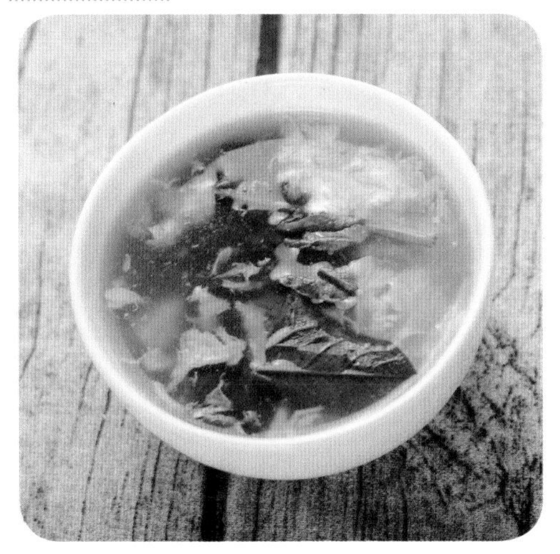

◆ 山药菠菜汤

主　料：山药 20 克，菠菜 300 克，猪瘦肉 100 克。

调　料：植物油、盐、味精各适量。

做　法：

1. 山药发透，切薄片；菠菜洗干净，去泥沙，切成 4 厘米长的段；猪肉切片。

2. 将炒锅置武火上烧热，加入植物油，烧至六成热时，下入猪瘦肉，炒变色，加入水适量，烧沸，下入山药，煮 20 分钟，下入菠菜煮熟，加入盐、味精即成。

功　效：清热、利尿、健脾、补血。对痤疮患者食用尤佳。

◆ 羊肝菠菜蛋汤

主　料：羊肝 200 克，菠菜 100 克，鸡蛋 1 个。

调　料：盐、味精、葱花、姜末、植物油、羊肉汤各适量。

做　法：

1. 羊肝洗净，切片；菠菜择洗净，切成段，焯烫；鸡蛋磕入碗中搅匀。

2. 油锅烧热，煸香葱花和姜末，加入羊肝片煸炒一下，倒入羊肉汤和盐煮至羊肝片熟烂。

3. 把菠菜段和鸡蛋液倒入锅中煮熟，撒入味精调味即可。

功　效：养肝明目、补血养血、对于夜盲症效果最佳。

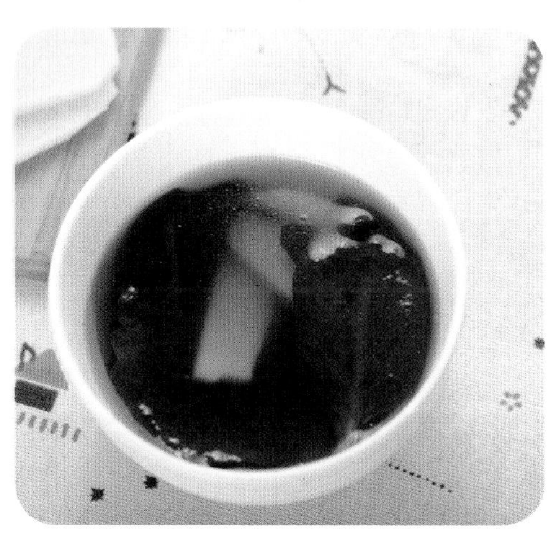

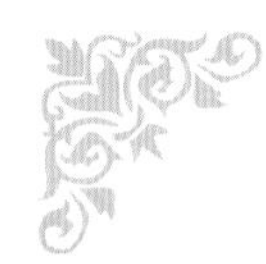

南瓜

增强肝肾细胞的修复能力

别　　名　麦瓜、番瓜、倭瓜、金瓜、伏瓜、饭瓜、北瓜。

性味归经　性温，味甘；归脾、胃经。

建议食用量　每次 200 ~ 500 克。

营养成分

蛋白质、膳食纤维、碳水化合物、烟酸、维生素 C、氨基酸、活性蛋白、胡萝卜素、维生素 A、钙、钾、磷、镁、铁、铜、锰、铬、硼等。

护肝功效

南瓜中含膳食纤维具有促进肠道毒素排泄和降胆固醇作用，其所含丙醇二酸可以抑制糖类物质转化为脂肪，尤其适合脂肪肝的防治。

药典论述

1.《本草纲目》：“甘，温，无毒。补中益气。”

2.《滇南本草》：“横行经络，利小便。”

3.《随息居饮食谱》：“凡时病疳症，疸痢胀满，脚气痞闷，产后痧痘，皆忌之。”

食用功效

南瓜含有丰富的维生素和果胶，尤其是胡萝卜素的含量很高。果胶有很好的吸附性，能黏结与消除体内细菌毒素和其他有害物质，如重金属中的铅、汞和放射性元素，能起到解毒作用。

南瓜中含微量元素钴，钴能活跃人体的新陈代谢，促进造血功能，并参与人体内维生素 B 的合成，是人体胰岛素细胞所必需的微量元素，对防止糖尿病、降低血糖有较好的食疗效果，对预防心脑血管疾病的发生有辅助作用。

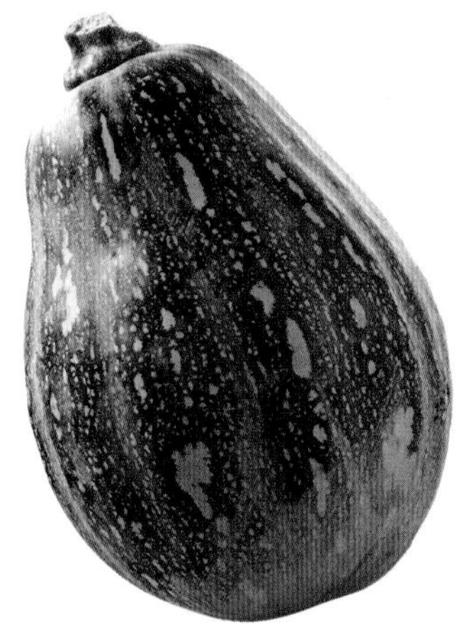

食用宜忌

宜食：适宜肥胖者、糖尿病患者和中老年人食用。

忌食：南瓜性温，胃热炽盛者、湿热气滞者少吃。

养生食谱

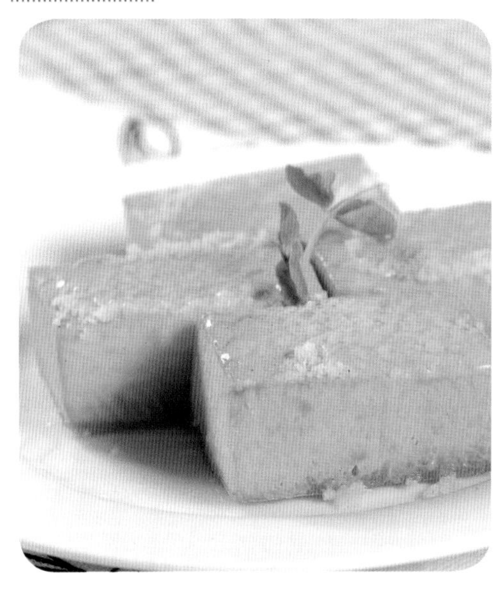

◆ 南瓜浓汤

主　料：南瓜 200 克，高汤 100 毫升，鲜牛奶 50 毫升。

做　法：

1. 将南瓜洗净，切丁。

2. 锅置火上，放入南瓜丁、高汤，煮至南瓜软烂，后再放入牛奶中用小火煮沸，拌匀即可。

功　效：补中益气、调理肠胃。

◆ 蜂蜜芝士烤南瓜

主　料：南瓜 350 克。

辅　料：芝士 30 克。

调　料：蜂蜜 20 克。

做　法：

1. 将南瓜去皮改刀成长 6 厘米，宽 4 厘米的长方块，放入烤箱（烤箱温度调至 180℃）烤 20 分钟，烤成外干内软状即可。

2. 将烤好的南瓜刷上蜂蜜放入芝士片再烤 5 分钟，芝士片软化上色即可。

功　效：滋阴润燥、补中益气。

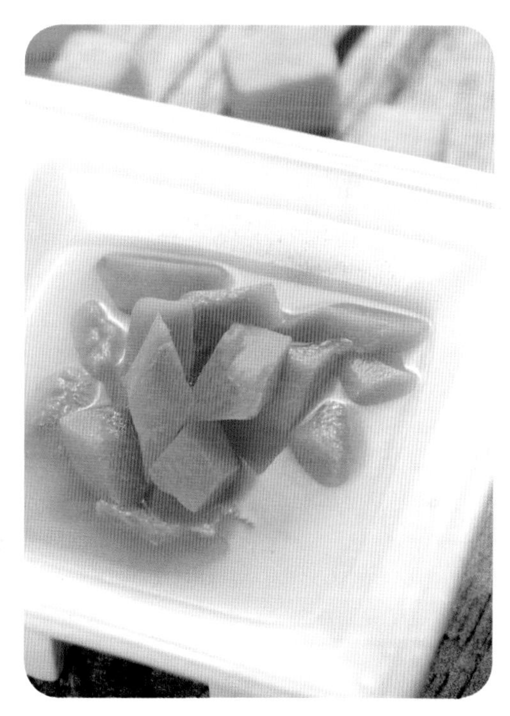

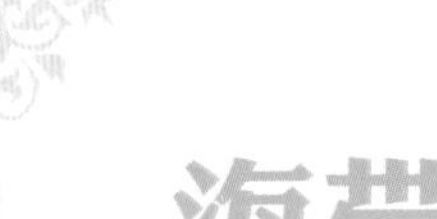

海带

活血散结护肝

别　　名　昆布、江白菜、纶布、海昆布、海草。

性味归经　性寒，味咸；归肝、胃、肾经。

建议食用量　每餐干品约30克。

营养成分

蛋白质、脂肪、膳食纤维、碳水化合物、硫胺素、核黄素、烟酸、维生素E、钾、钠、钙、碘、镁、铁、锰、锌、磷、硒等。

护肝功效

海带是一种含碘量很高的海藻，还含有褐藻酸镁盐、淀粉、甘露醇、牛磺酸等营养物质，可被人体直接吸收，能降低胆固醇与脂肪的积聚，有一定的活血散结作用，可用于脂肪肝、肝硬化的食疗调理。

食用宜忌

宜食：缺碘、甲状腺肿大、高血压、高血脂、冠心病、糖尿病、动脉硬化、骨质疏松、营养不良性贫血以及头发稀疏者可多食。

忌食：脾胃虚寒的人慎食，甲亢病人要忌食。

食用功效

海带中含有大量的碘，碘是人体甲状腺素合成的主要物质，人体缺少碘，就会患“大脖子病”，即甲状腺功能减退症，所以，海带是甲状腺功能低下者的最佳食品。海带中还含有大量的甘露醇，具有利尿消肿的作用，可防治肾功能衰竭、老年性水肿、药物中毒等。甘露醇与碘、钾、烟酸等协同作用，对防治动脉硬化、高血压、慢性气管炎、慢性肝炎、贫血、水肿等疾病都有较好的效果。海带中的优质蛋白质和不饱和脂肪酸，对心脏病、糖尿病、高血压有一定的食疗作用。海带胶质能促使体内的放射性物质随同大便排出体外，从而减少放射性物质在人体内的积聚。

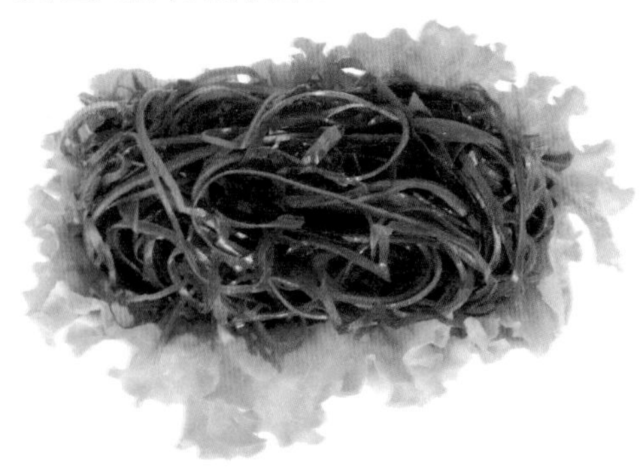

黄金搭配

海带＋豆腐

海带与豆腐做汤共食，风味特别，营养极其丰富，可提高人体对钙的吸收率，避免降低甲状腺功能。

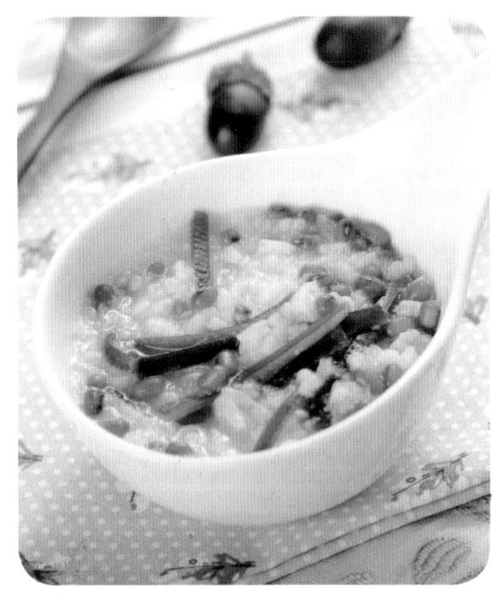

◆ 海带绿豆粥

主　料：大米100克，绿豆、水发海带丝各50克。

调　料：盐适量，芹菜末少许。

做　法：

1. 白米洗净沥干，绿豆洗净泡水2小时。

2. 锅中加水煮开，放入大米、绿豆、海带丝略搅拌，待再煮滚时改中小火熬煮40分钟，加入盐拌匀，撒上芹菜末即可食用。

功　效：化痰软坚散结。

◆ 海带排骨汤

主　料：猪排300克，海带50克。

调　料：盐、食用油、葱白段、姜片。

做　法：

1. 将排骨洗净，切成小段，待用。

2. 将洗干净的砂锅盛置于火上，放少许食用油加热后，放入姜片和葱白段爆炒，加入适量的水煮；待水开之后先将排骨倒入锅中煮，再把排骨捞出，滤水。

3. 再将清洗干净的砂锅盛适量的水，把排骨放进水中用大火炖；水滚开后，放入海带合炖；待海带排骨炖熟时，放入适量的盐，改为中火炖5～6分钟后，即可盛出。

功　效：补肝益血、滋阴润燥。

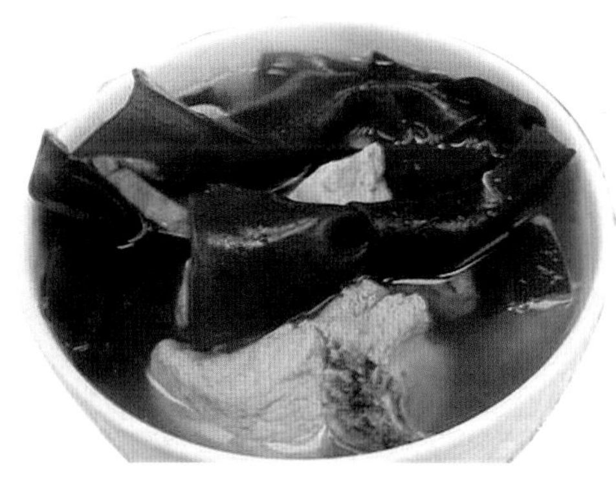

洋葱

护心又降脂的保肝“良药”

别　　名　洋葱头、玉葱、圆葱、球葱、葱头。

性味归经　性温，味甘、微辛；归肝、脾、胃、肺经。

建议食用量　每餐 50 ~ 100 克。

营养成分

蛋白质、粗纤维、糖类、维生素 A、维生素 B、维生素 C、磷、钙、铁，及多类氨基酸与咖啡酸、柠檬酸、槲皮酸、苹果酸等。

护肝功效

洋葱具有清除自由基的作用，对抑制致癌物形成有辅助作用。还能起到软化血管，利尿祛湿，解毒消炎的功效，有助于保护肝脏。

良方妙方

1. 肝炎：1000 克洋葱切成细末加入两大勺砂糖，放在烤箱中焖出黄色糖浆。每日 3 次，每次服用一汤匙。

2. 提高视力：用洋葱外皮煎水喝，或多吃炒洋葱，可减轻眼睛的玻璃体混浊，改善视力。

食用功效

洋葱富含的硒元素和槲皮素。硒是一种抗氧化剂，能刺激人体免疫反应，对抑制癌细胞的分裂和生长有一定作用，同时还可降低致癌物的毒性。而槲皮素则能抑制致癌细胞活性。调查显示，常吃洋葱的人患胃癌的概率比不吃的人少 25%，比因胃癌致死者少 30%。

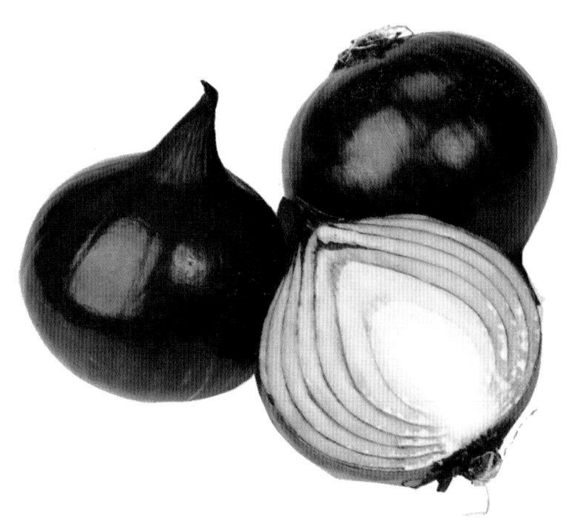

温馨贴士

根据皮色，洋葱可分为白皮洋葱、黄皮洋葱和紫皮洋葱三种。从营养价值的角度评估，紫皮洋葱的营养更好一些。这是因为紫皮洋葱相对于其他两个品种的洋葱含有更多的蒜素。此外，紫皮洋葱的紫皮部分含有更多的槲皮素。

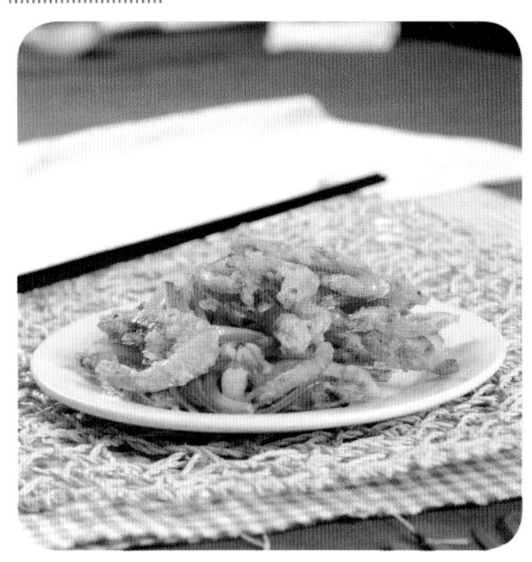

◆ 洋葱炒湖虾

主　料：小湖虾 200 克，洋葱丝 30 克，香菜 20 克。

调　料：盐、鸡粉、香油、料酒、食用油各适量。

做　法：

1. 小湖虾清洗干净，洋葱改刀成丝，香菜洗净切段。

2. 将小湖虾拍干淀粉，用食用油炸成金黄色，控油。

3. 锅内留底油煸香洋葱丝，放入炸好的小湖虾，烹料酒加盐、鸡粉、胡椒粉，翻炒几下。入味后撒香菜即可。

功　效：温中通阳、温补肾阳、健胃消食。

◆ 洋葱炒鸡蛋

主　料：鸡蛋 4 个，洋葱 150 克，火腿 80 克。

调　料：盐、酱油、胡椒粉、植物油、香油各适量。

做　法：

1. 鸡蛋打入碗中打散,加入盐、胡椒粉搅拌均匀；洋葱去皮，洗净，切成片；火腿洗净，切成末。

2. 锅置火上，放入适量植物油烧热后，下洋葱翻炒片刻，捞出沥油，晾凉后和火腿末一起倒入鸡蛋液中，再搅拌均匀。

3. 锅中余油烧热，放鸡蛋液炒熟，加盐、酱油和香油调味。

功　效:健脑益智、促进消化，用于保护肝脏、防治动脉硬化、预防癌症、延缓衰老、降血压降血脂。

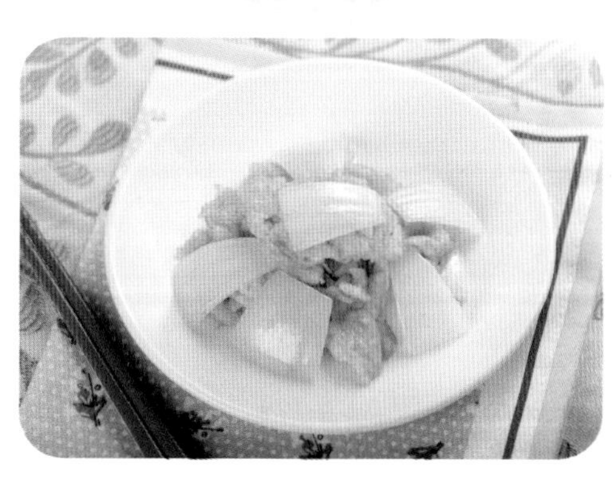

黑木耳

抵制癌细胞

别　　名　木耳、云耳、桑耳、松耳、中国黑真菌。

性味归经　性平，味甘；归胃、大肠经。

建议食用量　干木耳每餐约5克，泡发木耳每餐约50克。

营养成分

蛋白质、脂肪、碳水化合物、粗纤维、维生素 B_1、维生素 B_2、烟酸、钙、磷、铁等。

护肝功效

黑木耳含纤维类的物质，能够帮助肠胃消化，从而缓解肝脏的压力。黑木耳中含有抗肿瘤的活性物质，常食有防肝癌和补血养血的功效。黑木耳中的胶质可将残留在人体消化系统内的灰尘和杂质吸附起来排出体外，有助于肝脏的排毒。

食用宜忌

鲜黑木耳含有一种叫卟啉的光感物质，人食用未经处理的鲜黑木耳后，经太阳照射可引起皮肤瘙痒、水肿，严重的可致皮肤坏死。

食用功效

黑木耳中所含的多糖成分具有调节血糖、降低血糖的功效。黑木耳含有丰富的钾，是优质的高钾食物，对糖尿病合并高血压患者有很好的食疗作用。

黑木耳中含有丰富的纤维素和一种特殊的植物胶原，这两种物质能够促进胃肠蠕动，防止便秘，有利于体内大便中有毒物质的及时清除和排出，并且对胆结石、肾结石等内源性异物有一定的化解功能。

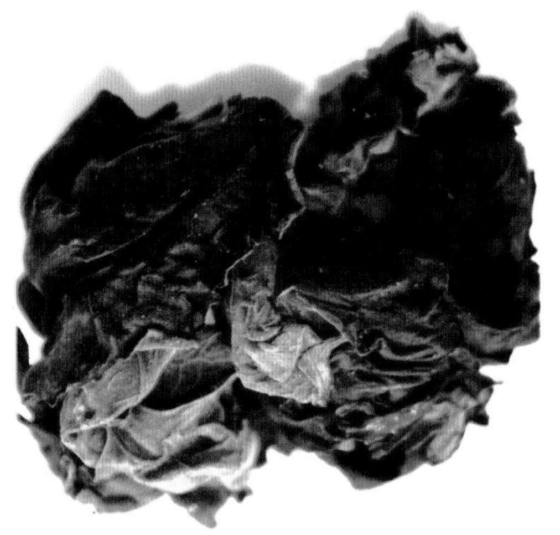

药典论述

1.《神农本草经》:“盛气不饥，轻身强志。”

2.《饮膳正要》:“利五脏，宽肠胃，不可多食。”

3.《随息居饮食谱》:“补气耐饥，活血，治跌打仆伤，凡崩淋血痢，痔患肠风，常食可疗。”

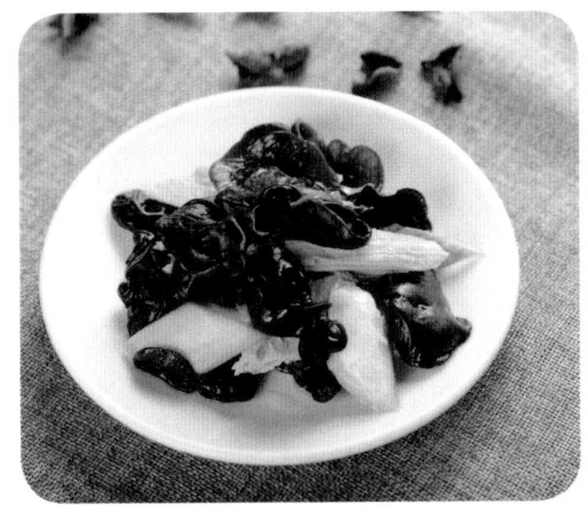

◆ 腐竹烧丝瓜

主　料：腐竹 200 克，黑木耳 100 克，丝瓜 50 克。

调　料：植物油、盐、白糖、料酒、香油、葱末、姜末各适量。

做　法：

1.将腐竹泡发后，用清水煮软，捞出晾凉，切成段；黑木耳泡发，洗去杂质，撕成小朵；丝瓜去皮，洗净，切成片。

2.油锅烧热，爆香葱末、姜末，放入腐竹段、黑木耳和丝瓜片炒匀，加料酒用中火略焖 2 分钟后，加白糖和少许清水，煮沸后改用小火收汁，再放入盐和香油调味，搅拌均匀即可。

◆ 三色豆腐汤

主　料：鸡血 100 克，火腿肉 30 克，黑木耳 30 克，嫩豆腐 200 克。

调　料：植物油、葱花、姜末、料酒、精盐、味精、五香粉、水淀粉各适量。

做　法：

1.水发黑木耳洗净，把豆腐、鸡血块放入沸水锅中氽透，取出，切丁，装碗；火腿洗净，切片；

2.锅中放植物油烧至八成热，加葱花、姜末爆香，再加清汤适量，煮沸后加入火腿片、黑木耳、豆腐丁、鸡血丁，烹入料酒，用中火煮 15 分钟，加精盐、味精、五香粉调味，水淀粉勾薄芡即可。

功　效：滋养肝肾、补血益气，适合贫血患者饮用。

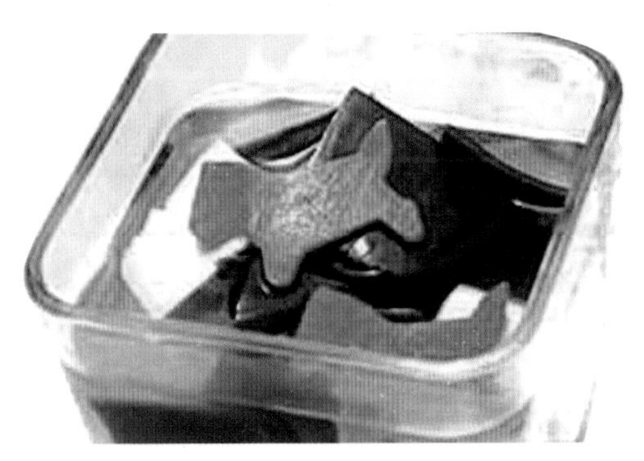

茄子

预防脂肪肝，延缓衰老

别　　名　落苏、茄瓜。

性味归经　性凉，味甘；归脾、胃、大肠经。

建议食用量　每次 100 ~ 200 克。

营养成分

蛋白质、脂肪、碳水化合物、维生素以及钙、磷、铁和花青素等。

护肝功效

茄子紫色外皮富含维生素 P，能降低毛细血管的脆性，对防止因肝功能不良引起的凝血障碍导致的出血有食疗作用。茄子中的维生素 E 有助于细胞膜的抗氧化作用，保护肝细胞。

烹饪锦囊

茄子遇热极易氧化，茄子切成块或片后，由于氧化作用会很快由白变褐，颜色会变黑而影响美观，如果烹调前先放入热油锅中稍炸，控油后再与其他的材料同炒，则不容易变色；或将切好的茄子立即放入水中浸泡，待做菜时再捞起滤干，也可避免茄子变色。

食用功效

茄子含丰富的植物化学物质，可增强人体细胞间的黏着力，增强毛细血管的弹性，降低毛细血管的脆性及渗透性，防止微血管破裂出血，使心血管保持正常的功能。茄子含有龙葵碱，能抑制消化系统肿瘤的增殖。此外，茄子含有维生素 E，有抗衰老功效，常吃茄子，可防止血液中胆固醇水平增高，对延缓人体衰老具有积极的意义。

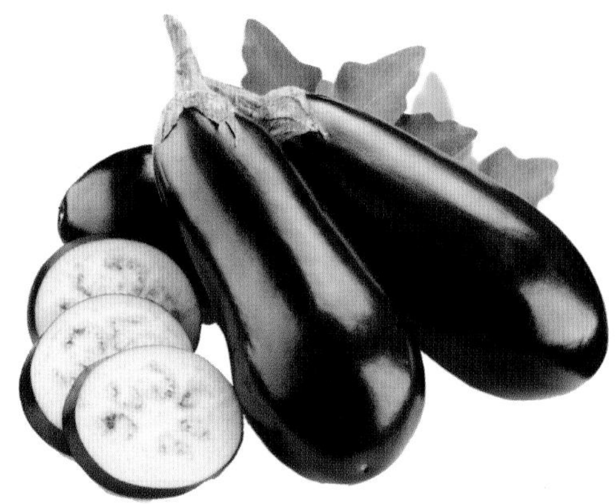

良方妙方

1. 黄疸型肝炎：紫茄子 300 克，粳米 100 克，煮粥食用，每日 1 次，连食 5 日。

2. 高血压、内痔下血、便秘：茄子两只，洗净切开，置碗内，加油盐少许，隔水蒸熟食用，每日 1 次。

3. 肺虚久咳、无痰热咳：白茄子 60 克，煮后去渣，调蜂蜜适量，早晚各温服 1 次。

养生食谱

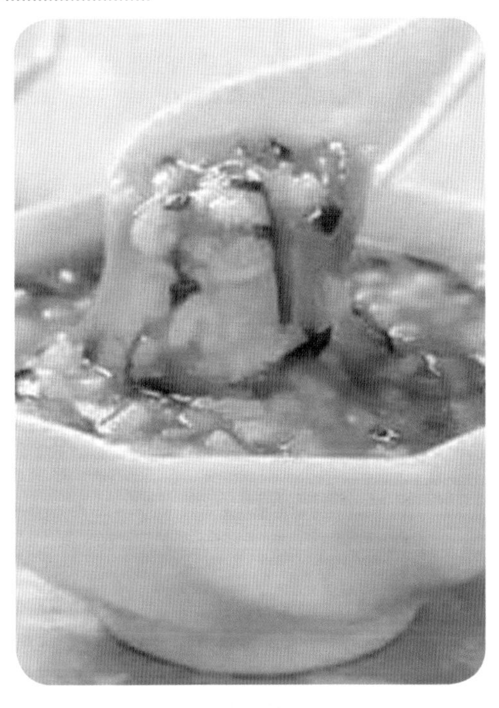

◆ 蒸茄子

主 料：茄子 250 克。

调 料：盐、香油、蒜蓉各适量。

做 法：

1. 茄子洗净后切成大条状，放入碗中，入蒸笼蒸 20 分钟左右。
2. 将蒸熟的茄子取出，趁热放盐和蒜蓉，淋上香油即成。

功 效：清热解毒除湿。

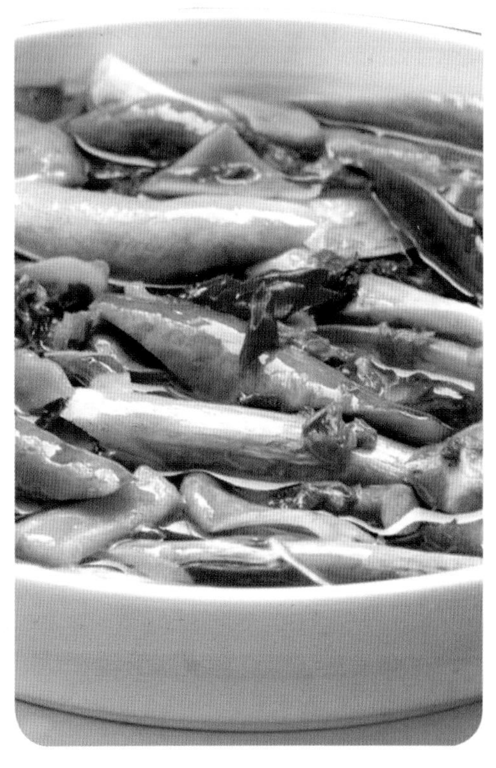

◆ 茄子丝粥

主 料：粳米 50 克，茄子 30 克。

调 料：葱花、姜丝各 4 克，盐 5 克。

做 法：

1. 粳米淘洗干净备用；茄子洗净，带皮切丝备用。
2. 锅置火上，放水烧开，加入米煮 20 分钟后，加入茄子丝、调料再煮 3 分钟即可。

功 效：清热、活血、益中。可用于急性黄疸型肝炎。

豇豆

细胞修复的专业技师

别　　名　角豆、姜豆、带豆、裙带豆。

性味归经　性平，味甘咸；归脾、胃经。

建议食用量　每次 100 ~ 200 克。

营养成分

蛋白质、脂肪、淀粉、磷、钙、铁，维生素 A、维生素 B_1、维生素 B_2，烟酸等。

护肝功效

豆角含有易于被人体吸收的优质蛋白质，能够修复受损的肝细胞，增强机体免疫力。豆角含有维生素和铁、钙等，可促进受损肝细胞的再生与修复，对各类型肝病的治疗及恢复都很有益处。

饮食宝典

豇豆中含较多的胱氨酸。胱氨酸是一种对人体有益的氨基酸，不仅有抗衰老的作用，还可以保护人体免受自由基的影响，在医疗上常用于保护人体免受X射线和核辐射的伤害。因此，经常接触电脑者，可以多吃豇豆，以增强人体对电脑辐射的抵抗能力。

食用功效

豇豆含有易于消化吸收的优质蛋白质，适量的碳水化合物及多种维生素、微量元素等，是人体补充营养的良好食材；豇豆所含 B 族维生素可维持人体正常的消化腺分泌和胃肠道蠕动的功能，抑制胆碱酶活性，帮助消化，增进食欲；豇豆中所含的维生素 C 能促进抗体的合成，提高人体抗病毒的能力，促进胆固醇的排泄，对动脉硬化有食疗作用；豇豆的磷脂有促进胰岛素分泌、参加糖代谢的作用，是糖尿病人的理想食品；豇豆角中含有较多的烟酸是天然的血糖调节剂，对糖尿病患者有益。

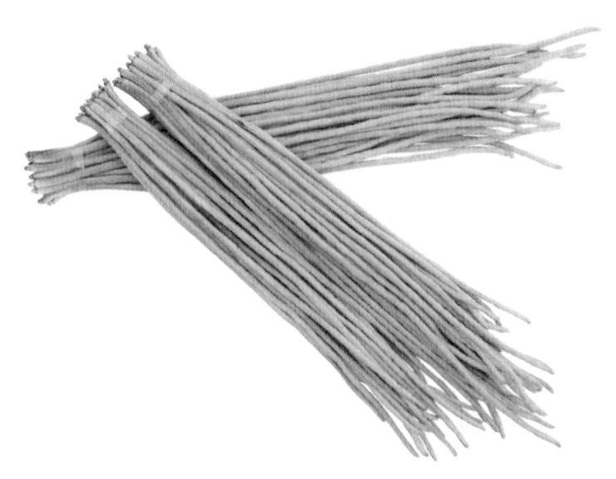

食用宜忌

一般人群均可食用。尤其适合糖尿病、肾虚、尿频、遗精及一些妇科功能性疾病患者多食；气滞便结者应慎食豇豆；豇豆要烹饪热透食用，否则易导致腹泻、中毒。

养生食谱

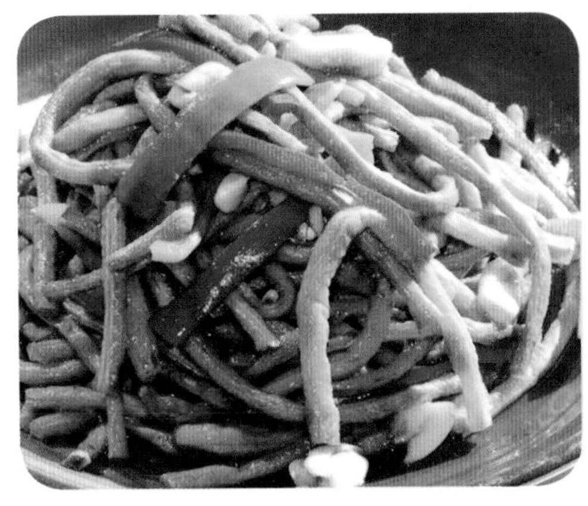

◆ 蒜泥豇豆

主　料：豇豆400克。

辅　料：鲜红椒。

调　料：蒜、香油、盐、味精各适量。

做　法：

1. 将豇豆洗净，去“头”掐“尾”后切成段，蒜剁末。

2. 鲜红椒切成圈。锅中加水烧沸，放一匙盐后再下豇豆煮熟；捞出沥干水分晾凉，上桌前加入蒜末、红椒圈、盐、香油、味精，拌匀后即可食用。

功　效：健脾、利湿、补肾填精。

◆ 青椒豇豆

主　料：豇豆400克，青椒4个。

调　料：精盐、鸡精、水淀粉、食用油各适量。

做　法：

1. 把豇豆洗净，切成3厘米左右的段。

2. 青椒去蒂、籽后切成粗丝。

3. 炒锅置旺火上，将食用油烧至七成热，放入青椒丝炒出香味，加少许精盐炒匀，再倒入豇豆同炒。

4. 加入小半杯水，加鸡精焖一会儿，用水淀粉勾芡起锅即成。

功　效：健脾利湿、补肾填精、增强免疫力、抗氧化、抗癌防癌。

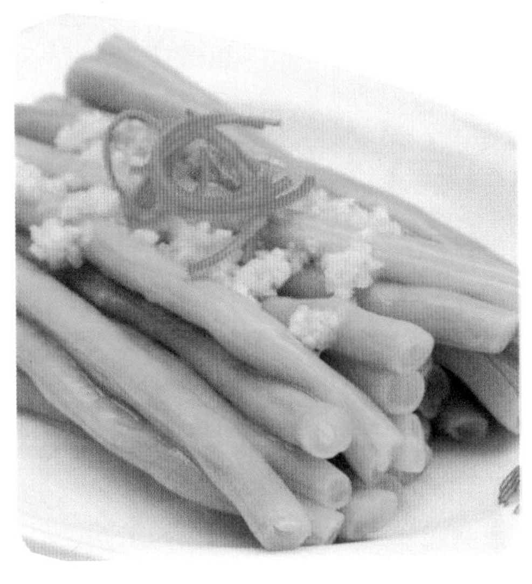

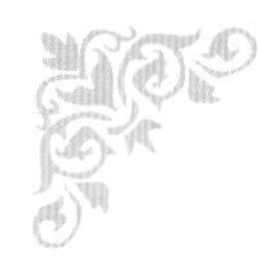

圆白菜

防治脂肪肝的天然良药

别　　名　卷心菜、包心菜、洋白菜、包菜、莲花白、疙瘩白、大头菜。

性味归经　性平，味辛、甘；归脾、胃经。

建议食用量　每餐 150 ~ 300 克。

营养成分

蛋白质、脂肪、碳水化合物、膳食纤维、维生素 A、胡萝卜素、硫胺素、核黄素、烟酸、维生素 C、维生素 E、钙、磷、钠、镁、铁等。

护肝功效

圆白菜富含微量元素钼，可抑制致癌物亚硝胺合成，对预防肝癌有好处。圆白菜所含的果胶，纤维素能结合并阻止肠道吸收胆固醇和胆汁酸，可缓解肝功能异常而引起的胃黏膜损伤。

食用禁忌

皮肤瘙痒性疾病、眼部充血患者忌食。脾胃虚寒、泄泻以及小儿脾弱者不宜多食。对于腹腔和胸外科手术后，胃肠溃疡及其出血特别严重者、腹泻及肝病时都不宜吃。

食用功效

圆白菜富含维生素 E，可促进人体内胰岛素的生成和分泌，调节糖代谢；所含的钾能预防由糖尿病引起的心脏病等并发症。日本科学家认为，圆白菜所富含的维生素 C、B 类维生素，具有很强的防衰老、抗氧化的效果，可与芦笋、菜花媲美。此外，圆白菜富含叶酸，这也是甘蓝类蔬菜的一个特点。怀孕的女性、贫血患者应当多吃些圆白菜，对提高人体免疫力，预防感冒有益。新鲜的圆白菜有杀菌消炎的作用，对咽喉疼痛、外伤肿痛、蚊叮虫咬、胃痛牙痛都有一定的食疗效果。

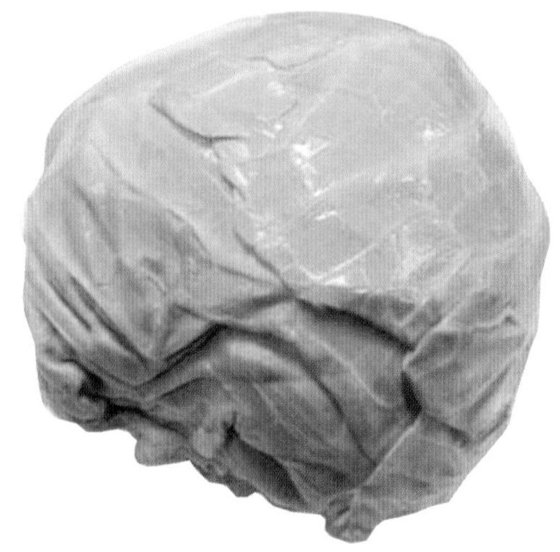

饮食宝典

圆白菜有提高免疫力的作用。通常秋天种植的圆白菜降糖较高，此时可以多吃圆白菜。

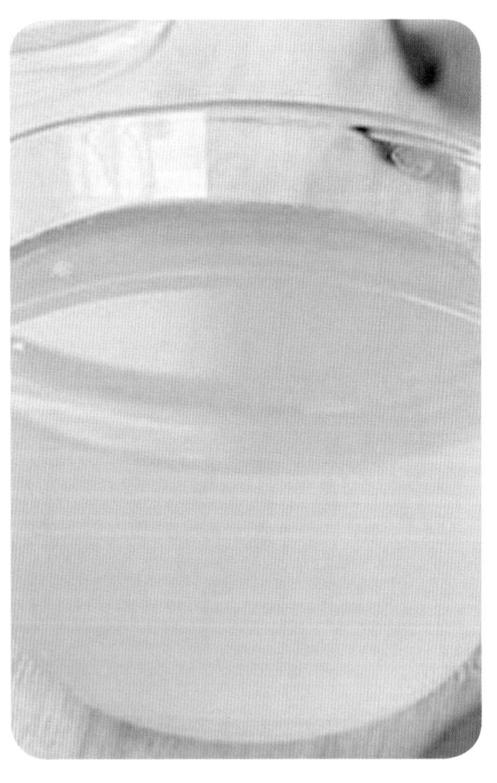

◆ 圆白菜煨面

主　料：圆白菜 100 克，火腿 50 克，面条 200 克。

调　料：盐、葱、姜、植物油各适量。

做　法：

1. 圆白菜洗净，切丝；葱、姜分别洗净，切末；火腿切小块。
2. 锅置火上，放入适量清水，下入面条煮熟后，捞出沥干水分。
3. 另取一锅置火上，放植物油烧热，爆香葱末、姜末，放入圆白菜丝煸炒，加适量水，放入火腿块、盐、煮熟的面条稍煮即可。

功　效：健脾益胃。适合胃溃疡患者、便秘者食用。

◆ 萝卜圆白菜汁

主　料：圆白菜菜叶 4 片，白萝卜半根，柠檬汁适量。

做　法：将白萝卜、圆白菜菜叶洗净，切碎，放入榨汁机中加适量凉开水榨汁，最后加柠檬汁调味即可。

功　效：健脾胃、缓解胃炎。

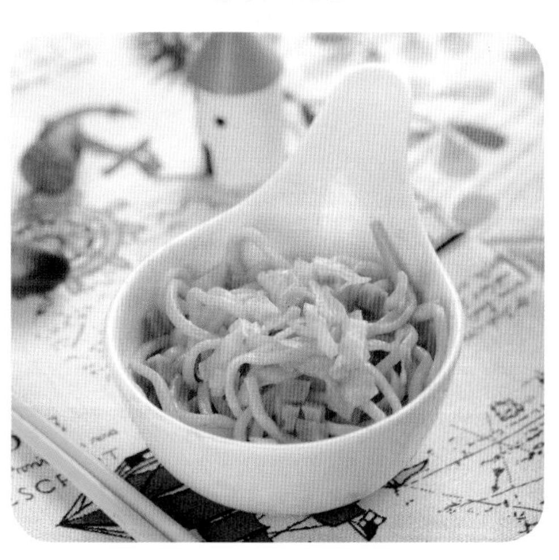

白萝卜

疏肝理气能抑癌

别　　名　莱菔，萝卜，萝白。

性味归经　性凉，味辛辣；归脾、胃、肺、大肠经。

建议食用量　每餐 100 ~ 200 克。

营养成分

蛋白质、糖类、碳水化合物、维生素、芥子油、淀粉酶和粗纤维等。

护肝功效

白萝卜含芥子油、淀粉酶和粗纤维等，具有促进消化、增强食欲、通便排毒、止咳化痰的作用，能加快胃肠蠕动，有助于疏肝理气。另外白萝卜富含维生素，对抑制癌细胞有益，促进肝脏的健康。

生活实用小窍门

新鲜白萝卜，色泽嫩白、根须笔直、分量较重。捏起来表面比较硬实。如果白萝卜表面的气眼排列均匀，并在一条直线上，大多数情况下是甜心白萝卜，反之，则可能会有些辣。

药典论述

《本草纲目》：“主吞酸，化积滞，解酒毒，散瘀血，甚效。”

食用功效

白萝卜中的淀粉酶能分解食物中的淀粉，使之得到充分的吸收；白萝卜中的芥子油能促进胃肠蠕动，增进食欲，帮助消化；白萝卜含有丰富的膳食纤维，能排出肠道毒素，具有防治便秘以及慢性痢疾的作用；此外，白萝卜所含的多种酶，能分解致癌的亚硝胺；白萝卜还可以降低胆固醇，防止胆结石形成；白萝卜含有丰富的钾元素，能有效预防高血压。

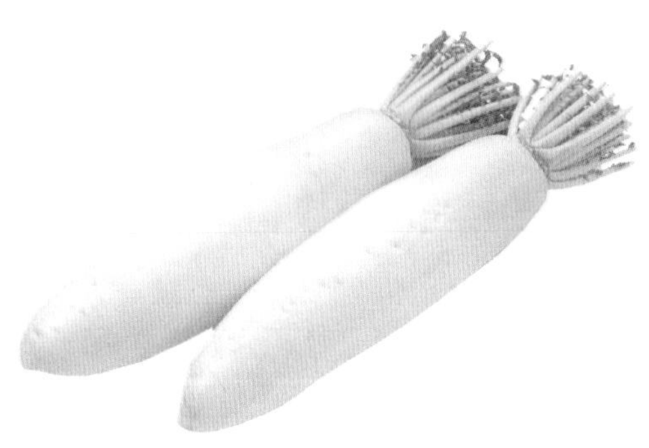

食用宜忌

白萝卜可生食、炒食、煮食，或煎汤、捣汁饮，做药膳，或外敷患处。烹饪中也可作配料和点缀。白萝卜种类较多，生吃以汁多辣味少者为好，平时不爱吃凉性食物者以熟食为宜。

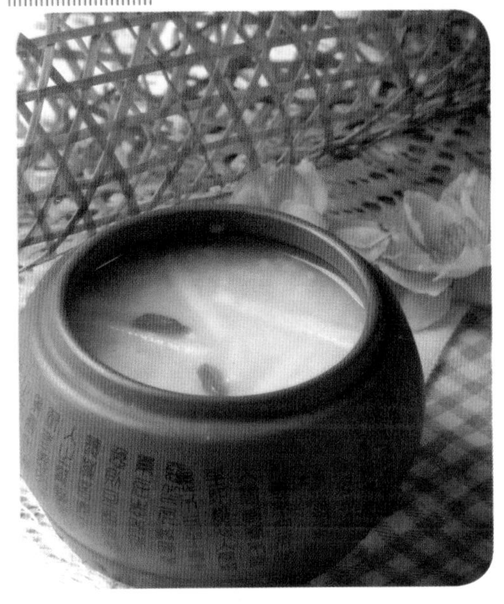

◆ 芥末萝卜粥

主　料：芥末10克，白萝卜150克，大米150克。

做　法：

1. 将大米洗净，萝卜切成块。
2. 锅中烧适量水开后放入大米，待半熟后入白萝卜煮15分钟，最后放芥末搅匀即可。

功　效：温中散寒、顺气清肺。《本草纲目》上载：芥末“温中散寒，豁痰利窍。治胃寒吐食，肺寒咳嗽，风冷气痛，口噤唇紧。消散痈肿、瘀血”。

◆ 白萝卜汤

主　料：白萝卜500克，豌豆苗25克。

调　料：料酒、盐、味精、香菇各适量。

做　法：

1. 将白萝卜洗净切丝，下开水煮至八成熟后捞出备用。
2. 香菇切丝；豌豆苗洗净下开水稍焯捞出。
3. 将锅烧热，倒入豆芽，加入料酒、盐、味精烧开后下入白萝卜丝、香菇丝，汤烧开后撒上豌豆苗即成。

功　效：消积化痰、消食利膈，是慢性气管炎、咳喘多痰、胸闷气喘、食积饱胀病者的理想食品。

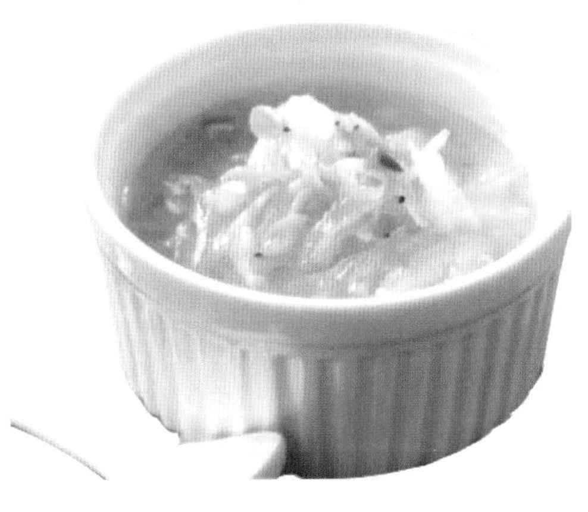

苦瓜

减轻肝脏负担

别　　名　凉瓜、锦荔枝、癞葡萄、癞瓜。

性味归经　性寒，味苦；归心、肝、脾、胃经。

建议食用量　鲜品每次 100 ~ 500 克，干品每次 50 ~ 100 克。

营养成分

蛋白质、脂肪、碳水化合物、粗纤维、胡萝卜素、维生素 B_1、维生素 B_2、维生素 C、维生素 E 及尼古酸等多类维生素，其中维生素 C 的含量每 100 克可达 56 毫克。

护肝功效

苦瓜含有蛋白质和大量维生素 C，能提高机体的免疫功能。苦瓜含有粗纤维，能够加速肠道蠕动，帮助排便，降低血液中胆固醇以及对葡萄糖的吸收，有利于减轻肝脏负担。

食用宜忌

宜食：适宜糖尿病、高血压、高血脂患者。

忌食：苦瓜性凉，脾胃虚寒者不宜多食。

食用功效

苦瓜中的苦瓜苷和苦味素能增进食欲，健脾开胃；所含的生物碱类物质奎宁，有利尿活血、消炎退热、清心明目的功效；苦瓜中的蛋白质及大量维生素 C 能提高人体的免疫功能；从苦瓜子中提炼出的胰蛋白酶抑制剂，可以抑制癌细胞所分泌出来的蛋白酶，阻止恶性肿瘤生长；苦瓜的新鲜汁液，含有苦瓜苷和类似胰岛素的物质，具有良好的降血糖作用，是糖尿病患者的理想食品。

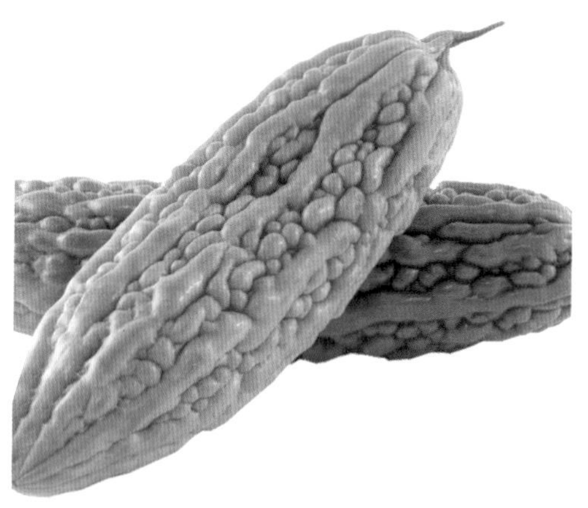

良方妙方

1. 目赤肿痛：苦瓜烘干炒焦，研细末，每次 10 克，加灯心草 1 克泡开水送服。

2. 风火牙痛：苦瓜根捣烂，外敷下关穴，下关穴位于面部侧面，耳前一横指，颧骨与下颌之间的凹陷处。

养生食谱

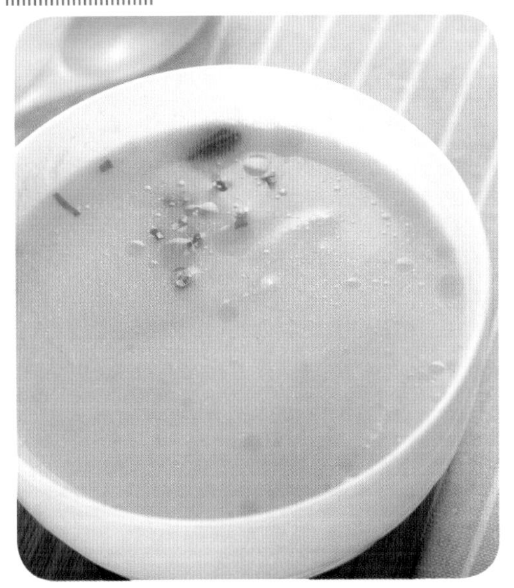

◆ 凉拌苦瓜

主　料：苦瓜300克。

调　料：芝麻酱50克，精盐、味精、酱油、蒜泥各适量。

做　法：先将苦瓜去瓤，切成细丝，用开水汆烫一下，再用凉开水过一遍，沥掉水分。加入调料调匀即可。

功　效：凉肝降压，适用于肝阳上亢之高血压患者食用。

◆ 苦瓜排骨汤

主　料：排骨350克，苦瓜100克，陈皮5克。

调　料：姜、盐、白糖、胡椒粉适量。

做　法：

1.将排骨洗净切段汆水，苦瓜切块，陈皮洗净，姜切片待用。

2.净锅上火，放入清水、姜片、陈皮、排骨，大火烧开转小火炖30分钟再放入苦瓜炖20分钟，放入盐、白糖、胡椒粉调味即成。

功　效：清暑除热、明目解毒。

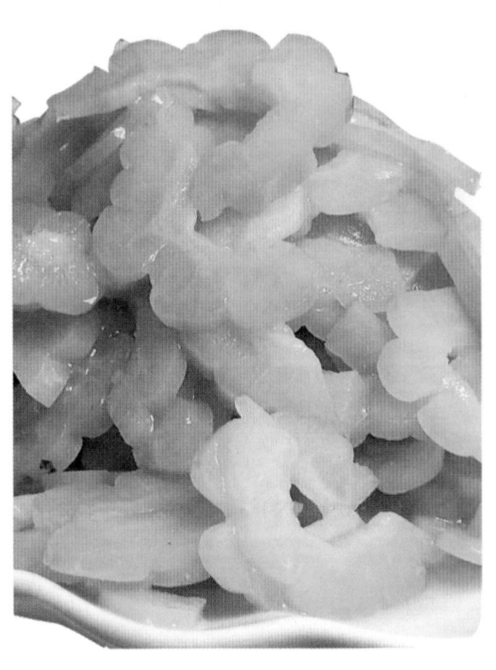

丝瓜

凉血排毒，丝丝护肝

别　　名　天罗、绵瓜、布瓜、天络瓜。

性味归经　性凉，味甘；归肝、胃、肺经。

建议食用量　每餐 100 ~ 300 克。

营养成分

蛋白质、脂肪、碳水化合物、粗纤维、维生素 B_1、维生素 B_2、烟酸、钙、磷、铁等。

护肝功效

丝瓜富含矿物质与蛋白质一起有助于肝脏修复，以利于肝细胞的再生和修复并提高免疫功能。丝瓜所含维生素 C 有抗病毒作用，B 族维生素有助于维持肝功能正常，适于各种类型的肝病患者。

饮食宝典

丝瓜的味道清甜，烹制丝瓜时应尽量保持清淡，不宜加酱油和豆瓣酱等口味较重的酱料，以免抢味。油要少用，可勾薄芡，用味精或胡椒粉提味，突出丝瓜香嫩爽口的特点。

食用功效

丝瓜中含维生素 B 族、维生素 C 等成分，能保护皮肤、消除斑块，使皮肤洁白、细嫩，是不可多得的美容食材，故丝瓜汁有“美人水”之称。女士多吃丝瓜可帮助调理月经。丝瓜藤茎的汁液具有保持皮肤弹性的特殊功效，能美容去皱；丝瓜提取物对乙型脑炎病毒有预防作用。在丝瓜组织培养液中还提取到一种具抗过敏作用的物质。中医认为丝瓜性味甘凉，有清暑凉血、解毒通便、祛风化痰、下乳汁等功效。

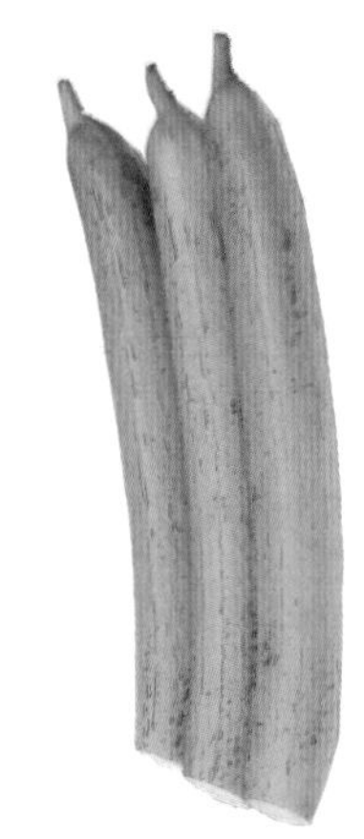

药典论述

1.《本经逢原》：“丝瓜嫩者寒滑，多食泻人。”

2.《本草纲目》：“老者烧存性服，祛风化痰，凉血解毒杀虫，通经络，行血脉，下乳汁。”

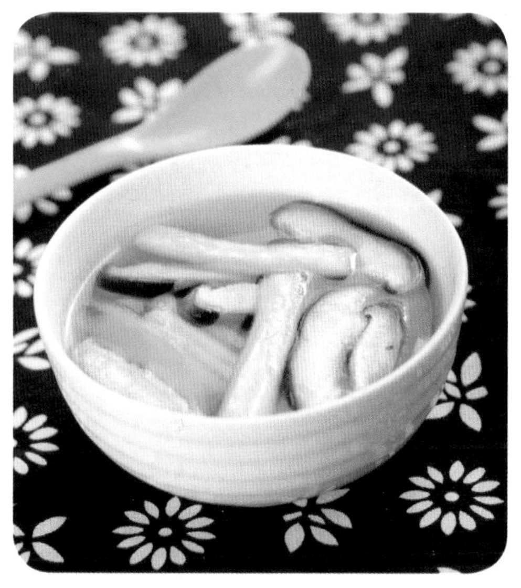

◆ 丝瓜杏仁排骨粥

主　料：新嫩鲜丝瓜40克，排骨100克，大米50克，杏仁少许10克左右。

调　料：生姜少许，盐适量。

做　法：

1. 丝瓜洗净后去皮切片；杏仁热水去皮；排骨洗净热水焯一遍；大米洗净浸泡半小时；放一边备用。

2. 向锅内依次放入适量清水、排骨、姜片。大火煮沸后转小火慢炖约1小时。

3. 向锅内加入大米、杏仁，中火煮沸依然转小火慢炖，再放入丝瓜及盐少许，10分钟后关火出锅即可。

功　效：清热解毒、消炎祛暑。

◆ 丝瓜香菇汤

主　料：丝瓜250克，香菇100克。

调　料：葱、姜、味精、盐各适量，植物油少许。

做　法：

1. 将丝瓜洗净，去皮棱，切成段；香菇用凉水泡发后，洗净。

2. 把植物油入锅加热，将香菇略炒，加清水适量煮沸3～5分钟，入丝瓜稍煮，加葱、姜、盐、味精调味即成。

功　效：清热解毒消暑。

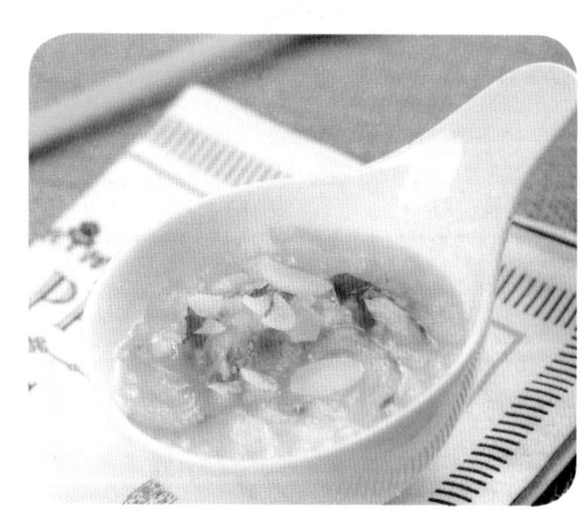

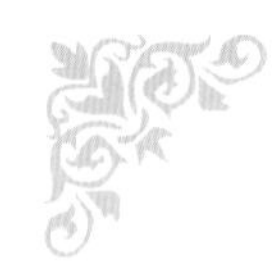

黄瓜

助排毒，肝自轻松

别　　名　胡瓜、刺瓜、青瓜。

性味归经　性凉，味甘；归脾、胃、大肠经。

建议食用量　每天约 100 ~ 500 克。

营养成分

蛋白质、糖类、维生素 A、维生素 C、维生素 E、胡萝卜素、烟酸、钙、磷、铁等。

护肝功效

黄瓜中所含的丙氨酸、精氨酸和谷氨酰胺对肝脏病人，特别是对酒精性肝硬化患者有一定的食疗作用，可预防酒精中毒。

药典论述

1.《食物与治病》：“黄瓜水分多且有清甜味，生吃能解渴清热，但多食则易于积热生湿。若患疮疹、脚气和有虚肿者食之易加重病情。小儿多食易生疳虫。”

2.《日用本草》：“除胸中热，解烦渴，利水道。”

3.《滇南本草》：“解痉癖热毒，消烦渴。”

食用功效

黄瓜中的黄瓜酶，有很强的生物活性，能有效地促进人体的新陈代谢，用黄瓜捣汁涂擦皮肤，有润肤、舒展皱纹的功效；黄瓜中所含的葡萄糖苷、果糖等不参与通常的糖代谢，故糖尿病患者以黄瓜代替淀粉类食物充饥，血糖非但不会升高，还会降低；黄瓜中所含的丙醇二酸，可抑制糖类物质转变为脂肪。此外，黄瓜中的纤维素对促进人体肠道内废物的排除、降低胆固醇也有一定作用。

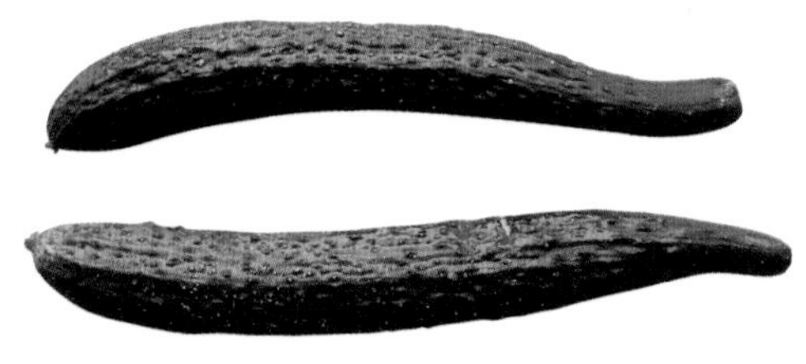

食用宜忌

宜食：适宜肥胖、高血压、高血脂、水肿、嗜酒者食用，是糖尿病患者首选的食品之一。

忌食：中医认为黄瓜性凉，胃寒患者生食易致腹痛泄泻。

黄金搭配

黄瓜 + 黑木耳

黄瓜搭配黑木耳，排毒、减肥功效好。

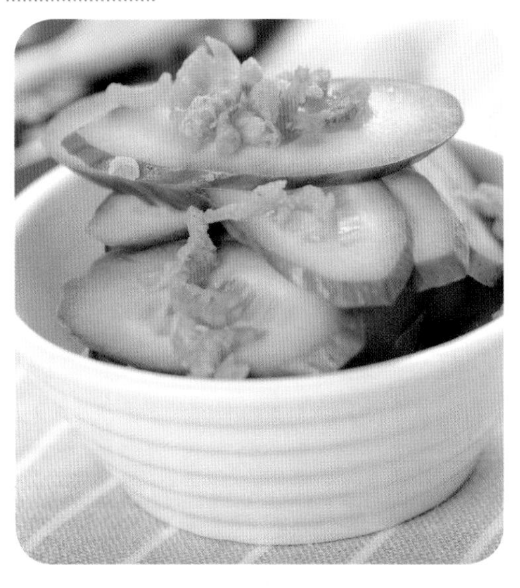

◆ 黄瓜汁

主　料：黄瓜 2 根。

做　法：

1. 黄瓜洗净后削掉外皮，切段。

2. 将黄瓜段放进榨汁机打成汁，煮沸，晾温即可。

功　效：预防口腔溃疡，尤其适合内分泌失调和脂肪肝的防治。

◆ 金钩黄瓜

主　料：海米 10 克，嫩黄瓜 250 克。

调　料：香油、精盐、味精各适量。

做　法：

1. 海米放入碗内，加入少许清水，隔水蒸至酥透时取出备用。

2. 将黄瓜洗净，切去两头后切成片，用盐腌制片刻，滤去盐水，拌入少许味精，浇上备有的海米和水，淋上香油后即成。

功　效：补肾壮阳、理气开胃。

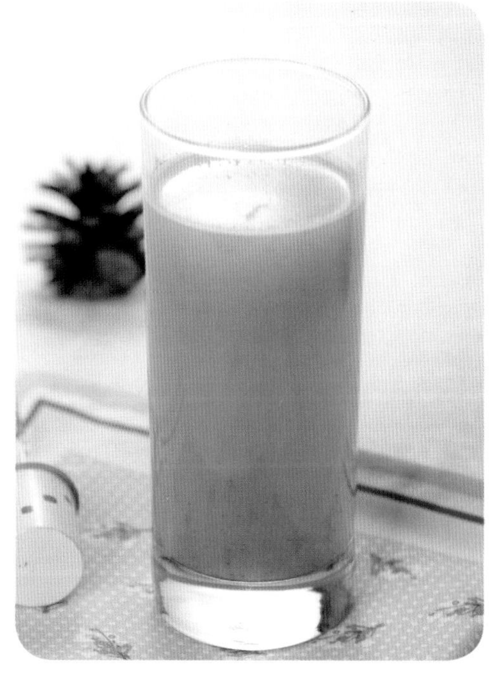

紫菜

利水消肿的天然海藻

别　　名　索菜、子菜、甘紫菜、海苔。

性味归经　性寒，味甘、咸；归肺经。

建议食用量　每餐干品5～15克。

营养成分

蛋白质、脂肪、碳水化合物、粗纤维、灰分、钙、磷、铁、胡萝卜素、硫胺素、核黄素、烟酸、抗坏血酸、碘等。

护肝功效

紫菜含有丰富的微量元素，其中的甘露醇是一种很强的利尿剂，有利水消肿的作用；有利于保护肝脏，肝病患者可适量食用。

食用宜忌

紫菜在食用前应用清水泡发，并换1～2次水以清除污染、毒素。若凉水浸泡后的紫菜呈蓝紫色，说明该菜在包装前已被有毒物所污染，这种紫菜对人体有害，不能食用。

食用功效

紫菜含紫菜多糖，有抗凝血作用，可降低血液黏度，还有降血糖作用；紫菜营养丰富，含碘量很高，富含胆碱和钙、镁、铁，能增强记忆、治疗妇幼贫血，促进骨骼、牙齿的生长和保健；紫菜所含的多糖可增强细胞免疫和体液免疫功能，提高人体的免疫力。

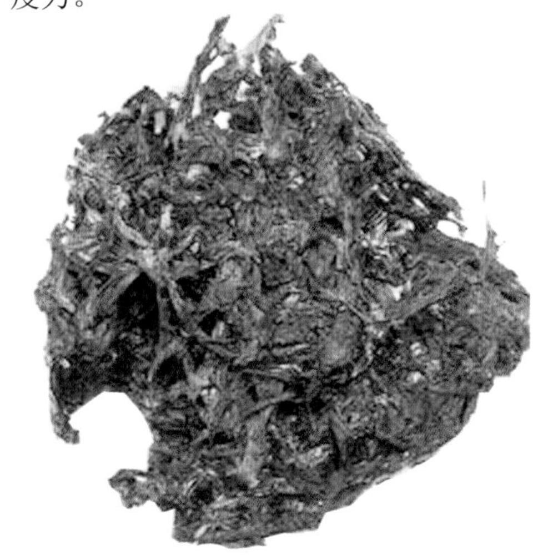

药典论述

1.《本草纲目》：“病瘿瘤脚气者宜食之。”

2.《食疗本草》：“下热气，若热气塞咽喉者，汁饮之。”

3.《中药药理学》：“干嚼之，治肺坏疽的起始吐臭痰者。”

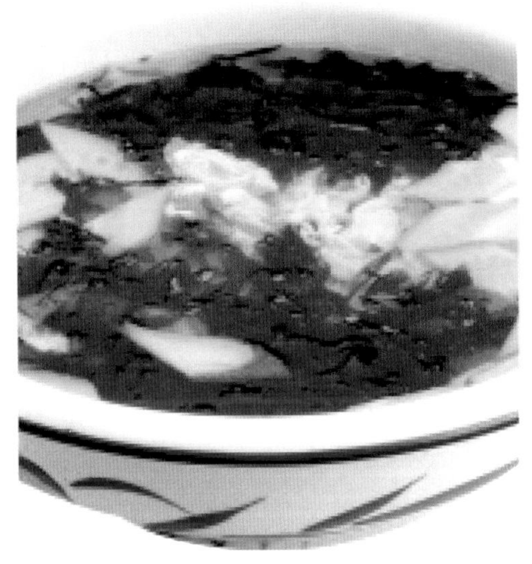

◆ 紫菜黄瓜汤

主　料：紫菜10克，黄瓜100克。

调　料：海米、精盐、味精、酱油、香油适量。

做　法：

1. 将黄瓜洗净切成菱形片状，紫菜、海米亦洗净。

2. 锅内加入清汤，烧沸后，投入黄瓜、海米、精盐、酱油，煮沸后撇去浮沫，下入紫菜，淋上香油，撒入味精，调匀即成。

功　效：清热益肾。

◆ 五色紫菜汤

主　料：紫菜5克，竹笋10克，豆腐50克，菠菜、水发冬菇25克。

调　料：酱油、姜末、香油各适量。

做　法：

1. 将紫菜洗净，撕碎；豆腐焯水，切块；冬菇、竹笋均洗净、切细丝；菠菜洗净，切小段。

2. 锅放入适量清水煮沸，下竹笋丝略焯，捞出沥水备用。

3. 另取一锅加水煮沸，下冬菇、竹笋、豆腐、紫菜、菠菜，放酱油、姜末，待汤煮沸时，淋少许香油即可。

功　效：清热利尿、补肾养心、降低血压，促进人体代谢等。

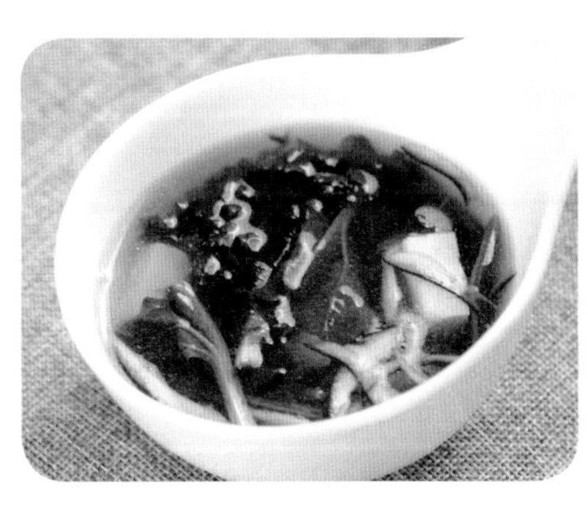

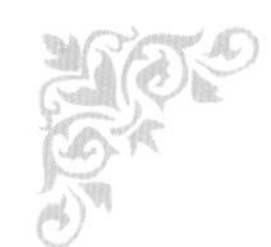

香菇

高蛋白低脂肪的护肝食品

别　　名　香蕈、香信、厚菇、花菇、冬菇。

性味归经　性平，味甘;归脾、胃经。

建议食用量　每餐约50克。

营养成分

蛋白质、脂肪、碳水化合物、叶酸、膳食纤维、核黄素、烟酸、维生素C、钙、磷、钾、钠、镁、铁等。

护肝功效

香菇多糖有抗慢性肝炎的作用，T细胞亚群功能低下及IL-2受体表达不足是慢性肝炎患者不能清除感染的重要原因。治疗慢性迁延性和慢性活动性肝炎，肌注香菇多糖注射液，每日4毫克，T细胞亚群增加，IL-2受体表达细胞比治疗前增加49.6%。

食用宜忌

香菇适合贫血者、抵抗力低下者和高血脂、高血压、动脉硬化、糖尿病、癌症、肾炎患者食用。正常人亦可经常选用。

食用功效

香菇营养丰富，具备多种养生功效。香菇里面含有一种十分特别的酸性成分，能够有效地降低血脂和胆固醇。香菇中还含有丰富的膳食纤维，可以促进肠胃的蠕动，帮助身体清除垃圾，预防排便不畅等症状。香菇菌盖部分含有双链结构的核糖核酸，进入人体后，会产生干扰素；香菇还对糖尿病、肺结核、传染性肝炎、神经炎等疾病有食疗帮助，还有助于缓解消化不良、便秘等。

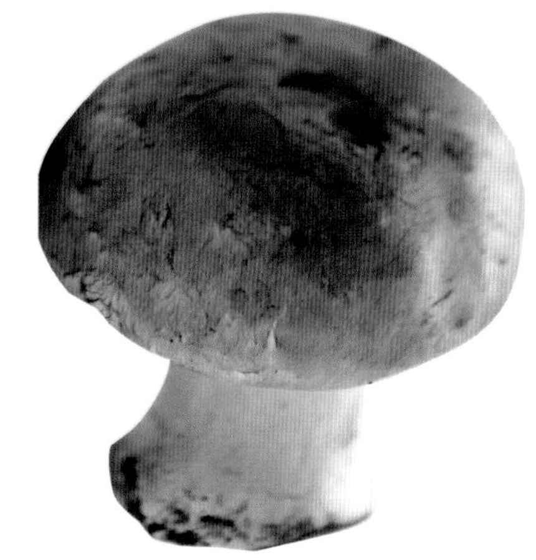

黄金搭配

香菇 + 薏米

香菇有益气补饥、治风破血，化痰理气等功效，薏米有健脾利湿，清热排脓的效果，两者一起煮制成粥，或蒸制成薏米香菇饭，有健脾利湿、理气化痰的效果，为肝病以及肝癌患者理想的食疗食品。

养生食谱

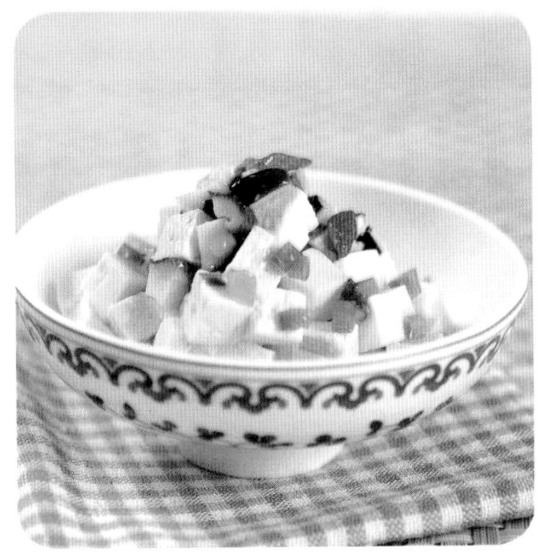

◆ 香菇豆腐

主　料： 香菇 150 克。

辅　料： 豆腐 150 克，清汤 100 克，葱 5 克，姜 5 克。

调　料： 盐 2 克，香油 3 克，鸡粉 2 克，胡椒粉适量。

做　法：

1. 将鲜香菇洗净去根，加葱、姜、清汤煮熟捞出，切成粒备用。

2. 豆腐切成方块加盐、鸡粉、清汤煨入味。

3. 香菇粒加盐、鸡粉、胡椒粉、香油调好味撒在豆腐上即可。

功　效： 降低胆固醇、宽中益气、清热散血。

◆ 冬菇烧白菜

主　料： 白菜 200 克，冬菇 30 克。

调　料： 盐、植物油、葱、姜、高汤各适量。

做　法：

1. 冬菇用温水泡发，去蒂，洗净；白菜洗净，切成段；葱、姜分别洗净，切成末。

2. 锅置火上，放适量植物油烧热后，下葱末、姜末爆香，再放入白菜段炒至半熟后，放入冬菇和高汤，转中火炖至软烂，加盐调味即可。

功　效： 清热解毒，特别适合孕妇、乳母、老年人以及儿童食用。

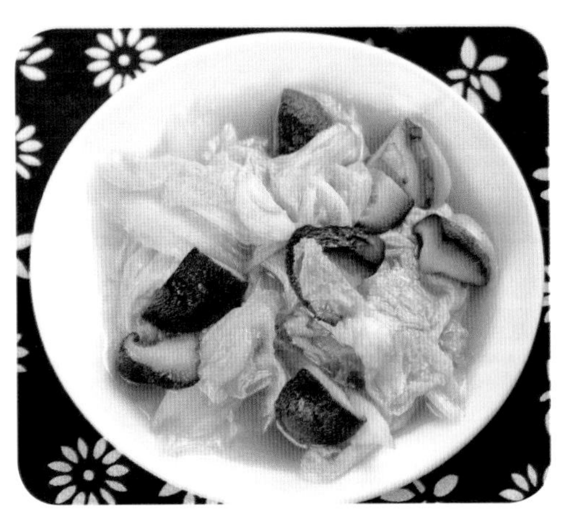

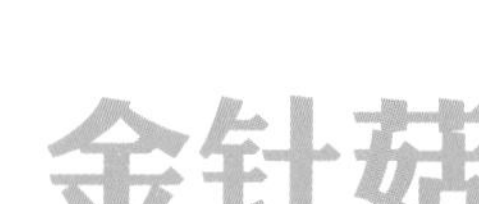

金针菇

利肝脏益肠胃的佳品

别　　名　朴菰、构菌、冻菌、金菇、毛柄金钱菌。

性味归经　性凉，味甘；归肝、胃、肠经。

建议食用量　每次 50 ～ 100 克。

营养成分

B 族维生素、维生素 C、碳水化合物、矿物质、胡萝卜素、多种氨基酸、植物血凝素、多糖、牛磺酸、香菇嘌呤、麦冬甾醇、细胞溶解毒素、冬菇细胞毒素等。

护肝功效

金针菇含有丰富的蛋白质、微量元素，有助于肝病患者补充营养物质，提高免疫力，保护肝脏。金针菇还含有一种叫朴菇素物质，能增强机体对癌细胞的防御能力，常食有益。

食用宜忌

金针菇做不熟会中毒。新鲜的金针菇中含有秋水仙碱，食用后，对胃肠黏膜和呼吸道黏膜有强烈的刺激作用。烹饪时应把金针菇煮软煮熟，使秋水仙碱遇热分解；凉拌时，要用沸水焯，让它熟透。

食用功效

金针菇是一种营养极为丰富的高蛋白、低脂肪的菌类食物，经常食用可降低胆固醇。被称为“减肥菇”；金针菇可抑制血脂升高，有益预防心脑血管疾病。

金针菇含有较全面的人体必需氨基酸，其中赖氨酸和精氨酸含量尤其丰富，且含锌和铁量比较高，对儿童的身高和智力发育有良好的作用，人称“智力菇”；金针菇能有效地促进人体内新陈代谢，有利于食物中各种营养素的吸收和利用。

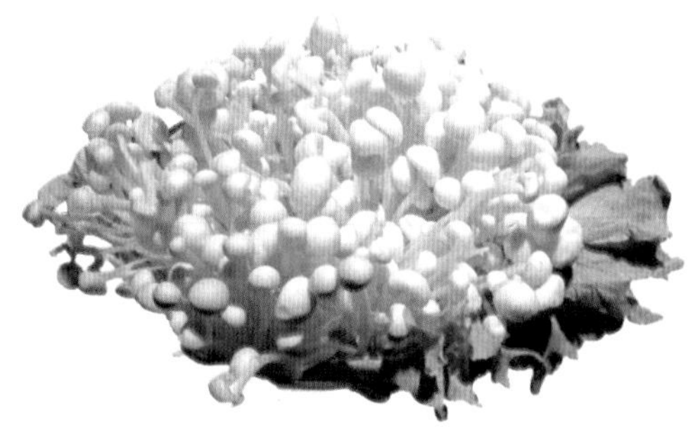

黄金搭配

金针菇 + 鸡肉

金针菇和鸡肉搭配食用，具有益气补血的功效。

金针菇 + 豆腐

金针菇和豆腐搭配食用，具有益智强体、降血糖的功效。

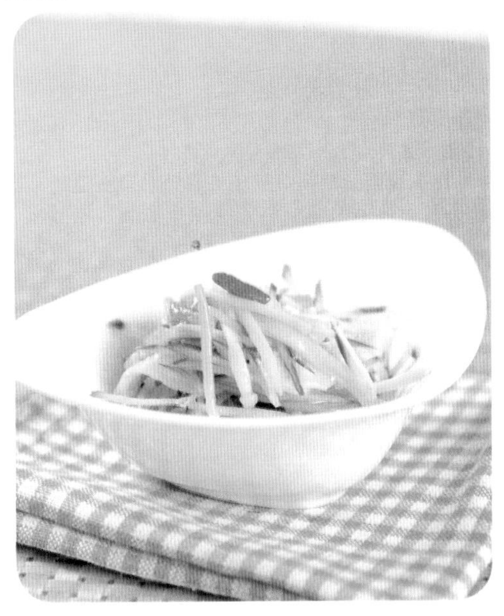

◆ 金针菇炒肉丝

主　料：鲜金针菇250克，猪瘦肉250克。

调　料：植物油、料酒、味精、精盐、酱油、白糖、葱花、姜丝各适量。

做　法：

1. 猪肉洗净、切丝；金针菇切段；榨菜丝洗净，用开水氽烫过。

2. 金针菇去硬梗，用清水泡软、捞起沥干；黑木耳泡软、切丝；姜切丝；酸枣仁、百合加1碗水煮成30毫升去渣取汁备用。

3. 锅内放植物油，先下猪肉丝及姜丝拌炒，再放入药汁、榨菜丝、金针菇、黑木耳，与药汁一起煮3分钟后，再将调味料加入煮2分钟即可。

功　效：补肝益血。适用于肝脏疾病，肠胃道溃疡、阴虚干咳、口渴、便秘、体虚乏力等病症患者食用。

◆ 黄瓜拌金针菇

主　料：金针菇300克。

辅　料：黄瓜丝50克。

调　料：盐2克，鸡粉1克，香油2克，蒜蓉2克。

做　法：

1. 将金针菇清洗干净，改刀切成两段焯水。

2. 黄瓜洗净切成细丝。

3. 把金针菇和黄瓜丝放入容器中加盐、鸡粉、香油、蒜茸拌匀即可。

功　效：补肝益肠胃、利水消肿。

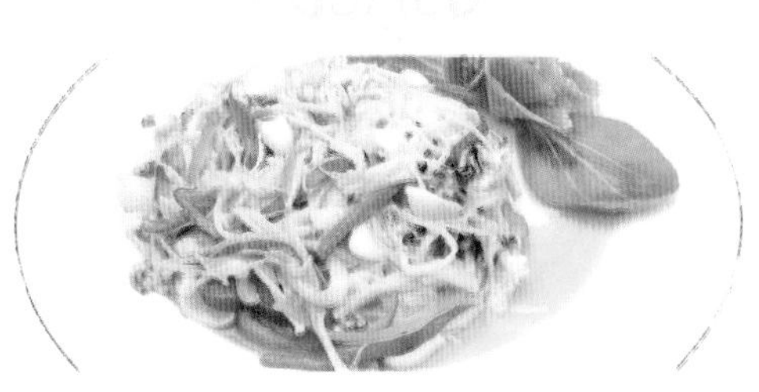

银耳

改善肝功能，增强免疫力

别　　名　白木耳、雪耳、白耳子、银耳子。

性味归经　性平，味甘；归肺、胃、肾经。

建议食用量　干银耳每次约15克。

营养成分

蛋白质、碳水化合物、脂肪、粗纤维、胶质、银耳多糖、无机盐及少量维生素B类。

护肝功效

银耳不仅能改善人的肝肾功能，还能降低血清胆固醇和三酰甘油，促进肝脏蛋白质的合成，增强人体的免疫力。肝脏患者可以常食银耳，能起滋补肝阴之效。

食用宜忌

银耳宜用沸水泡发，泡发后应去掉未发开的部分，特别是那些呈淡黄色的部分。冰糖银耳含糖量高，睡前不宜食用，以免血黏度增高。炖好的甜品放入冰箱冰镇后饮用，味道更佳。

食用功效

银耳含有维生素D，能防止钙的流失，对生长发育十分有益，并富含酸性多糖和硒等微量元素，可以增强人体抗肿瘤的能力；银耳中的天然植物性胶质，有滋阴作用，长期服用可以润肤，并有祛除脸部黄褐斑、雀斑的功效；银耳中的膳食纤维可助胃肠蠕动，减少脂肪吸收，从而达到减肥的效果；银耳能提高肝脏解毒能力，起保肝作用，对老年慢性支气管炎、肺源性心脏病也有一定疗效，还能增强肿瘤患者对放疗、化疗的耐受力。

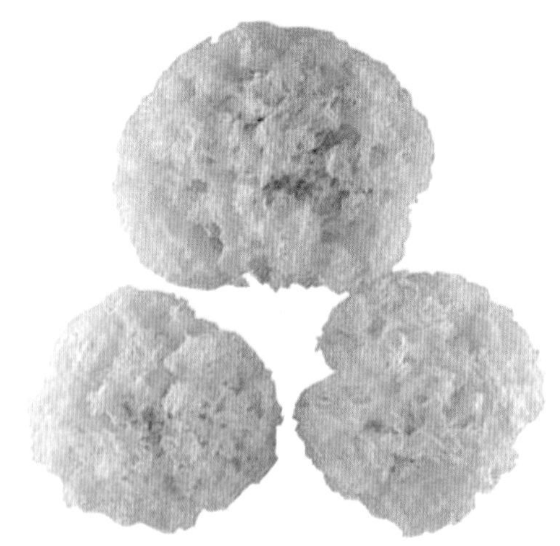

生活实用小窍门

银耳以色泽黄白，鲜洁发亮，瓣大形似梅花，气味清香，带韧性，延展性好，无斑点杂色，无碎渣者为好。

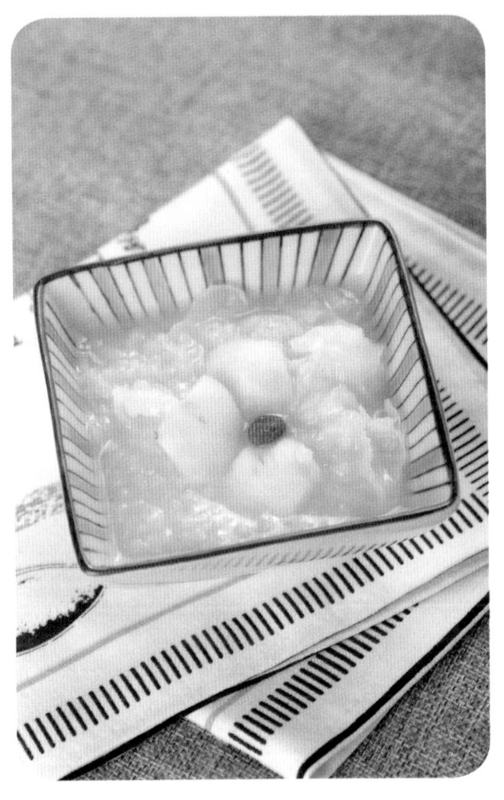

◆ **双米银耳粥**

主　料：大米、小米各30克，水发银耳20克。

做　法：

1. 大米和小米分别淘洗干净备用。
2. 水发银耳去蒂，择洗干净，撕成小朵。
3. 锅内放水，加入大米、小米，大火煮沸后，放入银耳，转中火慢慢煮约15分钟，至银耳将溶之时关火即可。

功　效：健脾养胃、补中益气、消食化积、滋阴润燥、养心安神、美容养颜。

◆ **百合银耳粥**

主　料：百合30克，银耳10克，大米50克。

调　料：冰糖适量。

做　法：

将银耳泡发后洗净，同大米、百合入锅中，加清水适量，文火煮至粥熟后，冰糖调服即可。

功　效：养阴润肺、健脾益气。

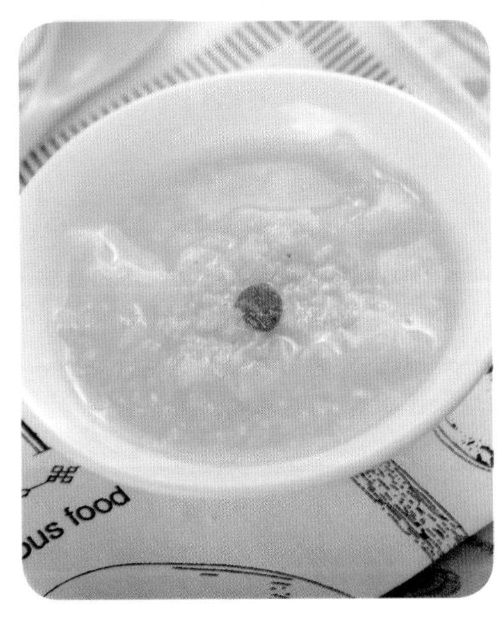

百合

养阴兼抗肝纤维化

别　　名　重箱、摩罗、中逢花、重迈、中庭、夜合花、白花百合、白百合、卷丹、山丹。

性味归经　味甘，性微寒；归肺、心经。

建议食用量　内服：煎汤，6 ~ 12克；或入丸、散；亦可蒸食、煮粥。

外用：适量，捣敷。

营养成分

蛋白质、脂肪、还原糖、淀粉、钙、磷、铁、维生素C、秋水仙碱等。

护肝功效

百合含有多种生物碱和营养物质，具有极高的营养滋补价值，尤其是对肝病体虚者、病后体弱者和神经衰弱者有很好的疗效。其中含有的秋水仙碱，具有抗肝纤维化和肝硬化的作用。

适应人群

热型胃痛及支气管患者适用；体虚的人以及更年期女性、神经衰弱者、睡眠不宁者适用；宫颈癌、白血病患者适用。

功用疗效

润肺止咳，清心安神。用于燥热咳嗽，劳嗽咯血，虚烦惊悸，失眠多梦。

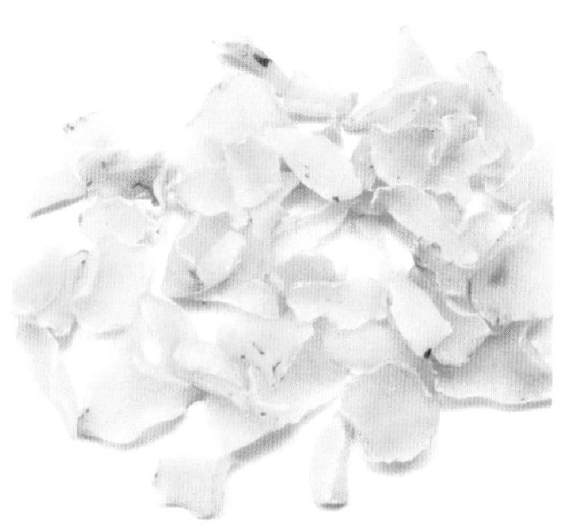

注意事项

百合有微毒，直接接触生的球茎可能会引起皮肤瘙痒，误食生的球茎会引起呕吐、腹泻等症状。脾胃虚弱、腹泻的人慎食。患风寒痰嗽的人忌食。

经典论述

《本草述》：“百合之功，在益气而兼之利气，在养正而更能去邪，故李梴氏谓其为渗利和中之美药也。如伤寒百合病，《要略》言其行住坐卧，皆不能定，如有神灵，此可想见其邪正相干，乱于胸中之故，而此味用之以为主治者，其义可思也。”

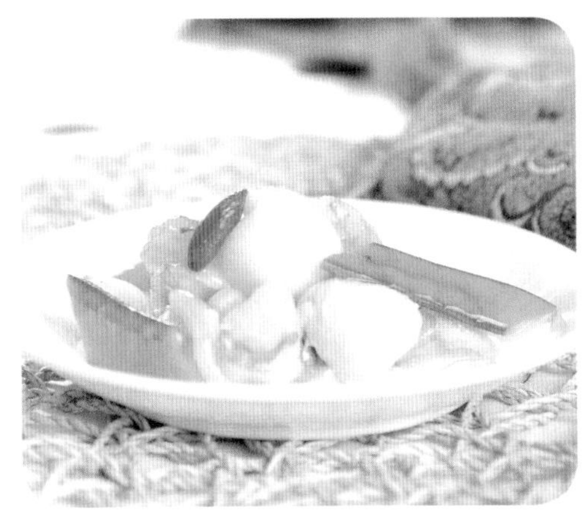

◆ 荔枝百合炒虾仁

主　料：虾仁 250 克。

辅　料：百合 50 克，荔枝 100 克。

调　料：盐 4 克，味精 3 克，淀粉 5 克，料酒 4 克，香油，食用油适量。

做　法：

1. 荔枝取肉备用。
2. 百合洗净、焯水备用。
3. 虾仁用牙签挑去虾线滤干水分，加少许盐味料酒淀粉腌制上浆焯水，滑食用油备用。
4. 锅中放少许食用油，放入虾仁、荔枝、百合加盐、味精，勾少许芡，点入香油翻炒均匀即可。

功　效：补气养血、养肝益肾。

◆ 百合萝卜汤

主　料：青萝卜 150 克，鲜百合 20 克，虾皮 10 克，马蹄 20 克。

辅　料：葱 5 克，姜 3 克。

调　料：盐 3 克，牛肉粉 2 克，鱼露 3 克，香油 3 克。

做　法：

1. 青萝卜洗净去皮切粗丝，百合洗净掰成片，马蹄洗净去皮。
2. 锅中放入清水、姜、葱粒烧开。
3. 放入萝卜丝、虾仁、马蹄、百合，加盐、牛肉粉、鱼露调味，再次煮开后淋入香油即可。

功　效：养阴润肺。

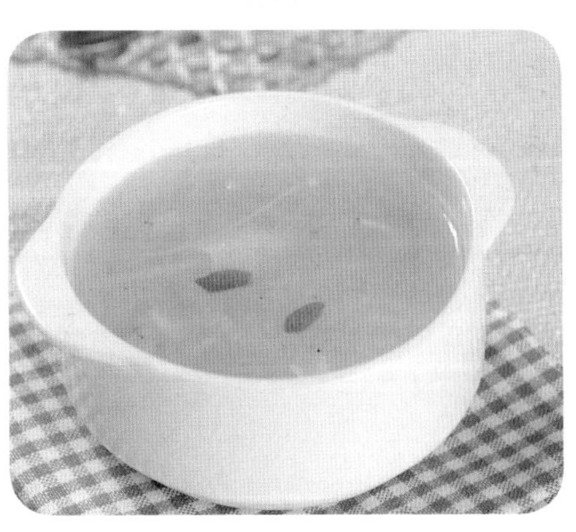

三、水果，餐后零食的挑选门道

大枣

家常养肝首推佳品

别　　名　红枣、大枣、枣子。
性味归经　性平温，味甘；归脾、胃经。
建议食用量　每天 5 ~ 10 枚（50 ~ 100 克）。

营养成分

蛋白质、膳食纤维、糖类、维生素 C、磷、钾、钠、钙、桦木酸、山楂酸、光千金藤碱、N- 去甲基荷叶碱、黄酮苷、大枣皂苷等。

护肝功效

药理研究发现，红枣有促进白细胞的生成，降低血清胆固醇，提高人血白蛋白，保护肝脏的作用。

良方妙方

1. 肝炎：花生 30 克水煎，再加大枣、冰糖细煎，睡前服用，痰湿重时，加薏米同煎，每日 1 次，30 天为一个疗程。

2. 肝炎：大枣 200 克，茵陈 90 克，一起煎汁，食枣饮汤汁。

食用功效

食用枣能提高人体免疫力；红枣中还含有抑制癌细胞的物质。鲜枣中丰富的维生素 C 能够使体内多余的胆固醇转变为胆汁酸，减少结石形成的概率；枣中富含钙、镁、钾和铁，它们对防治骨质疏松和贫血有重要作用，对中老年人、处在生长发育高峰的青少年和女性等而言是理想的食品；枣所含的芦丁，是一种使血管软化，从而使血压降低的物质，对高血压有防治功效；枣还可以抗过敏、宁心安神、益智健脑、增强食欲。

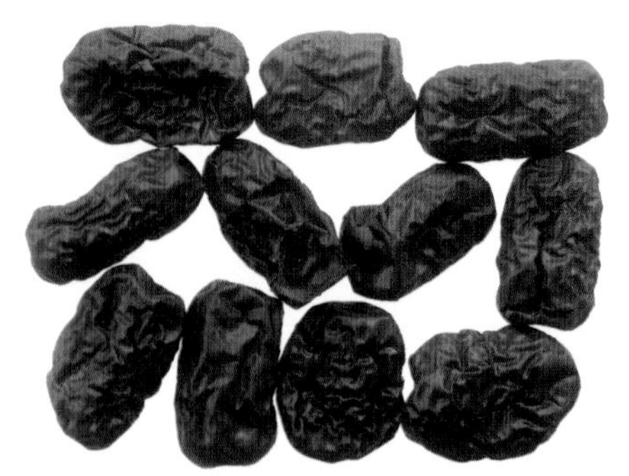

适应人群

脾胃虚弱、食欲不振、大便溏薄的人适用；气血不足、心悸失眠的人适用；过敏体质及过敏性疾病者适用。

养生食谱

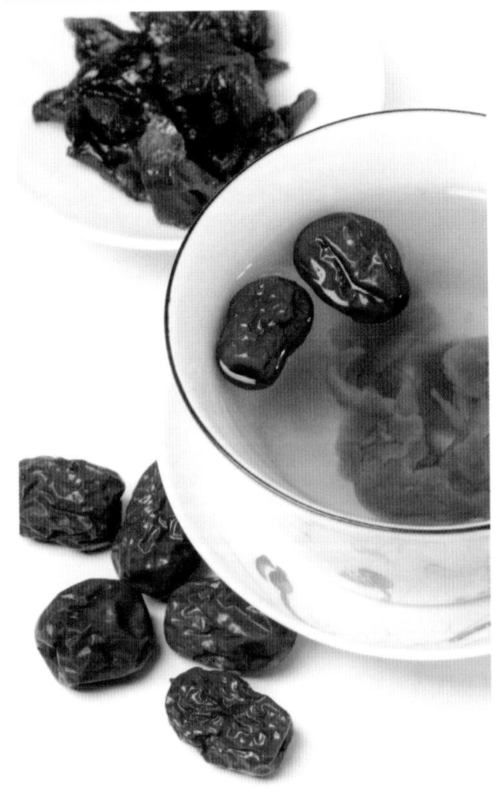

◆ 芹菜红枣茶

主　料：芹菜 250 克，红枣 10 颗。

做　法：将切碎的芹菜与红枣一同放入保温杯，加沸水闷泡 20 分钟即可。

功　效：补中益气、祛风去湿、平肝清热、缓解头痛。

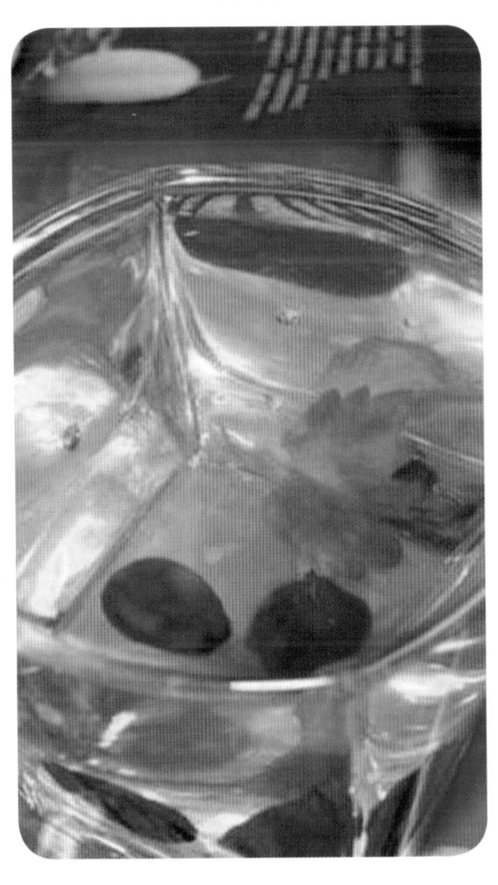

◆ 甘麦大枣茶

主　料：小麦、大枣各 30 克，甘草、洞庭碧螺春各 6 克。

辅　料：蜂蜜适量。

做　法：

1. 将甘草、小麦研成粗末。
2. 将药末、大枣、洞庭碧螺春放入保温杯中，用沸水冲泡 15 分钟后，加蜂蜜即可。
3. 每日 1 剂，不拘时，代茶饮。

功　效：养心安神、补肝除烦。

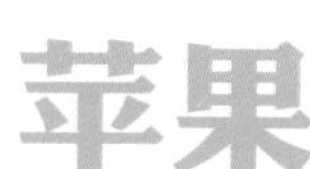

苹果

护肝首选

别　　名　平安果、智慧果、柰、柰子、平波、滔婆。

性味归经　性平，味甘、酸；归脾、肺经。

建议食用量　每天1～2个（200～300克）。

营养成分

糖类、蛋白质、脂肪、膳食纤维、钾、钙、磷、铁、锌、胶质、有机酸、胡萝卜素、维生素B_1、维生素B_2、维生素C、烟酸、山梨醇、香橙素、黄酮类化合物等。

护肝功效

苹果所含的果胶能促进胃肠道内铅、汞等的排出，可增强肝脏解毒功能。从苹果中提取的具有抗氧化作用及促进新生血管形成的物质，可以起到预防肝硬化、肝癌的作用。

黄金搭配

苹果＋鱼肉

苹果中富含果胶，有止泻的作用，与清淡的鱼肉搭配，营养丰富，美味可口。

苹果＋洋葱

苹果和洋葱都含有黄酮类天然抗氧化剂，同食可保护心脏。

食用功效

多吃苹果可改善呼吸系统和肺功能，保护肺部免受污染和烟尘的影响；苹果中含的多酚及黄酮类天然化学抗氧化物质，可以减少患癌的危险；苹果特有的香味可以缓解压力过大造成的不良情绪，还有提神醒脑的功效；苹果中富含粗纤维，可促进肠胃蠕动，协助人体顺利排出废物，减少有害物质对皮肤的危害；苹果中含有大量的镁、硫、铁、铜、碘、锰、锌等矿物质，可使皮肤细腻、润滑、红润有光泽。

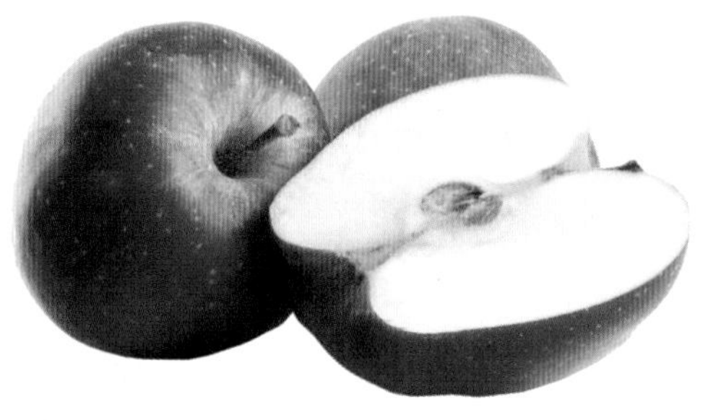

食用宜忌

苹果的营养很丰富。吃苹果时最好细嚼慢咽，这样有利于消化和吸收。食欲不振者不要饭前或饭后马上吃水果，以免影响正常的进食及消化。

养生食谱

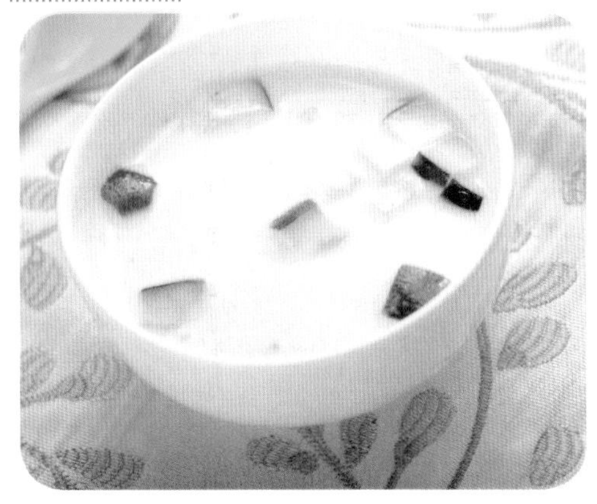

◆ 杏仁苹果豆腐羹

主　料：豆腐3块，杏仁20粒，苹果1个，冬菇4只。

调　料：食盐、植物油、白糖、味精各少许，淀粉适量。

做　法：

1. 将豆腐切成小块，置水中泡一下捞出；冬菇洗净，切碎，和豆腐煮至滚开，加上食盐、菜油、糖，用淀粉同调成芡汁，制成豆腐羹。
2. 杏仁用温水浸泡，去皮；苹果洗净去皮切成粒，同搅成茸。
3. 豆腐羹冷却后，加上杏仁、苹果糊、味精拌匀，即成杏仁苹果豆腐羹。

功　效：提高免疫力，防止贫血。

◆ 苹果汁

主　料：苹果1个。

做　法：

1. 苹果洗净、去皮、去核，切成小块。
2. 放入榨汁机，搅打成汁，或者用手动式榨汁器碾压挤出果汁，煮沸即可。

功　效：清洁肝、肾，减少肝脏或肾脏疾病。

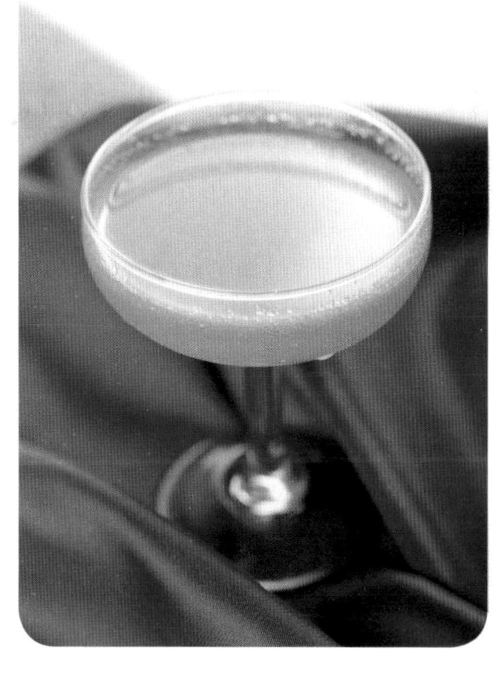

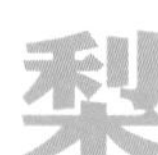

梨

清心润肺护肝脏

别　　名　雪梨、香水梨、青梨。

性味归经　性凉，味甘、微酸；归肺、胃经。

建议食用量　每天 1 ～ 2 个（200 ～ 300 克）。

营养成分

蛋白质、脂肪、维生素 B_1、维生素 B_2、维生素 C、钙、磷、铁、胡萝卜素、葡萄糖、果糖、蔗糖、有机酸、配糖体、酸鞣等。

护肝功效

梨含有丰富的矿物质，还含有丰富的蛋白质、糖类、粗纤维和多种维生素，有保肝和帮助消化的作用。经常食用梨有滋阴补肝的作用。

药典论述

1.《本草通玄》："生者清六腑之热，熟者滋五脏之阴。"

2.《本草求原》："梨汁煮粥，治小儿疳热及风热昏躁。"

3.《本草纲目》："润肺凉心，消痰降火，解疮毒酒毒。"

食用功效

梨中含有丰富的维生素和矿物质。梨鲜嫩多汁，含有高达 86% 的水分，能促进食欲，祛痰止咳，对咽喉有养护作用。

梨性凉并能清热镇静，能改善头晕目眩等症状；梨中的果胶含量很高，有助于消化、通利大便。梨含有大量的水和有机酸等物质，有降火解暑的功效，十分有利于保持大小便畅通，是天热时补充水分和营养的佳品。

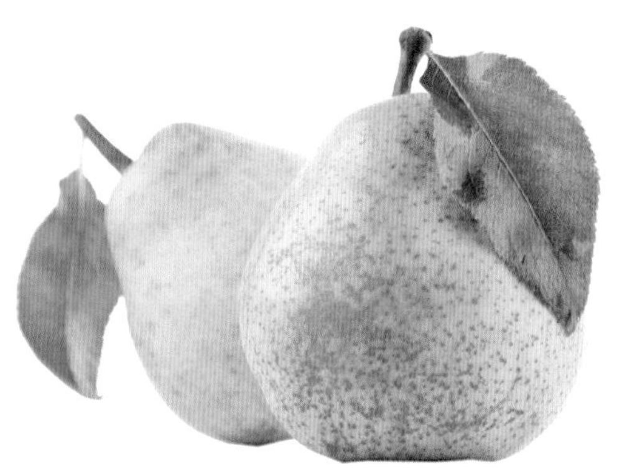

黄金搭配

雪梨 + 冰糖

冰糖有补中益气，和胃润肺的功效。冰糖炖雪梨养阴生津，润肺止咳，对肺燥、肺虚、风寒劳累所致的咳喘有很好的辅助治疗作用。

梨 + 陈皮

梨和橘皮适合干咳的人喝，尤其是嗓子干痒，咽炎患者，经常服用可以缓解症状。

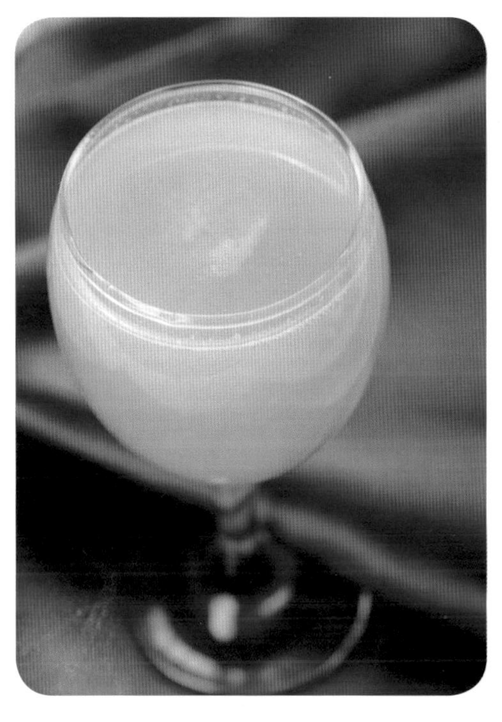

◆ 雪梨山楂粥

主　料：雪梨 1 个，大米 50 克，山楂 30 克 .

调　料：白糖适量。

做　法：

1. 大米清洗干净，放入冰柜中冰冻 2 个小时后用小火熬粥。
2. 雪梨、山楂分别洗净，去核、切丁。
3. 砂锅置火上，加入适量清水，放入大米煮粥。
4. 将雪梨、山楂倒入砂锅粥内，煮沸即可。

功　效：生津润燥、清热化痰、消积化滞。

◆ 雪梨汁

主　料：雪梨 1 个。

调　料：冰糖适量。

做　法：

1. 雪梨洗净，去皮、去核，切成小块。
2. 放入榨汁机，加适量白开水及冰糖，榨成果汁即可。

功　效：养阴清热。适宜于高血压、肝炎、肝硬化病人。

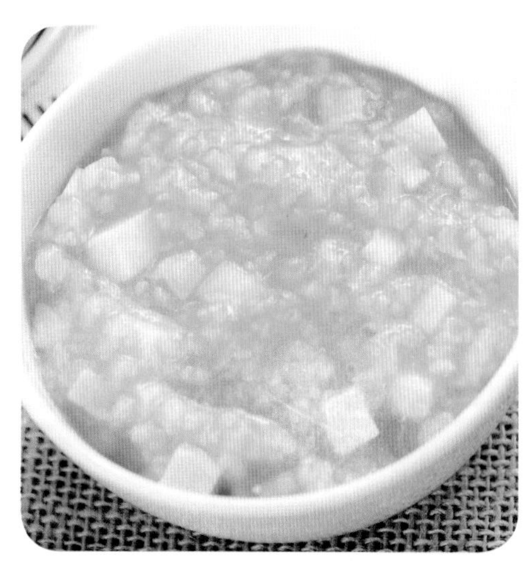

猕猴桃

丰富维生素C保护肝脏

别　　名　毛桃、藤梨、奇异果。

性味归经　性寒，味甘、酸；归脾、胃经。

建议食用量　每天1～2个（100～200克）。

营养成分

维生素C、钾元素、糖类、蛋白质、脂肪、磷、钙、镁、铁、胡萝卜素、硫胺素、猕猴桃碱等。

护肝功效

猕猴桃含有丰富的维生素C、维生素E、纤维素、胡萝卜素等，可强化免疫系统，起到解毒杀菌、缓解疲劳的作用，对修复肝病患者的受损肝细胞，增强抵抗力是非常有好处的。

药典论述

1.《本草拾遗》载："猕猴桃味咸温无毒，可供药用，主治骨节风，瘫痪不遂，长年白发，痔病，等等。"

2.《证类本草》上说："味甘酸，生山谷，藤生著树，叶圆有毛，其果形似鸭鹅卵大，其皮褐色，经霜始甘美可食。"

食用功效

猕猴桃含有丰富的膳食纤维，可以促进胃肠蠕动，促进食物的消化。此外，猕猴桃还含有丰富的果胶，果胶有润肠通便的作用，可以帮助清除肠道中的残留废料，促进排便，改善便秘。同时，果胶还可以控制身体对脂肪的吸收。猕猴桃中的赖氨酸、甲硫氨基酸是帮助肉碱合成的必须氨基酸。而肉碱则是促进脂肪燃烧的有效成分，可以将体内多余的体脂肪转换成为热量的效用。所以，多吃猕猴桃对减肥帮助甚大。

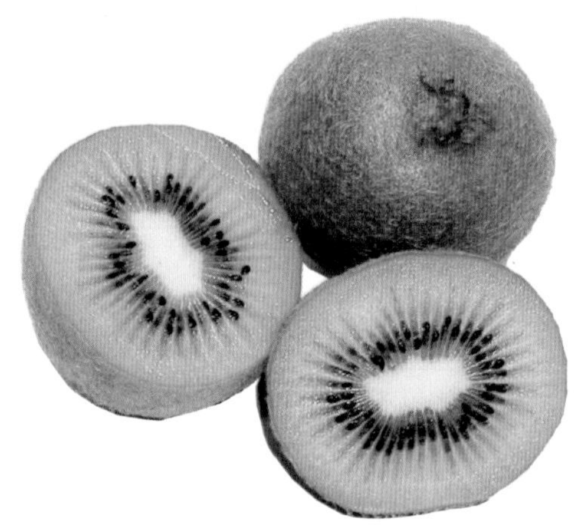

食用宜忌

宜食：适宜高血压、心脏病、动脉硬化、消化道疾病、癌症患者和孕妇食用。

忌食：脾胃虚寒者不宜多食。

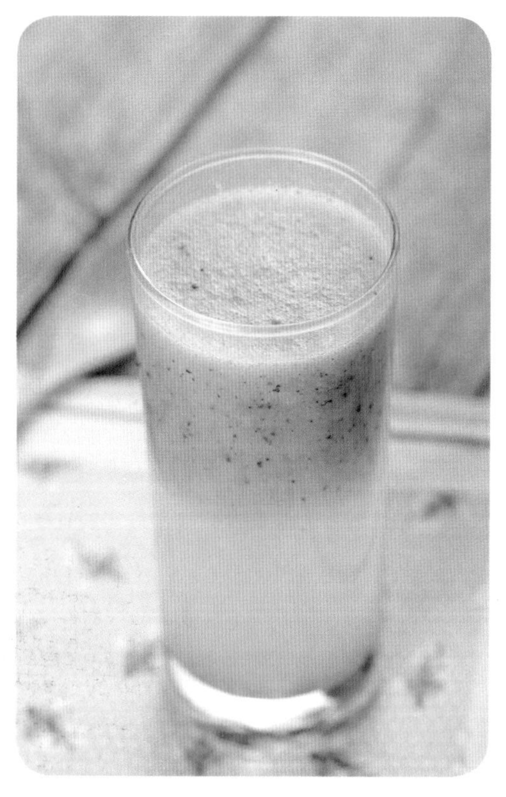

◆ 猕猴桃菠萝苹果汁

主　料：猕猴桃1个，菠萝半个，苹果1个。

做　法：

1. 猕猴桃用勺将果肉挖出。
2. 苹果洗净，去核、切块。
3. 菠萝去皮、切块，用淡盐水浸泡10分钟。
4. 将猕猴桃、苹果和菠萝倒入榨汁机中，加适量凉开水，搅打成汁即可。

功　效：润燥通便、防止老年斑形成。

◆ 猕猴桃汁

主　料：猕猴桃2个。

调　料：白糖适量。

做　法：

将猕猴桃洗干净，去皮，与凉开水一起放入榨汁机中榨出果汁，倒入杯中。加入白糖即可饮用。

功　效：清热生津、健脾止泻、止渴利尿。

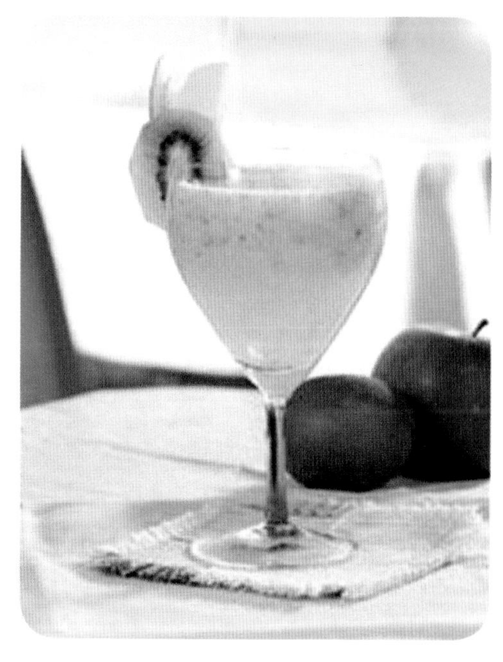

柚子

养肝护肝，助免疫

别　　名　文旦、霜柚。

性味归经　性寒，味甘、酸；归肺、胃经。

建议食用量　每天约 100 克。

营养成分

糖类、维生素 B_1、维生素 B_2、维生素 C、维生素 P、胡萝卜素、钾、磷、枸橼酸等。

护肝功效

柚子富含维生素 C 和胡萝卜素，具有保护肝脏、促进肝细胞再生的功能，常食可养肝护肝。柚子还有增强体质的功效，可帮助身体更容易吸收钙和铁，提高肝病患者免疫力。

食用宜忌

宜食：柚子适宜消化不良者食用；适宜慢性支气管炎、咳嗽、痰多气喘者食用；适宜饮酒过量后食用。

忌食：因其性凉，故气虚体弱之人不宜多食。柚子有滑肠之效，故腹部寒冷、常患腹泻者宜少食。

食用功效

柚肉中含有丰富的维生素 C 以及类胰岛素等成分，有降血糖、降血脂、减肥、美肤养容等功效。经常食用，对糖尿病、血管硬化等疾病有食疗作用，还有健体养颜功能。柚子还有增强体质的功效，并帮助身体更容易吸收钙及铁。柚子含有天然叶酸，有预防孕妇贫血症状发生和促进胎儿发育的功效。

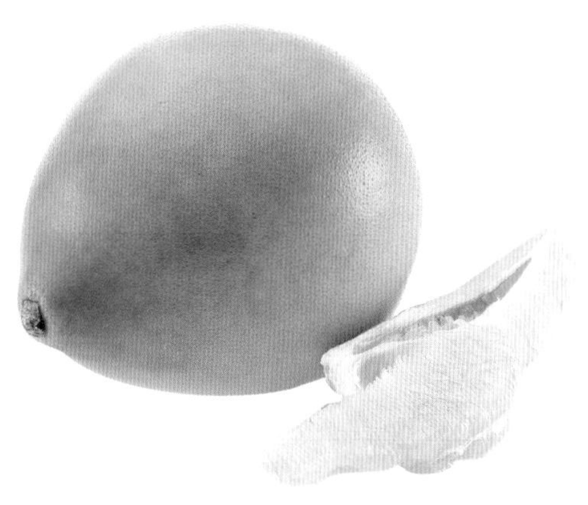

温馨提示

柚子皮即为常用中药化橘红。其中所含柠檬烯和派烯，可使呼吸道分泌物变多变稀，有利于痰液排出，具有良好的祛痰镇咳作用，是治疗慢性咳喘及虚寒性痰喘的佳品。

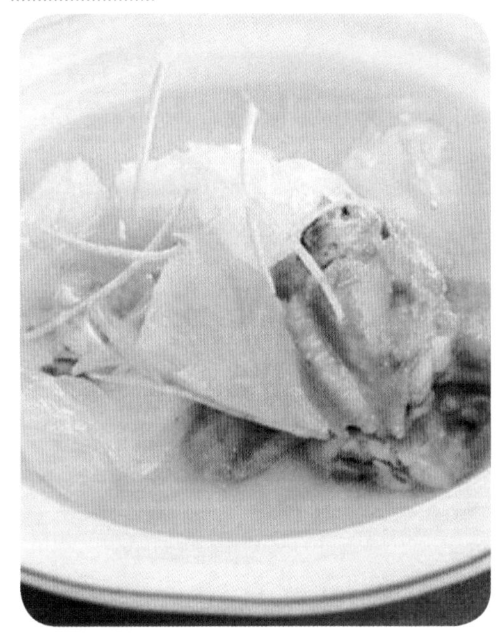

◆ 柚子肉炖鸡

主　料：柚子1个（最好选用隔年越冬品种），白条雄鸡1只（约500克）。

做　法：

1. 雄鸡洗净清空内脏，柚子去皮。
2. 将柚子肉放入鸡肚内，置于炖锅中，加适量清水，隔水炖熟调味即可。

功　效：补益脾肾、化痰止咳。

◆ 蜂蜜柚子茶

主　料：连皮带瓤柚子500克，蔗糖100克，槐花蜜250克。

做　法：

1. 将柚子用温水洗净，用干净的毛巾吸去水分。然后将柚子剥开，注意要分三部分。首先是柚子皮（含油的那部分），然后是柚子皮与柚子果肉之间的白瓤，最后是柚子果肉。
2. 将柚子皮切成大约4～5厘米长，宽度0.1～0.2厘米，切好后放在盐水里腌1小时，然后用中火煮10分钟，脱去苦味。
3. 把处理好的柚子皮和柚子肉放入锅中，加入适量清水，用中小火熬1小时，熬至粘稠，柚皮金黄透亮即可。
4. 待放凉后，加入蔗糖、槐花蜜，密封后放在冷藏柜中，大概10天后就可以开封食用，存放时间越久，味道越好。

功　效：润燥排毒、清热降火。

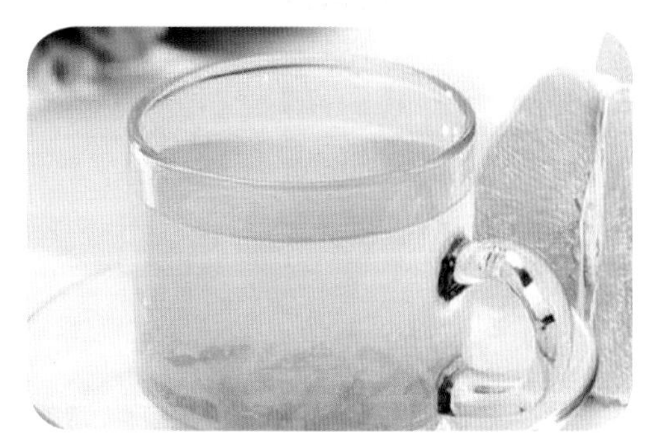

木瓜

营养丰富，护肝有道

别　　名　乳瓜、木梨、文冠果。

性味归经　性平、微寒，味甘;归肝、脾经。

建议食用量　每次 1/4 个左右。

营养成分

氨基酸、木瓜蛋白酶、番木瓜碱、维生素 C、苹果酸、枸橼酸、皂苷等。

护肝功效

木瓜含有维生素 C，能清除氧自由基，增强肝细胞的抵抗力，促进肝细胞再生和肝糖原合成，从而促进受损肝的修复。木瓜含有多种氨基酸成分，能够满足肝病患者营养需求，其所含的齐墩果酸是一种能护肝降酶、抑菌消炎、降低血脂的化合物，有助于肝病的恢复。

药典论述

1.《本草纲目》:“木瓜所主霍乱吐利转筋、脚气，皆脾胃病，非肝病也。肝虽主筋，而转筋则由湿热、寒湿之邪袭伤脾胃所致，故筋转必起于足腓，腓及宗筋皆属阳明。”

2.《得配本草》:“血为热迫，筋转而痛，气为湿滞，筋缓而软，木瓜凉血收脱，故可并治。”

食用功效

木瓜中含有丰富的胡萝卜素，在体内可转化为维生素 A，具有维持正常视力、保持皮肤和黏膜健康的功效；木瓜中的凝乳酶有通乳作用；木瓜果肉中含有的番木瓜碱具有抗菌、抗肿瘤的功效，还可缓解痉挛疼痛，对腓肠肌痉挛有明显的治疗作用。

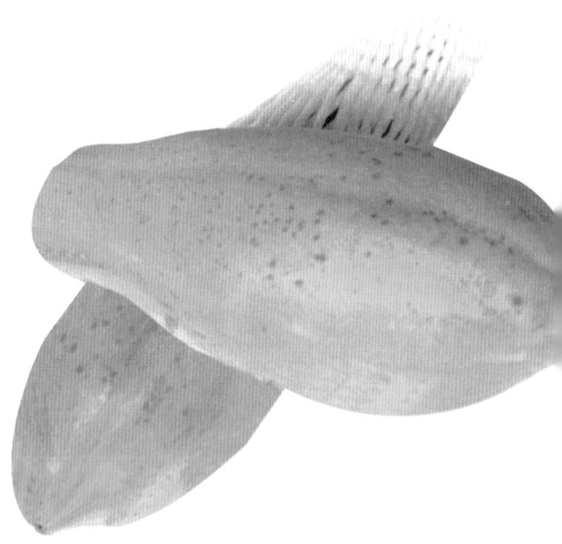

食用宜忌

儿童吃木瓜可促进眼球的发育，成人多吃木瓜可保护视力。食用过多肉食后，可以适当吃点木瓜，帮助肉食分解、减少胃肠负担。过敏体质的人忌食。

养生食谱

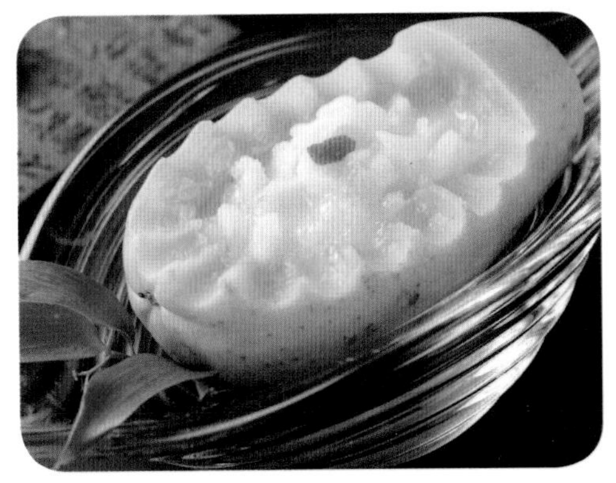

◆ 木瓜炖雪蛤

主　料：木瓜1个（约750克重），雪蛤油2～3克。

配　料：鲜奶1杯，水1杯，冰糖适量。

做　法：

1. 雪蛤油泡发至白色半透明的状态，备用。
2. 木瓜洗干净外皮，在顶部切出2/5作盖，木瓜盅切成锯齿状，挖出核和瓤，木瓜放入炖盅内。
3. 冰糖和水一起煲溶，然后放入雪蛤油煲半小时，加入鲜奶，待煮滚后注入木瓜盅内，加盖，用牙签插实木瓜盖，隔水炖至水开之后20分钟左右即可。

功　效：健脾消食、润肤养颜。

◆ 木瓜泥

主　料：木瓜1个，牛奶适量。

做　法：

1. 木瓜洗净，去皮、去籽，上锅蒸7～8分钟，至筷子可轻松插入时，即可离火。
2. 用勺背将蒸好的木瓜压成泥，拌入牛奶即可。

功　效：平肝和胃、舒筋活络。

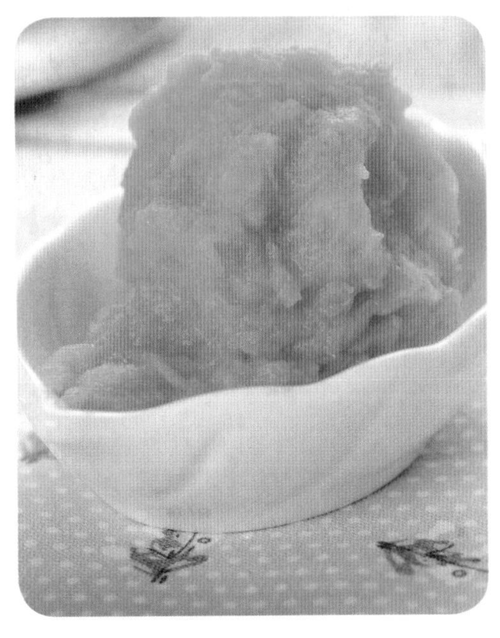

橙子

强抗氧化，助护肝

别　　名　金球、香橙、黄橙。

性味归经　性微凉，味甘、酸；归肺、脾、胃、肝经。

建议食用量　每天1～2个。

营养成分

维生素C、胡萝卜素、维生素P、钾、橙皮苷、柠檬酸、苹果酸、琥珀酸、糖类、果胶、维生素、挥发油、牻牛儿醛、柠檬烯等。

护肝功效

橙子中含有黄酮类物质，具有消炎杀菌、抗肿瘤、强化血管和抑制凝血的作用。橙子还具有很强的抗氧化性，肝病患者适当食用，对调理身体有益。此外橙子对饮食积滞引起的呕吐，胃中浮风恶气，肝胃郁热等疾病也有良好的食疗作用。

温馨贴士

未成熟的橙子含有较多的草酸、苯甲酸等，在体内不易被氧化，反而容易与食物中所含的蛋白质结合，生成不易消化的沉淀物。因此，不要食用未成熟的橙子。

食用功效

橙子含有大量维生素C和胡萝卜素，有助于提高免疫力，还能软化和保护血管，促进血液循环，降低胆固醇和血脂。研究显示，每天喝3杯橙汁可以增加体内高密度脂蛋白的含量，从而降低患心脏病的风险，橙汁内含有特定的化学成分类黄酮，可以促进HD1增加，并运送低密度脂蛋白到体外；经常食用橙子对预防胆囊疾病有效；橙子发出的气味有利于缓解人们的心理压力。

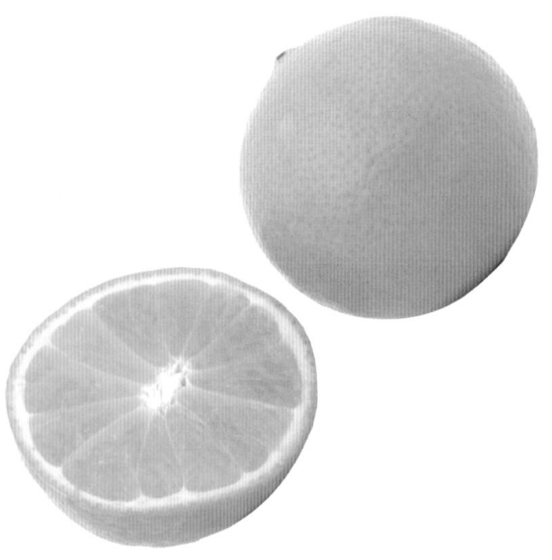

食用宜忌

宜食：适宜胆囊炎、高血压、高血脂、癌症、胆结石患者食用。

忌食：胃酸过多者不宜多食。

养生食谱

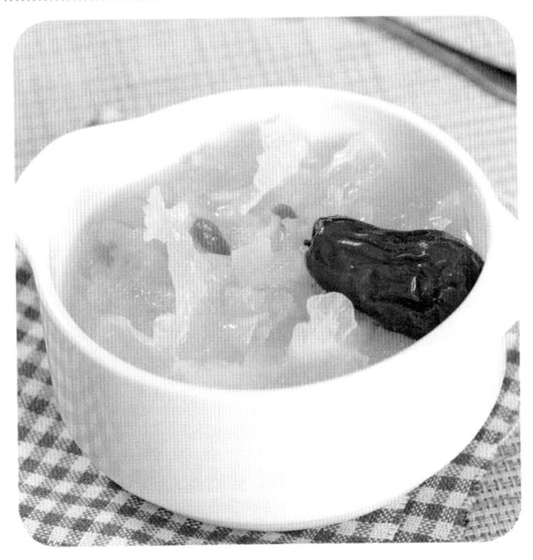

◆ 鲜橙红枣银耳汤

主　料：橙子 200 克，红枣 50 克，银耳 100 克，枸杞子 5 克，马蹄 20 克。

调　料：水 300 克，冰糖 20 克，蜂蜜 15 克。

做　法：

1. 鲜橙切成小粒，马蹄切成小粒备用。

2. 银耳泡软，焯水后放入容器中，加适量清水，与红枣、枸杞子、马蹄粒、冰糖一起熬制 20 分钟至银耳软烂即可装入碗中，鲜橙粒撒在银耳上即可。

功　效：益胃生津。

◆ 橙汁鱼片

主　料：橙子、鱼片、蛋白各适量。

调　料：吉士粉、白糖、盐、面粉、植物油各适量。

做　法：

1. 先将橙子去皮切成丁。在吉士粉中加入适量的果汁，再加水调开，以小火煮沸，放入切成丁的鲜橙和糖调匀后备用。

2. 将鱼切成片状，加入料酒与盐腌制片刻；用蛋白与面粉加少许水做成面糊；将鱼片沾上面糊后放入烧热的植物油锅中滑油。最后，将煮好的橙汁淋上鱼片拌匀即可。

功　效：生津和胃、健脑养血。

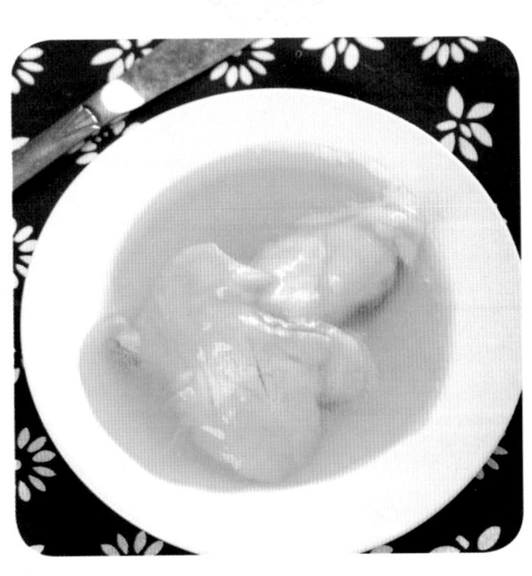

西瓜

肝炎食疗的天然“良药”

别　　名　寒瓜、夏瓜、水瓜。

性味归经　性寒，味甘；归心、胃、膀胱经。

建议食用量　每天 200 克左右。

营养成分

糖类、镁、维生素 A、泛酸、维生素 B_{12}、维生素 C、磷、钾、配糖体、蛋白酶等。

护肝功效

西瓜含有大量果糖、氨基酸、维生素 C 等物质，肝病患者适当食用可补充身体营养，有利于肝脏的修复和再生。西瓜所含的糖和盐能够利尿，减少体内胆色素的含量，起到清肝泻火，利尿通便的作用。

食用宜忌

宜食：高血压、肾炎、肝炎、胆囊炎、黄疸、中暑、肾炎、尿路感染、口疮、醉酒等患者宜食。

忌食：若素体脾胃虚寒，大便溏泄者，少食为佳。糖尿病、肾功能不全者及感冒患者忌食。

食用功效

西瓜可清热解暑，除烦止渴；西瓜中含有大量的水分，在急性热病发烧、口渴汗多、烦躁时，吃上一块西瓜，可缓解症状；西瓜所含的糖和盐能利尿并消除肾脏炎症，所含的蛋白酶能把不溶性蛋白质转化为可溶性蛋白质，增加肾炎病人的营养；西瓜还含有能使血压降低的钾元素；吃西瓜后尿量会明显增加，这可以减少胆色素的含量，并可使大便通畅，对黄疸有一定作用；新鲜的西瓜汁和鲜嫩的瓜皮可增加皮肤弹性，减少皱纹，增添皮肤光泽。

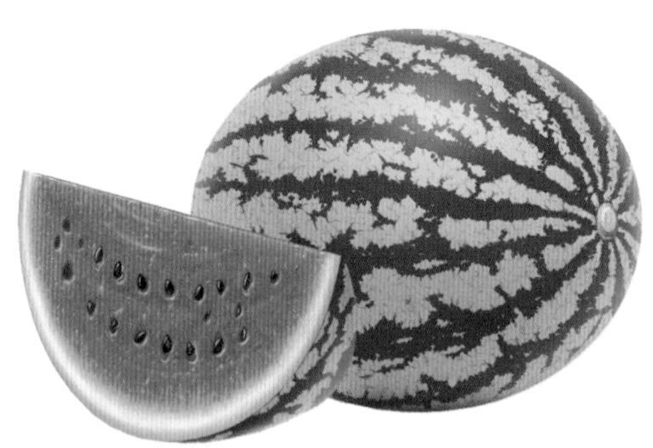

药典论述

1.《食物本草》：“疗喉痹。”

2.《本经逢原》：“西瓜，能引心包之热，从小肠、膀胱下泄。能解太阳、阳明中渴及热病大渴。故有天生白虎汤之称。”

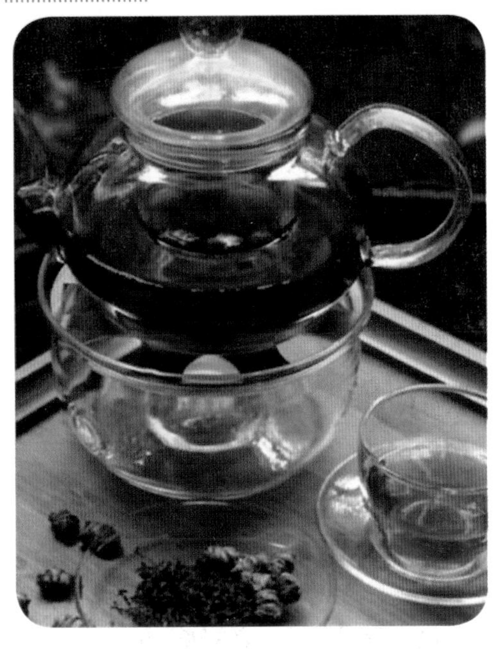

◆ 西瓜汁

主　料：西瓜 200 克，柠檬 1/2 个。

调　料：蜂蜜、冰块各适量。

做　法：

西瓜切皮、去籽后切成小块，柠檬去皮切成小块，与蜂蜜、冰块一起用榨汁机榨成西瓜汁即可。

功　效：清肝泻火、利尿通便。

◆ 西瓜荷斛茶

主　料：西瓜肉 100 克。

辅　料：荷叶、石斛各 5 克，绿茶 3 克。

调　料：蜂蜜适量。

做　法：

1. 将西瓜肉、荷叶、石斛洗净，放入锅中，用水煎煮，去渣取汁。
2. 用煮好的药汁冲泡绿茶，加入蜂蜜，即可饮用。
3. 每日 1 剂。不拘时，代茶饮。

功　效：清热解暑、除烦止渴、利小便。

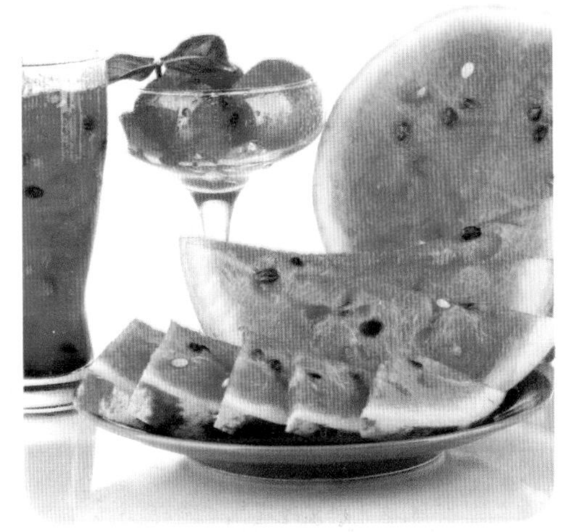

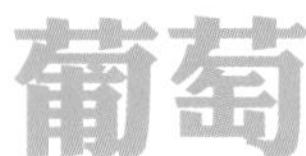

葡萄

加强肝脏解毒能力

别　　名　草龙珠、山葫芦、蒲桃、菩提子。

性味归经　性平，味甘、酸；归肺、脾、肾经。

建议食用量　每天100克。

营养成分

葡萄糖、果酸、钙、钾、磷、铁、维生素 B_1、维生素 B_2、维生素 B_6、维生素C、维生素P、氨基酸等。

护肝功效

葡萄含有的类黄酮是一种强抗氧化剂，可抗衰老，并能清除体内自由基，保护肝肾，加强肝脏解毒能力。

食用宜忌

宜食：肾炎、高血压、水肿患者；儿童、孕妇、贫血患者；神经衰弱、过度疲劳、体倦乏力、未老先衰者；肺虚咳嗽、盗汗者，风湿性关节炎、四肢筋骨疼痛者；癌症患者尤其适合食用。

忌食：糖尿病患者、便秘者、脾胃虚寒者应少食；忌与海鲜、鱼、萝卜、四环素同食；服用人参者忌食；吃后不能立刻喝水，否则易引发腹泻。

食用功效

葡萄中的糖主要是葡萄糖，能很快被人体吸收。当人体出现低血糖时，若及时饮用葡萄汁，可很快使症状缓解。法国科学家研究发现，葡萄能比阿司匹林更好地阻止血栓形成，并且能降低人体血清胆固醇水平，降低血小板的凝聚力，对预防心脑血管病有一定作用。

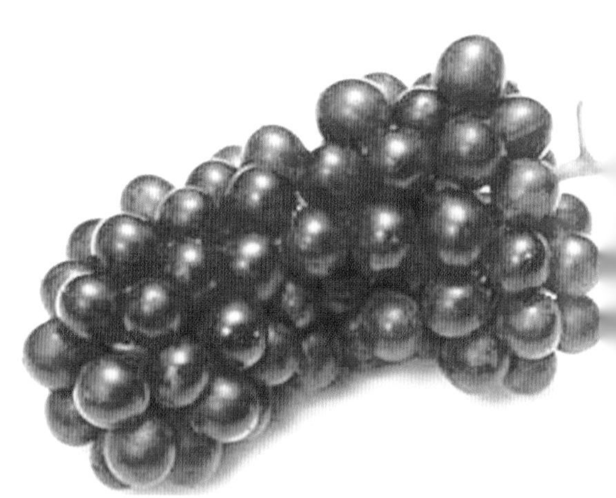

药典论述

1.《随息居饮食谱》："补气，滋肾液，益肝阴，强筋骨，止渴，安胎。"

2.《陆川本草》："滋补强壮，补血，强心利尿。"

3.《本草纲目》："可以造酒，人饮之，则陶然而醉，故有是名。其圆者名草龙珠，长者名马乳葡萄，白者名水晶葡萄，黑者名紫葡萄。"

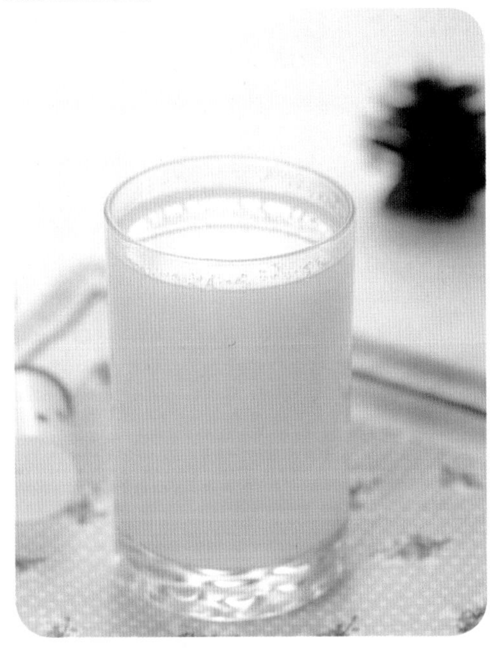

◆ 葡萄汁

主　料： 葡萄150克，苹果半个。

做　法：

1. 葡萄洗净，去皮、去籽，苹果洗净，去皮、去核切小块。

2. 将两种水果分别放入榨汁机中榨汁，然后将两种果汁混合煮沸。

3. 按1∶1的比例兑入白开水，即可饮用。

功　效： 有助于增强肝功能，促进胆汁分泌。

◆ 拔丝葡萄

主　料： 葡萄250克，鸡蛋3枚。

调　料： 淀粉、面粉、白糖各适量，花生油500毫升。

做　法：

1. 葡萄洗净，放入开水略烫后取出，剥皮剔子，蘸上面粉；把鸡蛋清打入碗内，搅打成蛋白糊，再加入淀粉拌匀。

2. 锅放火上，倒入花生油烧至五成热，改用小火维持油温，将葡萄挂蛋白糊后，放入油锅慢炸，至浅黄色时倒入漏勺沥油。

3. 取净锅放火上，放人适量清水，加入白糖，炒至糖变色能拉出丝时，倒入炸好的葡萄，挂匀糖浆，起锅装入抹上一层香油的盘内，配凉开水食。

功　效： 补气养血、强心健脾。

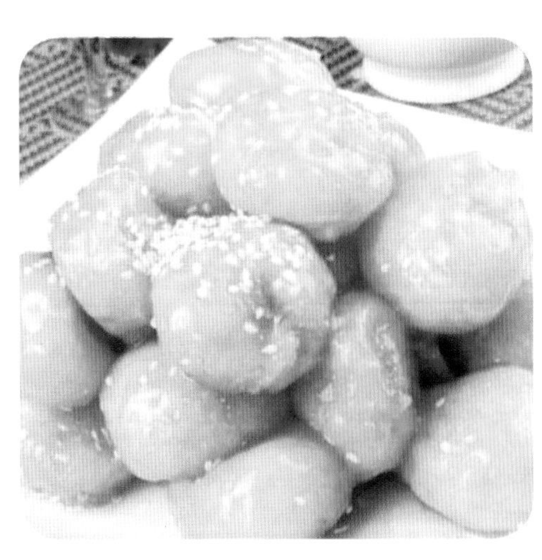

香蕉

能减轻肝抑郁的“开心水果”

别　　名　蕉子、蕉果、甘蕉。
性味归经　性寒，味甘；归肺、大肠经。
建议食用量　每天1～2个。

营养成分

碳水化合物、蛋白质、粗纤维，及磷、钙、镁、锰、锌、铜、铁等。

护肝功效

香蕉含有的糖类可为肝病患者提供能量，从而减轻肝脏分解蛋白质和脂肪而产生的负担，其含有的维生素可增强肝脏的解毒功能，含有的膳食纤维，可增强肝硬化患者肠道的活动，减轻肠胃负担，还可预防肠道出血。

药典论述

1.《本草求原》：“止渴润肺解酒，清脾滑肠，脾火盛者食之，反能止泻止痢。”

2.《本草纲目拾遗》：“收麻风毒。两广等地湿热，人多染麻风，所属住处，人不敢处，必种香蕉木本结实于院中，一年后，其毒尽入树中乃敢居。”

3.《日用本草》：“生食破血，合金疮，解酒毒；干者解肌热烦渴。”

食用功效

香蕉含有大量糖类物质及其他营养成分，可充饥、补充营养及热量；香蕉中所含的维生素A不仅可以增加食欲，促进消化，还具有清热润肠，促进肠胃蠕动的作用；香蕉属于高钾食品，钾离子可强化肌力及肌耐力，因此特别受运动员的喜爱，同时钾对人体的钠具有抑制作用，多吃香蕉，可降低血压，预防高血压和心血管疾病；香蕉果肉甲醇提取物对细菌、真菌有抑制作用，可消炎解毒。

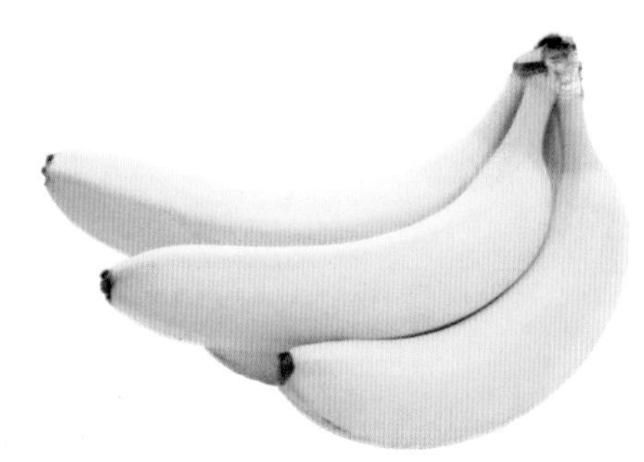

食用宜忌

香蕉中有较多的镁元素，镁是影响心脏功能的敏感元素，对心血管产生抑制作用。空腹吃香蕉会使人体中的镁骤然升高，不利于身体健康。

养生食谱

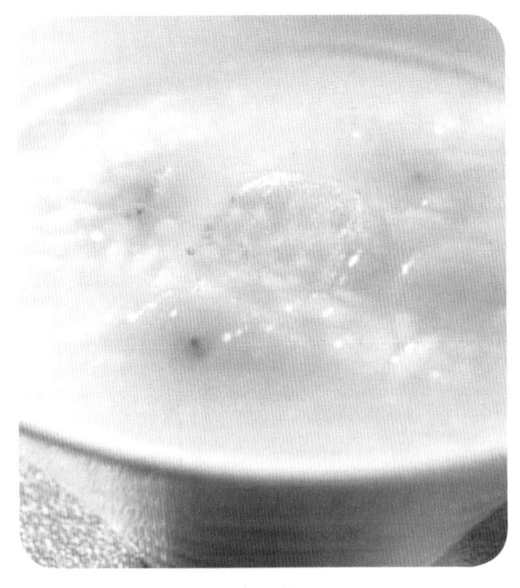

◆ 香蕉鲜奶汁

主　料：新鲜熟透香蕉 300 克。

配　料：鲜牛奶 100 毫升，蜂蜜适量。

做　法：

将香蕉去皮切段，放入果汁机中，倒入鲜牛奶，搅拌均匀，倒入杯中，加入蜂蜜调味即可。

功　效：除热、润肠、通便，尤其适合热结便秘者食用。

◆ 香蕉粳米粥

主　料：新鲜香蕉 250 克，粳米 100 克。

调　料：冰糖适量。

做　法：

1. 先将香蕉去皮，切成丁状。
2. 粳米淘洗干净，以清水浸泡 2 小时后捞出沥干。
3. 将锅放火上，倒入适量清水，加入粳米，用旺火煮沸，再加入香蕉丁、冰糖，改用小火熬 30 分钟即成。

功　效：清热、润肠、健脾。凡温热病、口烦渴、大便秘结、痔疮出血者适于常吃。

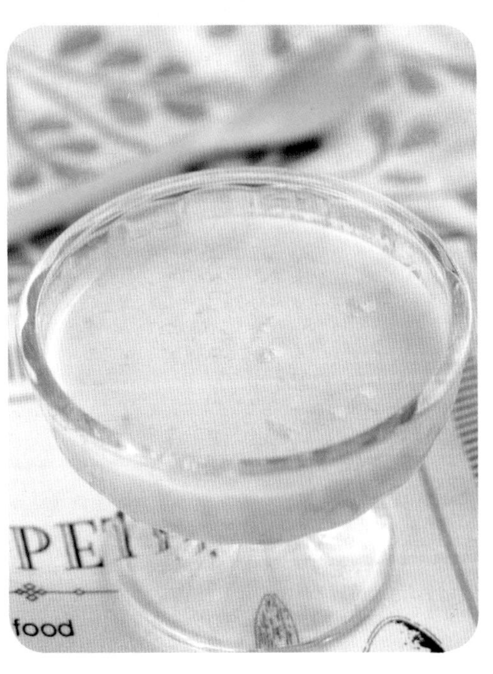

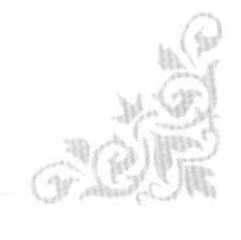

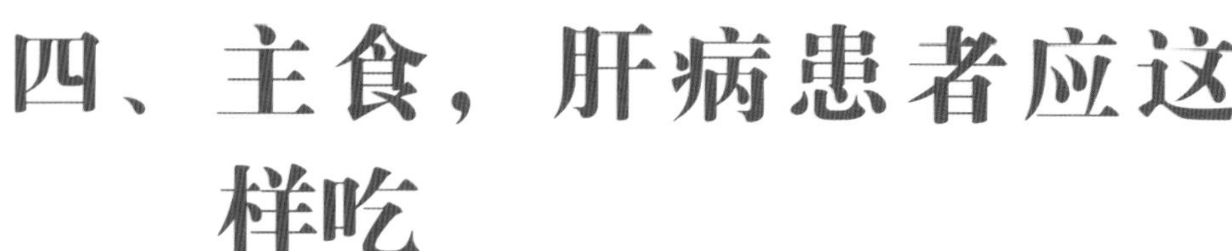

四、主食，肝病患者应这样吃

荞麦

可增强肝脏解毒能力

别　　名　乌麦、三角麦、荞子、胡荞麦。

性味归经　性凉，味甘；归脾、胃、大肠经。

建议食用量　每餐 50 ~ 100 克。

营养成分

蛋白质、赖氨酸、淀粉、B 族维生素、维生素 E、铬、磷、钙、铁、赖氨酸、氨基酸、脂肪酸、亚油酸、烟碱酸、烟酸、芦丁等。

护肝功效

荞麦富含纤维素，可加速肠道蠕动，帮助排便，降低血液中胆固醇和葡萄糖的吸收，有利于减轻肝脏负担，其富含的蛋白质，能帮助修复受损的肝细胞，提高机体免疫力。

食用宜忌

荞麦一次不可食用太多，否则易造成消化不良。在食用荞麦时，要注意和其他谷物搭配，这样才能发挥其最大的食用保健效果。

食用功效

荞麦不仅营养丰富，还具有很高的药用和保健价值。荞麦丰富的蛋白质中含有十几种天然氨基酸，有丰富的赖氨酸成分，铁、锰、锌等矿物质也比一般谷物含量高。荞麦含有营养价值高、平衡性良好的植物蛋白质，这种蛋白质在体内不易转化成脂肪，所以不易导致肥胖。荞麦粉中含有大量镁、黄酮化合物、烟酸，能降低毛细血管的通透性及脆性，有助于扩张血管，对防治高血压、冠心病有很好的作用。还含有丰富的维生素，可降低血脂和胆固醇，软化血管，是治疗高血压和心脑血管的重要补助食品。

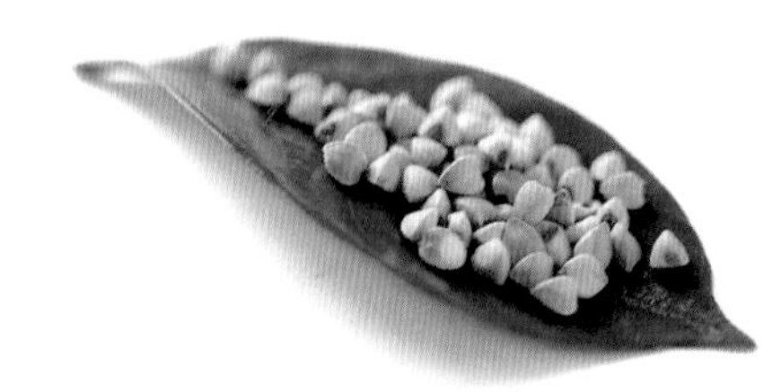

良方妙方

1. 夏季肠胃不和、轻度腹泻：荞麦面粉炒香，加水煮成稀糊食用。

2. 虚汗：荞麦面粉 500 克，加适量红糖烙成饼食用。

养生食谱

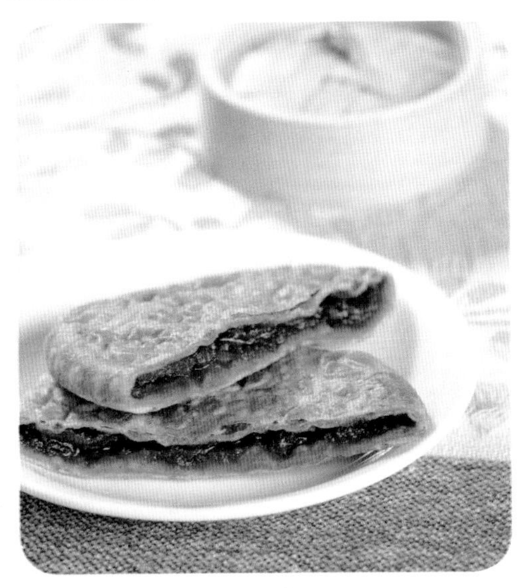

◆ 豆沙荞麦饼

主　料： 全麦面粉 100 克，荞麦面 150 克，红豆 100 克。

辅　料： 面粉 100 克，亚沙 200 克。

调　料： 白糖 60 克，泡打粉 5 克，酵母 5 克。

做　法：

1. 全麦面粉、荞麦面、面粉加水适量和成面团。
2. 红豆加少许水蒸熟，再加入白糖炒成豆沙。
3. 面团加入酵母放置一段时间，待面团发酵后加入豆沙擀成饼状烙熟，两面成金黄色即可。

功　效： 健脾利湿、润肠通便。

◆ 荞麦粥

主　料： 荞麦 200 克。

辅　料： 鸡腿肉片、土豆、大枣、扁豆各适量。

调　料： 高汤 4 杯、低盐酱油 10 克、盐 2 克。

做　法：

1. 锅中加入适量清水，放入荞麦煮 20 分钟，捞出沥水；
2. 锅中加入高汤、低盐酱油、盐煮开后放入荞麦米、鸡腿肉片和土豆、大枣、扁豆一起煮 20 分钟，直至食材熟软即可。

功　效： 开胃宽肠、下气消积。

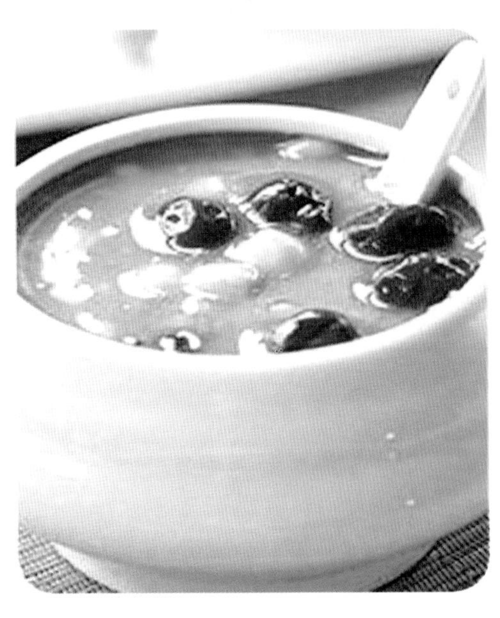

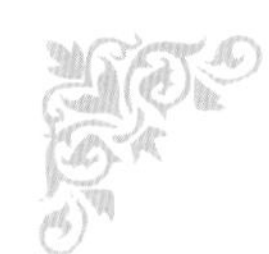

燕麦

益肝和胃，预防常见病

别　　名　莜麦、油麦、玉麦。

性味归经　性平，味甘；归肝、脾、胃经。

建议食用量　每餐 20 ~ 40 克。

营养成分

粗蛋白质、水溶性膳食纤维、脂肪、B 族维生素、烟酸、叶酸、泛酸、维生素 E、磷、铁、钙等。

护肝功效

燕麦中的不饱和亚油酸能抑制血脂升高，减轻肝脏脂质的沉积，降低肝脏甘油三酯和胆固醇的含量。

食用宜忌

燕麦一般人群均可食用；尤其适宜慢性病、脂肪肝、糖尿病、水肿、习惯性便秘、高血压、高血脂、动脉硬化患者食用；产妇、婴幼儿、老年人以及空勤、海勤人员也适合食用。需要注意的是肠道敏感的人不宜过多食用，以免引起胀气、胃痛或腹泻等症状。

黄金搭配

燕麦 + 牛奶

有利于蛋白质，膳食纤维，维生素，及多种微量元素的吸收。

食用功效

燕麦含有高黏稠度的可溶性纤维，能延缓胃的排空，增加饱腹感，控制食欲，是减肥食品之一。燕麦富含的维生素 E、铜、锌、硒、镁，能清除人体内多余的自由基，对皮肤有益。燕麦所含的丰富的膳食纤维能润肠通便，有效地排出毒素，从而起到养颜的作用。

燕麦可降低人体三酰甘油和低密度脂蛋白，预防冠心病，防治糖尿病，有利于减少糖尿病心血管并发症的发生；燕麦可通便导泄，对于习惯性便秘患者有很好的帮助；此外，燕麦中含有的钙、磷、铁、锌、锰等矿物质也有预防骨质疏松、促进伤口愈合、防止贫血的功效。

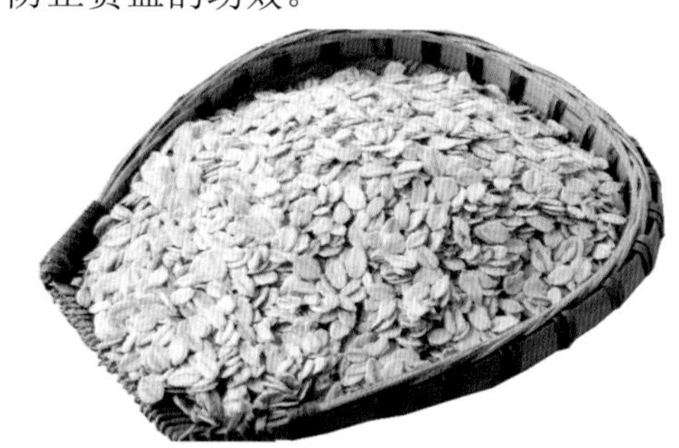

温馨贴士

燕麦一般用塑料袋或者密封袋子装好、封紧口，放在有盖的罐子或者其他容器中，置于阴凉、通风、干燥处保存。如果是加工好的燕麦片，可以参考袋装上的保存方法进行贮存。燕麦清洗一般用清水轻轻搅动淘洗至没有杂质即可。

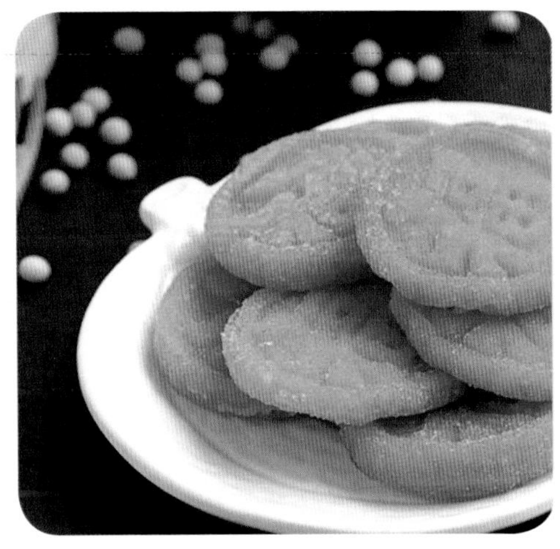

◆ 燕麦绿豆薏米粥

主　料：绿豆、粗燕麦片各30克，薏米80克。

辅　料：葡萄干、腰果、纯杏仁粉、芝麻粒各适量。

调　料：白砂糖适量。

做　法：

1. 将薏米、绿豆洗净，放入适量水中浸泡2小时。

2. 把葡萄干、腰果、纯杏仁粉、芝麻粒、薏米、绿豆、粗燕麦片一起放入锅内同煮，煮沸后改小火续煮至熟烂，放凉即可食用。可按个人口味放入适量白砂糖。

功　效：利水消肿、健脾去湿、益肝和胃。

◆ 香酥燕麦南瓜饼

主　料:南瓜、糯米粉各250克，燕麦粉100克。

配　料：奶粉、豆沙馅各适量。

调　料：白砂糖、食用油各适量。

做　法：

1. 南瓜去皮切片，上笼蒸酥，加糯米粉、燕麦粉、奶粉、白砂糖搅拌均匀，将其揉成南瓜饼坯。

2. 将豆沙搓圆，取南瓜饼坯包上馅并且压制呈圆饼状。

3. 锅中加食用油，待油温升至120℃时，放入南瓜饼，煎炸至南瓜饼膨胀熟软即可。

功　效:益肝和胃、润肠通便。

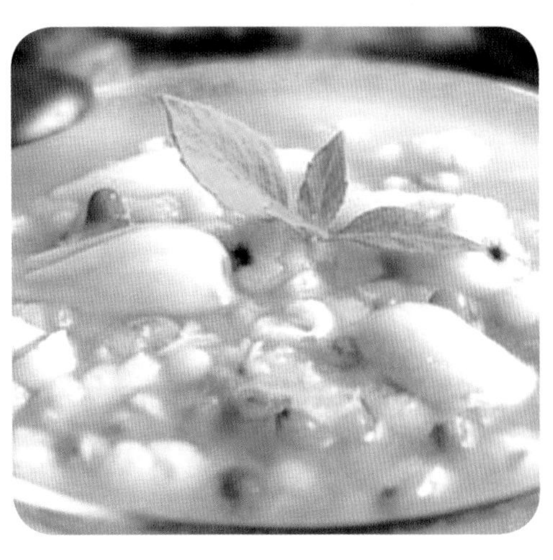

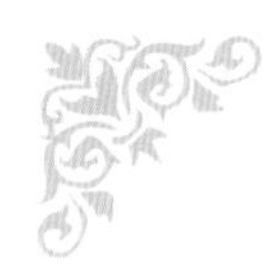

土豆

维持肝功能正常

别　　名　马铃薯、洋芋、地蛋、山药蛋。

性味归经　性平、微凉，味甘；归脾、胃、大肠经。

建议食用量　每餐 100 ~ 200 克。

营养成分

淀粉、膳食纤维素、胶质、蛋白质、脂肪、磷、钙、铁、钾、多类维生素与核酸、柠檬酸、土豆素等。

护肝功效

土豆富含纤维素，可加速肠道蠕动，帮助排便，降低血液中胆固醇和葡萄糖的吸收，有利于减轻肝脏负担。土豆富含的维生素 C 和 B 族维生素，有抗病毒作用，有助于维持肝功能正常。

食用宜忌

土豆发芽，须深挖及削去芽附近的皮层，再用水浸泡，长时间煮，以清除和破坏龙葵碱，防止多食中毒。脾胃虚寒易腹泻者应少食。

食用功效

土豆含有大量淀粉以及蛋白质、B 族维生素、维生素 C 和钾等，能促进脾胃的消化功能；土豆含有大量膳食纤维，能宽肠通便，帮助人体及时排泄代谢毒素，防止便秘，预防肠道疾病的发生；土豆能供给人体大量有特殊保护作用的黏液蛋白，能促使消化道、呼吸道以及关节腔、浆膜腔的润滑，预防心血管系统的脂肪沉积，保持血管的弹性，有利于预防动脉粥样硬化的发生。土豆是一种碱性食品，有利于体内酸碱平衡，中和体内代谢后产生的酸性物质，具有一定的美容、抗衰老作用。

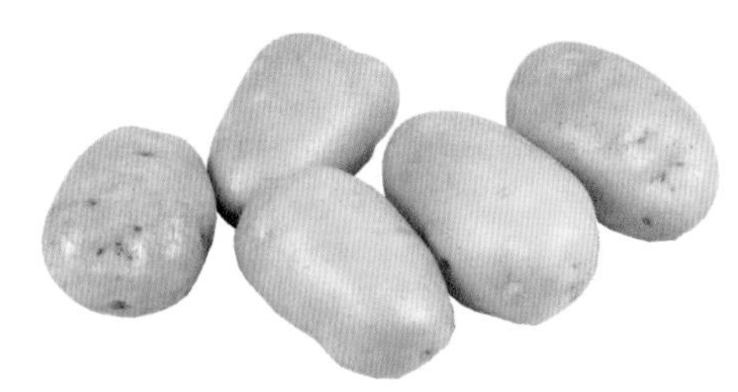

药典论述

1.《本草纲目》：“功能稀痘，小儿熟食，大解痘毒。”

2.《湖南药物志》：“补中益气，健脾胃，消炎。”

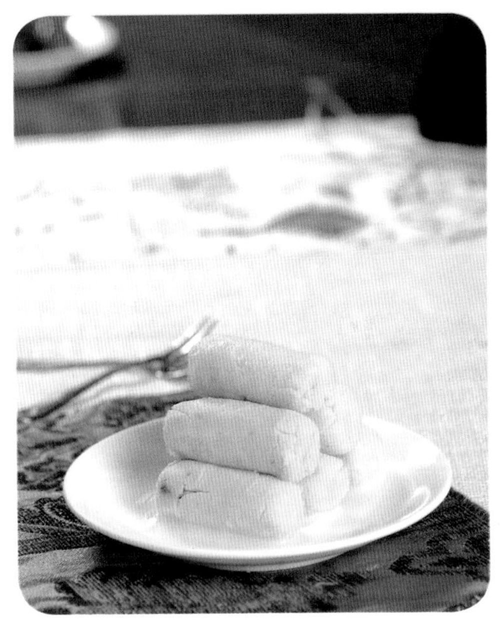

◆ 风味土豆泥

主　料：土豆200克。

辅　料：胡萝卜丁20克，西芹丁20克。

调　料：炼乳20克，奶粉10克。

做　法：

1.把土豆清洗干净去皮切成片，放入蒸箱蒸30分钟，软烂后打成泥状放入容器中加奶粉、炼乳拌匀。

2.胡萝卜去皮，切成丁，焯水放入土豆泥中。

3.西芹切粒、焯水放土豆泥中拌匀即可。

功　效：和胃调中、健脾益气。

◆ 奶香土豆卷

主　料：土豆400克，香蕉30克。

调　料：炼乳、盐、玉米淀粉适量。

做　法：

1.土豆去皮蒸熟打成泥放入容器中。

2.土豆泥加炼乳拌匀，裹入香蕉条黏玉米淀粉炸至金黄出锅即可。

功　效：开胃健脾、补肝益肾。

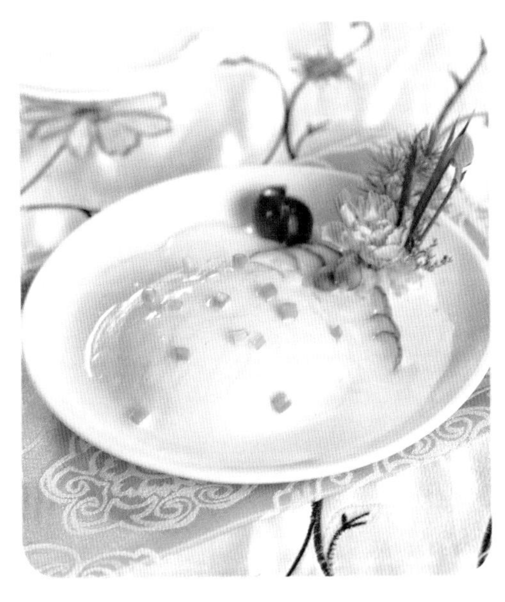

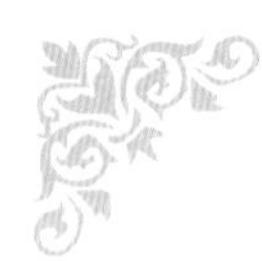

玉米

理想的抗肝病食物

别　　名　棒子、苞米、苞谷、玉蜀黍。

性味归经　性平，味甘；归脾、胃、肾经。

建议食用量　每餐 80 ~ 100 克。

营养成分

蛋白质、脂肪、淀粉、维生素 B_1、维生素 B_2、维生素 B_6、维生素 A、维生素 E、胡萝卜素、纤维素及磷、钙、铁等。

护肠胃功效

玉米中有丰富的谷胱甘肽，这是一种抗癌因子，在人体内与多种外来的化学致癌物质相结合，使其失去毒性，然后通过消化道排出体外，可减轻肝的负担。

食用宜忌

宜食：尤适宜脾胃气虚、气血不足、营养不良、动脉硬化、高血压、高脂血症、冠心病、心血管疾病、肥胖症、脂肪肝、癌症和记忆力减退患者，习惯性便秘、慢性肾炎水肿患者以及中老年人食用。

忌食：脾胃虚弱者，食后易腹泻。

食用功效

玉米含有丰富的钙、磷、硒和卵磷脂、维生素 E 等，均具有降低胆固醇的作用。玉米含有的不饱和脂肪酸中，亚油酸的比例高达 60% 以上，它和玉米胚芽中的维生素 E 协同作用，可降低血液胆固醇浓度并防止其沉积于血管壁，对冠心病、动脉粥样硬化、糖尿病、高脂血症及高血压等都有一定的预防和治疗作用。

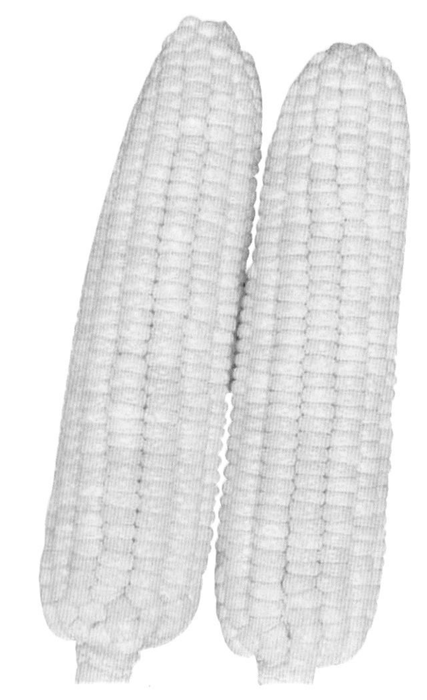

良方妙方

1. 肝炎：玉米须 30 克，茵陈、蒲公英各 15 克，水煎服用。

2. 肝炎黄疸：玉米须、金钱草、满天星、郁金、茵陈，煎服。

养生食谱

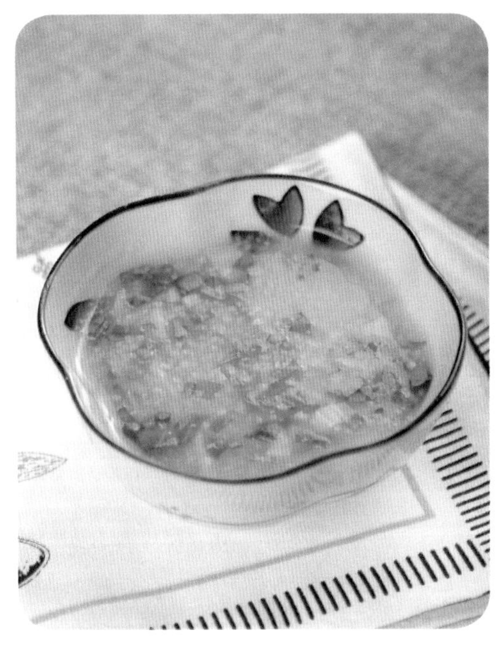

◆ 玉米汁

主　料：鲜玉米1个。

做　法：

1. 玉米煮熟，放凉后把玉米粒放入器皿里。
2. 按1∶1的比例，把玉米粒和白开水放入榨汁机里，榨汁即可。

功　效：含丰富膳食纤维、可防肠炎、肠癌等能降低胆固醇、预防高血压和冠心病，常食皮肤细嫩光滑、延缓皱纹。

◆ 小白菜玉米粥

主　料：小白菜、玉米面各50克。

做　法：

1. 小白菜洗净，入沸水中焯烫，捞出，切成末。
2. 用温水将玉米面搅拌成浆，加入小白菜末，拌匀。
3. 锅置火上，加水煮沸，下入小白菜玉米浆，大火煮沸即可。

功　效：补肝益肾、润燥通便、利尿、养胃、抗衰老。

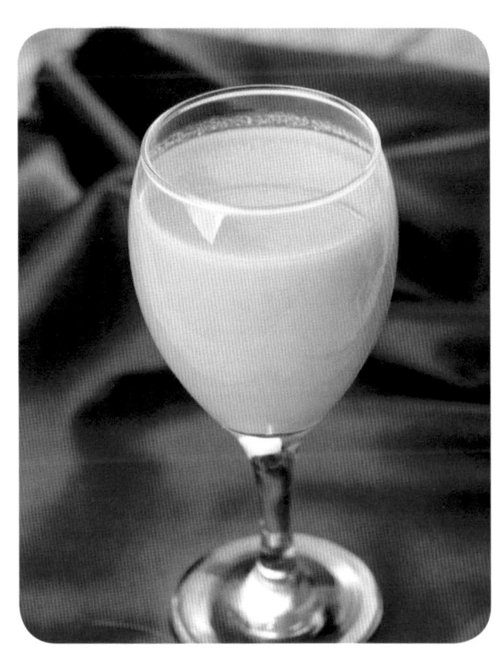

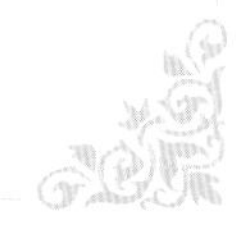

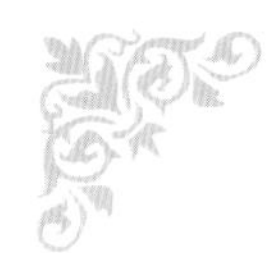

红豆

让你远离脂肪肝

别　　名　野赤豆、红小豆。

性味归经　性平，味甘、酸；归心、小肠、肾、膀胱经。

建议食用量　每餐约30克。

营养成分

蛋白质、脂肪、碳水化合物、粗纤维、三萜皂苷、灰分、钙、磷、铁、硫胺素、核黄素、烟酸。

护肝功效

红豆含有叶酸、蛋白质、粗纤维以及多种维生素和矿物质元素，对心脏病、肾病、水肿患者均有益，具有利湿护肝、清热退黄、润肠通便、消脂解毒、降压养肝的作用。

食用宜忌

红豆一般人群都可食用。因其具有利水除湿、和血排脓、消肿解毒的功效，所以尤其适合水肿、哺乳期妇女食用。红豆宜与其他谷类食品混合食用，一般制成豆沙包、豆饭或豆粥。但需要注意的是，红豆利尿，故尿频的人应少吃。阴虚无湿热者及小便清长者忌食。

食用功效

红豆有生津、利尿、消胀、除肿、止吐的功效，具有良好的润肠通便、降血压、降血脂、调节血糖、解毒抗癌、预防结石、健美减肥的作用；红豆也是富含叶酸的食物，产妇、乳母多吃红豆还有催乳的功效。

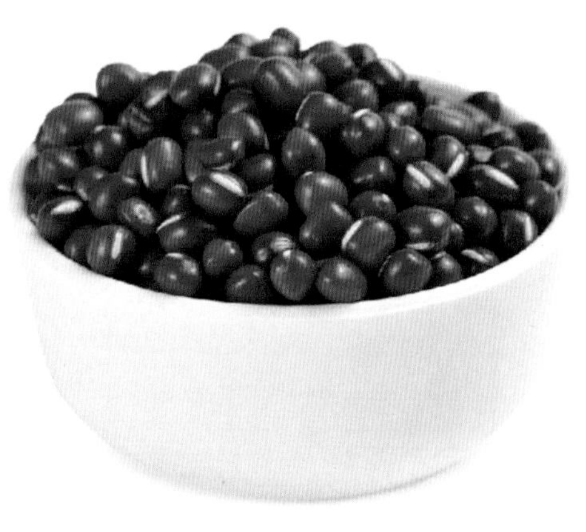

药典论述

1.《神农本草经》：“主下水，排痈肿脓血。”

2.《药性论》：“能令人美食；末与鸡蛋白调涂热毒痈肿；通气，健胃。”

3.《本草纲目》：“辟瘟疫，治产难，下胞衣，通乳汁，和鲤鱼、黄雌鸡煮食，并能利水消肿”“此药治一切痈疽疮疥及赤肿，不拘善恶，用水调之，无不愈者。”

养生食谱

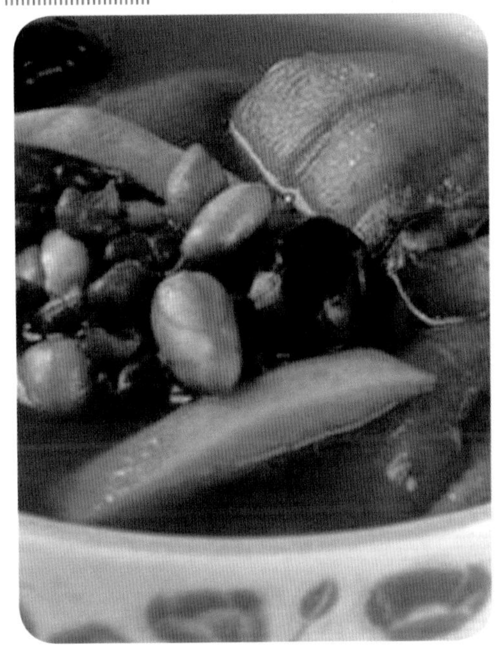

◆ 红豆粥

主　料：红豆30克、粳米50克。

做　法：将红豆、粳米洗净，入锅，加清水煮至米烂成粥。

功　效：利水湿、健脾益肝。

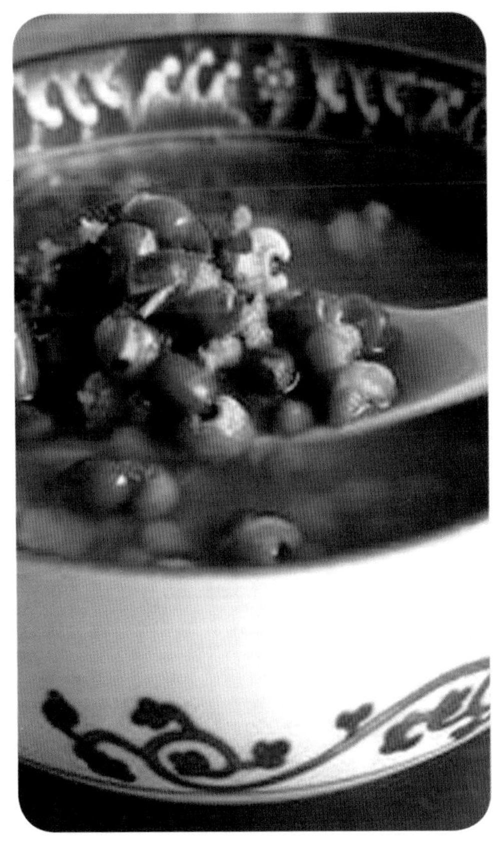

◆ 猪腿红豆汤

主　料：猪腿肉250克，红豆120克，花生米、莲藕、大枣各适量。

调　料：精盐6克。

做　法：

1. 猪腿肉、红豆洗净。
2. 将猪腿肉和红豆、花生米莲藕块、大枣一起炖汤煮至熟烂。每日1次，连用49天。

功　效：补虚弱、消水肿、治腹水。适用于脂肪肝患者。

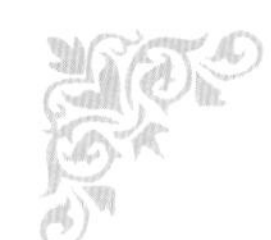

黄豆

富含护肝的卵磷脂

别　　名　黄大豆、豉豆。

性味归经　性平，味甘；归脾、大肠经。

建议食用量　每天约40克。

营养成分

蛋白质、优质脂肪、氨基酸和磷、钙、铁、锌等。

护肝功效

黄豆含有较多的蛋白质及其他营养素，可以为肝病患者补气养生，而且黄豆含有植物脂醇类，能抑制癌细胞的分化及增生，有助于缓解肝癌的病变。黄豆中的皂角则能刺激免疫系统，减缓肝癌的细胞生长，甚至能够逆转肝癌细胞的增生。

饮食宝典

黄豆可以加工豆腐、豆浆、腐竹等豆制品，还可以提炼大豆异黄酮。其中，发酵豆制品包括腐乳、臭豆腐、豆瓣酱、酱油、豆豉、纳豆等。而非发酵豆制品包括水豆腐、干豆腐（百页）、豆芽、卤制豆制品、油炸豆制品、熏制豆制品、炸卤豆制品、冷冻豆制品、干燥豆制品等。

食用功效

黄豆蛋白质中所含必需氨基酸比较齐全，尤其富含赖氨酸，可补充谷类赖氨酸不足的缺陷，而黄豆中缺乏的蛋氨酸，又可从谷类得到补充，因此谷豆混食是科学的食用方法。黄豆脂肪中的亚麻酸及亚油酸，有降低胆固醇的作用；卵磷脂含量也较多，对神经系统的发育有好处。

黄豆中含有较多的黄豆异黄酮，这是一种植物雌激素，对骨骼健康和缓解女性更年期症状有益。黄豆中的钙对预防小儿佝偻病及老年人骨质疏松很适宜，对神经衰弱和体虚者也大有裨益。

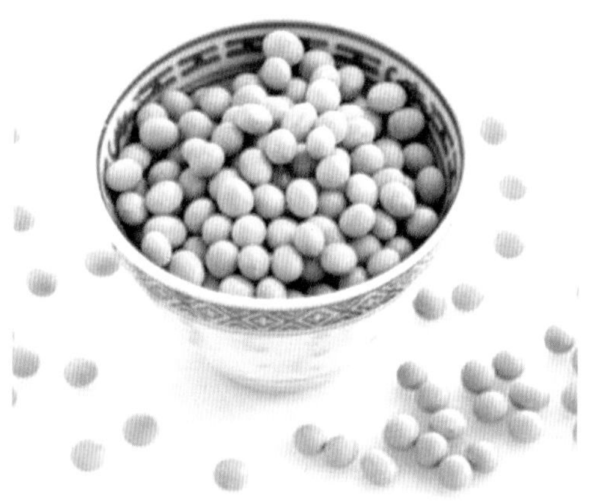

药典论述

1. 《食疗本草》：“益气润肌肤”。

2. 《本草汇言》：“煮汁饮，能润脾燥，故消积痢”。

3. 《日用本草》：“宽中下气，利大肠，消水胀，治肿毒。”

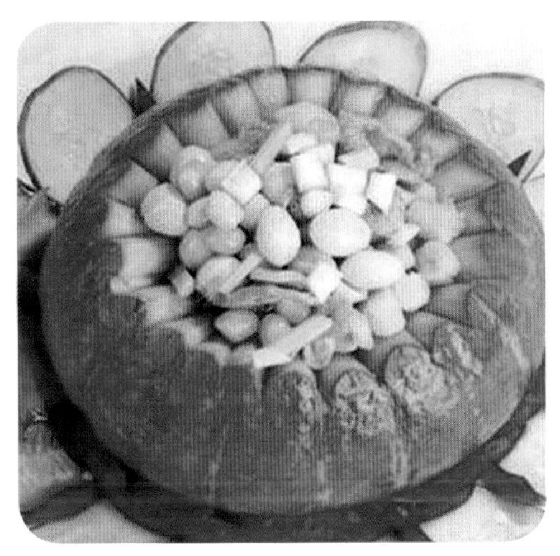

◆ 黄豆蒸南瓜

主　料：黄豆 100 克，南瓜 1 个。

调　料：香油、葱、蒜各适量。

做　法：

1. 黄豆泡发过夜，洗净备用。

2. 南瓜掏去籽，做成盅，将南瓜和黄豆摆盘，并放入葱、蒜，放入蒸锅内蒸 15 分钟左右。

3. 出锅前淋上香油即可食用。

功　效：健胃消食、补脾益气、消热解毒。

◆ 蜜枣黄豆牛奶

主　料：黄豆粉 20 克，干蜜枣 15 克，鲜奶 240 毫升，蚕豆 50 克。

调　料：冰糖 20 克。

做　法：

1. 将干蜜枣用温水泡软、洗净备用。

2. 蚕豆用开水煮熟剥掉外皮，切成小丁备用。

3. 将黄豆粉、干蜜枣、鲜牛奶、煮熟的蚕豆放入果汁机内搅 2 分钟，倒入杯中加入冰糖即可食用。

功　效：清凉解渴、补铁养血。

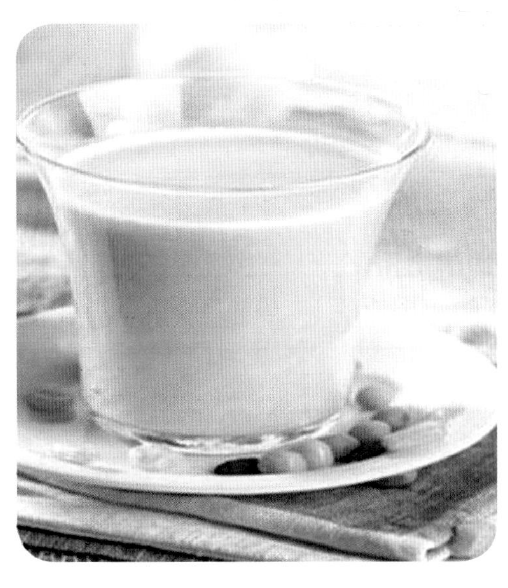

绿豆

强力解毒，保护肝脏

别　　名　青小豆、植豆。

性味归经　性凉，味甘；归心、胃经。

建议食用量　每餐 40 ~ 80 克。

营养成分

蛋白质、脂肪、碳水化合物、维生素 B_1、维生素 B_2、胡萝卜素、菸碱酸、叶酸、钙、磷、铁等。

护肝功效

绿豆里含有一种球蛋白与多糖成分，可以促进动物身体内胆固醇在肝脏分解成胆酸，加速胆汁里胆盐排出与降低小肠对胆固醇的吸收。绿豆里的多糖成分还能够增强血清脂蛋白酶活性，使脂蛋白里三酰甘油水解，达到降低血脂的治疗效果，从而可以防治高血脂、冠心病、心绞痛。

食用宜忌

绿豆具有解毒作用。经常在有毒环境下工作或接触有毒物质的人，可经常食用绿豆来解毒保健。由于绿豆有解毒作用，服用中药特别是温补中药时不要吃绿豆食品，以免降低药效。脾胃虚寒滑泄者勿食。

食用功效

绿豆营养丰富，药用价值也很高，其所含的蛋白质、磷脂均有兴奋神经、增进食欲的功效，为人体许多重要脏器增加营养；绿豆对葡萄球菌以及某些病毒有抑制作用，能清热解毒；绿豆中含有的胰蛋白酶抑制剂，能减少蛋白质分解，能够有效保护肾脏。

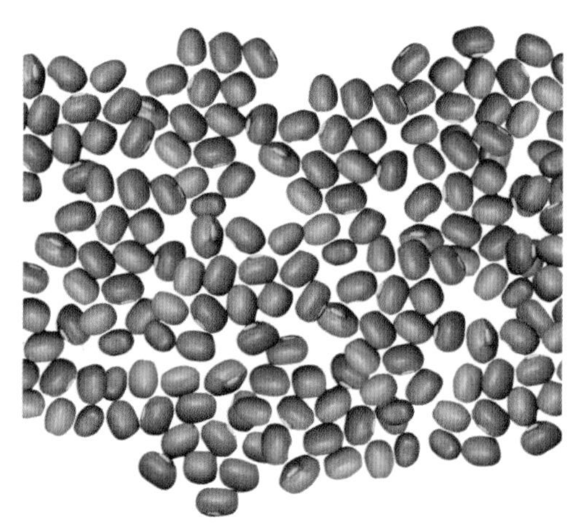

药典论述

1.《本草求真》：“绿豆味甘性寒，据书备极称善，有言能厚肠胃、润皮肤、和五脏及资脾胃。按此虽用参、芪、归、术，不是过也。”

2.《本草汇言》：“清暑热，解烦热，润燥热，解毒热。”

3.《随息居饮食谱》：“绿豆甘凉，煮食清胆养胃，解暑止渴，利小便，已泻痢。”

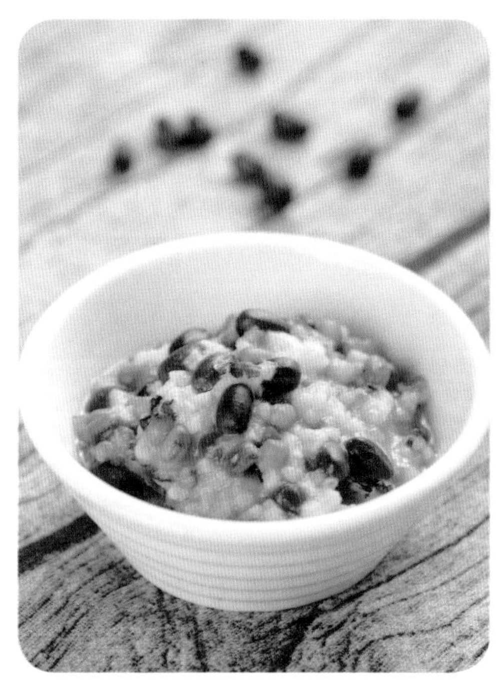

◆ 绿豆汤

主　料：绿豆100克。

调　料：冰糖适量。

做　法：

1. 将绿豆洗净备用。

2. 锅放清水烧开，然后放入绿豆，用大火烧煮，煮至汤水将收干时，添加滚开水，再煮15分钟，至绿豆开花酥烂。

3. 加入冰糖，再煮5分钟，过虑取汤即可。

功　效：清热解毒、止渴消暑。

◆ 三豆粥

主　料：绿豆、黑豆、赤豆各30克。

调　料：白糖适量。

做　法：取黑豆，绿豆，赤豆各等量混合在一起，用水洗净放入锅内，加适量水，先用大火煮沸，再转小火煮烂，加适量白糖调味即可。

功　效：解暑消热。

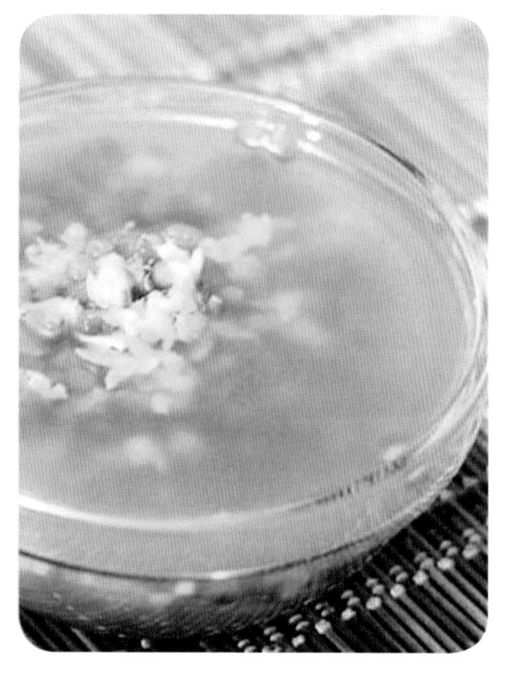

红薯

保持血管弹性，防止肝肾萎缩

别　　名　蕃薯、地瓜、甘薯。

性味归经　性平，味甘；归脾、胃、大肠经。

建议食用量　每次约150克。

营养成分

糖、蛋白质、脂肪、粗纤维、胡萝卜素、维生素B_1、维生素B_2、维生素C和钙、磷、铁等。

护肝功效

红薯富含硒、铁元素和花青素，具有防癌抗癌的效应；红薯还富含纤维素，可加速肠道蠕动，帮助排便，降低血液中胆固醇和葡萄糖的吸收，有利于减轻肝脏负担。

药典论述

《金薯传习录》："红薯治痢疾下血症、酒积热泻、湿热黄疸、白浊淋毒、月经失调、血虚遗精、小儿疳积。红薯叶、藤亦可入药。薯叶、冬瓜水煎日服两剂，薯叶、鲜黄瓜水煎日服一剂，可治糖尿病。薯叶、鸡内金水煎治小儿消化不良。藤与猪蹄煮食，治缺乳。还有治血崩、腹痛腹泻、夜盲症等作用。"

食用功效

红薯含有丰富的淀粉、维生素、纤维素等人体必需的营养成分，还含有丰富的镁、磷、钙等矿物元素和亚油酸等。这些物质能控制胆固醇的沉积，保持血管弹性，防止亚健康和心脑血管疾病。红薯中还含有大量的黏液蛋白，能够防止肝脏和肾脏结缔组织萎缩，提高人体免疫力。红薯中还含有丰富的矿物质，对于维持和调节人体功能，起着十分重要的作用，其中的钙和镁可以预防骨质疏松症。

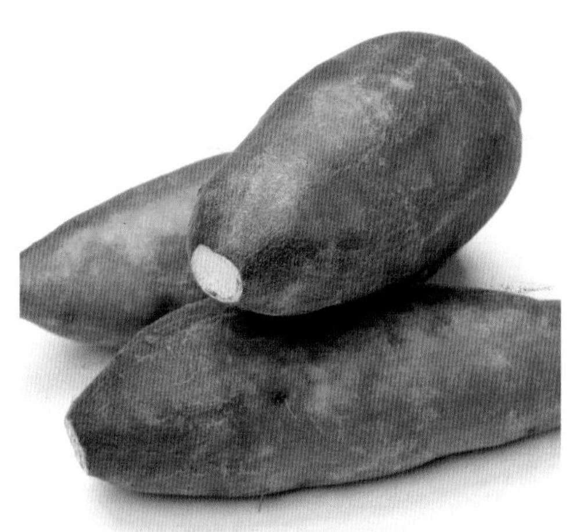

食用宜忌

红薯宜放置在阴凉、通风、干燥处保存。需注意防潮、防霉。清洗时要注意，用刷子轻轻刷掉红薯表皮上的泥土，刷干净即可，尽量不要破坏红薯的外皮，以免导致红薯贮存时间变短。

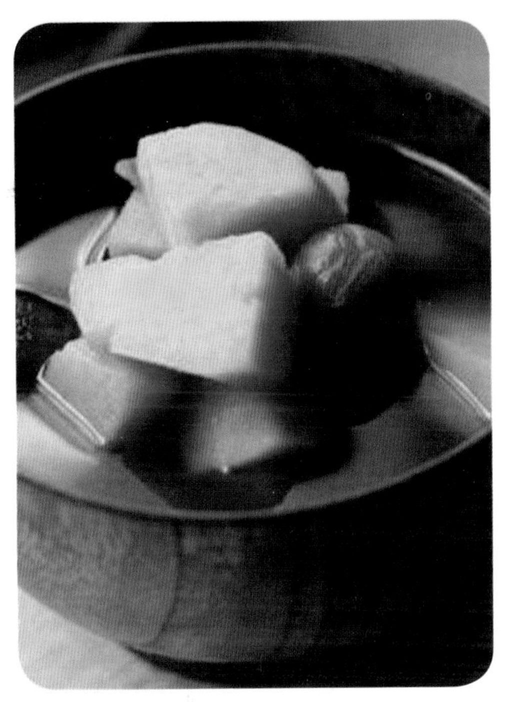

◆ 红薯粥

主　料：红薯 500 克，粳米 100 克。

做　法：

1. 将洗净的红薯去皮切成丁，粳米淘洗干净。
2. 在锅中放入适量的清水，加入红薯丁和粳米，先用大火烧开，然后再换成小火熬成粥即可。

功　效：养胃润肠。

◆ 红薯桂圆汤

主　料：玉竹末 3 克，炙甘草末 2 克，桂圆肉 5 克，红薯 50 克。

做　法：红薯洗净，带皮切块，加入适量水与其他材料一起煮沸后，转小火炖煮两分钟即可。

功　效：缓解脂肪肝引起的不适。

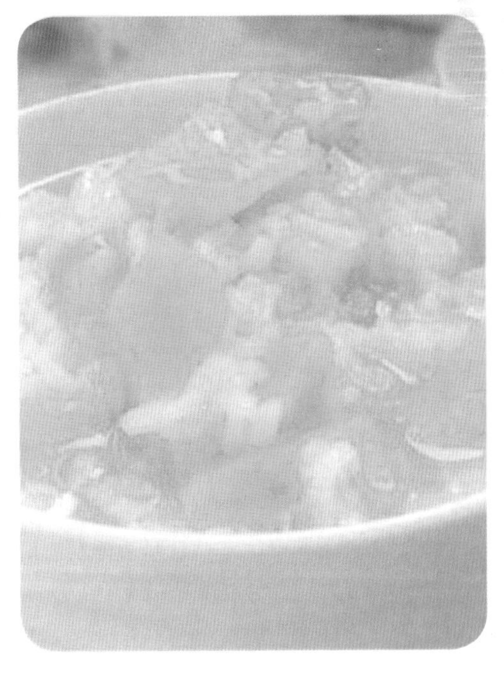

紫米

明目健肝补血

别　　名　紫红糯米、血糯米。

性味归经　性温、味甘；归肝、脾、大肠经。

建议食用量　每次约100克。

营养成分

赖氨酸、色氨酸、维生素B_1、维生素B_2、叶酸、蛋白质、脂肪等多种营养物质，以及铁、锌、钙、磷等。

护肝功效

紫米富含蛋白质，有助于受损肝细胞的修复，并能增强免疫力。紫米中膳食纤维含量高，能加速肠道的蠕动，帮助排便，降低血液中胆固醇以及葡萄糖的吸收，帮助减轻肝脏的负担。

适应人群

一般人群皆可食用，尤其适宜气血不足、营养不良、贫血、皮肤干燥、面色苍白等身体虚弱的人食用；特别适合孕产妇及儿童食用；经常食用紫米对神经衰弱、失眠、头昏、暑热头疼、消化不良、恶心等症有很好的疗效。

黄金搭配

紫米＋乌鸡

具有滋补气血、补血养颜的功效。

食用功效

紫米有补血益气、暖脾胃的功效，对于胃寒痛、消渴、夜尿频密等症有一定疗效。此外，糯性紫米具有补血、健脾、理中及治疗神经衰弱等功效。紫米中含有的微量营养素，具有明目健肝、润肤美容的功效。紫米中的膳食纤维具有降低血液中胆固醇含量的功效，有助于预防冠状动脉硬化而引起的心脏病。

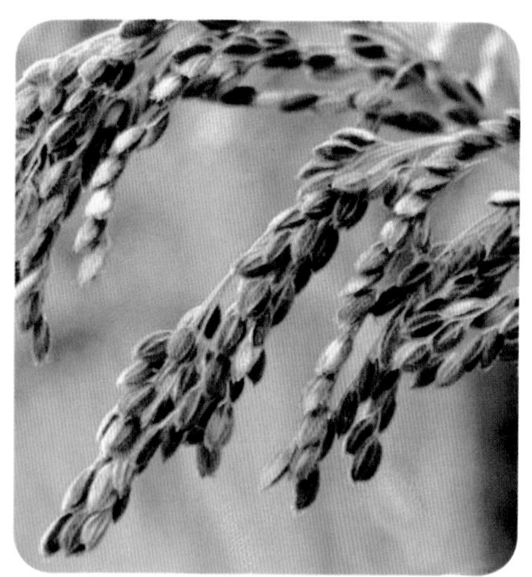

温馨贴士

紫米是糯米中较为珍贵的一个品种，俗称“紫珍珠”。它与普通大米的区别是它有一种薄层紫色物质。紫米质地细腻，紫色素溶于水，熬成的粥晶莹、透亮，食用紫米对人体有补血益气的作用。紫米特别适合孕产妇和康复病人保健食用，具有非常好的食疗效果。

养生食谱

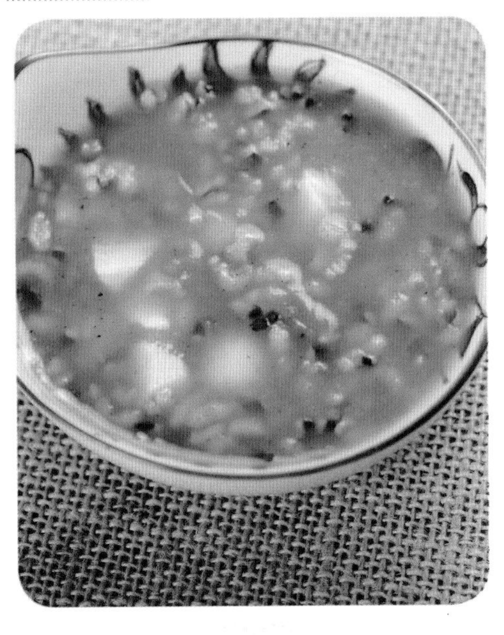

◆ 桂花紫米糕

主　料：紫米100克，糯米30克，甜桂花10克。

调　料：糖20克。

做　法：把紫米、糯米洗净，先煮八成熟后出锅放入食皿，加糖桂花蒸40分钟即可。

功　效：舒肝活血、美容。

◆ 莲子山药紫米粥

主　料：莲子50克，紫米500克，山药25克，鸡肉块30克。

调　料：白糖适量。

做　法：

1. 莲子、紫米分别洗净，放入清水中浸泡片刻；山药去皮，洗净、切块。
2. 锅内加入水、山药块、鸡肉块、黑米、莲子大火煮沸，再转小火熬至黏稠。
3. 粥熟后加入白糖，稍炖即可。

功　效：补中益气、健脾养肝、安神补肾。

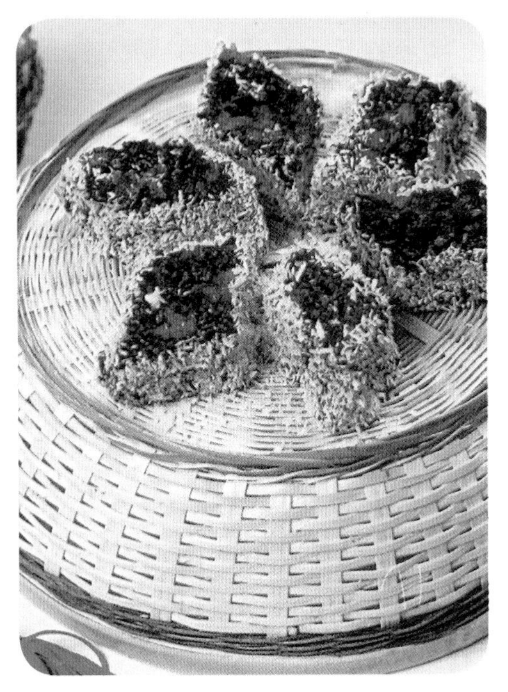

大米

全面提供肝病患者必需营养

别　　名　粳米、硬米、稻米。
性味归经　性平，味甘；归脾、胃经。
建议食用量　每餐 50 ~ 100 克。

营养成分

蛋白质、脂肪、碳水化合物、粗纤维、钙、磷、铁、维生素 B_1、维生素 B_2、烟酸、蛋氨酸、缬氨酸、亮氨酸、异亮氨酸、苏氨酸、苯丙氨酸、色氨酸、赖氨酸、谷维素、花青素等。

护肝功效

大米含有 7 种氨基酸，1 天吃两大碗就可以摄取能够维持肝功能的最低量。

饮食宜忌

大米一般人群均可食用，是老弱妇孺皆宜的食物，病后脾胃虚弱或烦热口渴的病人更为适宜。大米多用来煮粥、蒸米饭，以这种形式进食最容易被消化和吸收，也能加强和改善胃的功能，有益于营养的吸收。在煮米粥时，切记不要加碱，否则会对大米中的维生素造成破坏。

食用功效

大米中各种营养素的含量虽不高，但因其食用量大，弥补了不足，是补充营养素的基础食物。病后体虚、年老体弱者食用，可以调养身体；大米是提供 B 族维生素的主要来源，具有预防脚气病、消除口腔炎症的重要作用；米粥具有补脾、和胃、清肺的功效，对生病或病后肠胃功能较弱者，尤其是口渴、烦热之人很适宜；米汤还含有一定量的碳水化合物和脂肪等营养素，有益于婴儿的发育和健康，同时能刺激胃液的分泌，有助于消化，并对脂肪的吸收有促进作用。

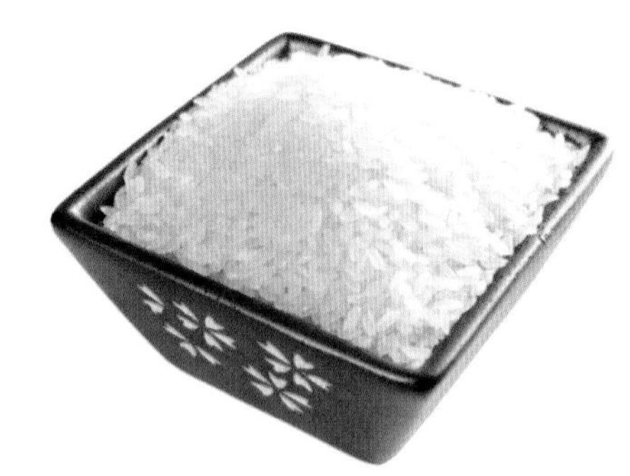

良方妙方

1.“霍乱狂闷，烦渴，吐泻无度，气欲绝者：淡竹沥一合，粳米一合（炒，以水二盏同研，去滓取汁）。上二味，和匀顿服之。”（《圣济总录》）

2.“赤痢热躁：粳米半升。水研取汁，入油瓷瓶中，蜡纸封口，沉井底一夜，平旦服之。”（《普济方》）

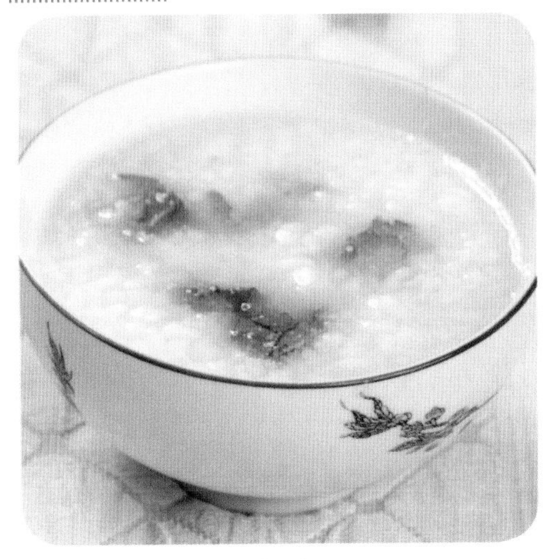

◆ 荠菜粥

主　料：鲜嫩荠菜 100 克，粳米 100 克。

调　料：白糖、精盐、植物油各适量。

做　法：

1. 将荠菜洗净，切碎，压榨取汁（或用白净布挤汁），粳米淘洗干净。

2. 将粳米放入锅内，加水适量，先用大火烧沸，转为小火熬煮到米熟，下入白糖、食油、精盐、菜汁，继续用小火熬煮至米烂成粥，即可食用。

功　效：补虚健脾、明目止血。

◆ 牛肉蓉粥

主　料：粳米 150 克，牛里脊肉 200 克，糯米粉 50 克，陈皮 3 克，圆白菜 15 克。

调　料：香菜、大葱、盐、白砂糖、酱油、淀粉、植物油各适量。

做　法：

1. 粳米洗净，浸泡半小时后捞起沥干，加入沸水锅内和陈皮同煮。

2. 牛肉洗净切碎，剁烂成蓉，并用淀粉、盐、白糖、色拉油、酱油拌匀。

3. 干米粉用烧沸的油炸香，捞起备用。

4. 粥煮 25 分钟后，净牛肉蓉下锅，待再煮沸时加入香菜、葱末、大头菜粒和炸香的米粉，即可盛起食用。

功　效：润脾胃、助消化。

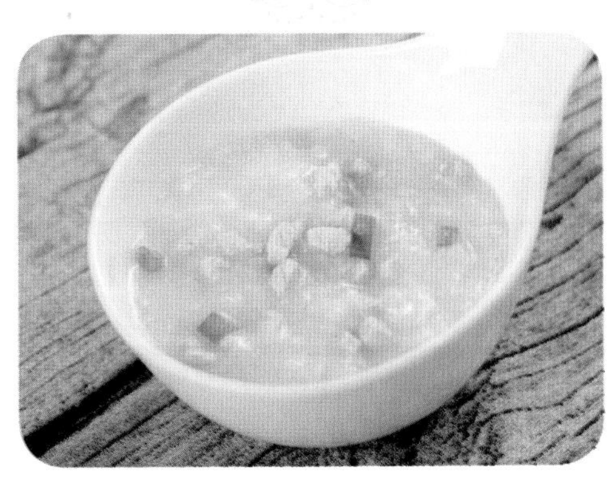

五、副食，护肝选择花样多

鸡蛋

富含可修复肝脏细胞的蛋白质

别　　名　鸡卵、鸡子。

性味归经　蛋清甘，凉;蛋黄甘，平;归心、肾经。

建议食用量　每天1～2个。

营养成分

卵白蛋白、卵球蛋白、卵磷脂、固醇类、卵磷脂、钙、磷、铁、维生素A、维生素D及B族维生素等。

护肝功效

鸡蛋中含有丰富的蛋白质，能够为肝炎患者提供丰富的营养成分，有利于增强肝炎患者的体质，卵磷脂可促进肝细胞再生，另外其脂肪含量少，脂肪肝患者经常食用也不会增强肝脏负担。

食用宜忌

吃完鸡蛋后，不要立即吃喝甲鱼、茶、豆浆等。鸡蛋不宜与味精同用。孕妇及产后便秘者更需注意。

黄金搭配

鸡蛋＋虾皮

鸡蛋与虾皮搭配可获得更丰富的蛋白质、矿物质和维生素A、维生素D等。

食用功效

蛋黄中的卵磷脂、甘油三酯、胆固醇和卵黄素，对神经系统和身体发育有很大的作用；卵磷脂被人体消化后，可释放出胆碱，胆碱可改善各个年龄组的记忆力；鸡蛋中的蛋白质对肝脏组织损伤有修复作用，蛋黄中的卵磷脂可促进肝细胞的再生，还可提高人体血浆蛋白量，增强肌体的代谢功能和免疫功能；鸡蛋中含有较多的维生素B_2，维生素B_2可以分解和氧化人体内的致癌物质，鸡蛋中的微量元素，如硒、锌等也都具有防癌作用。

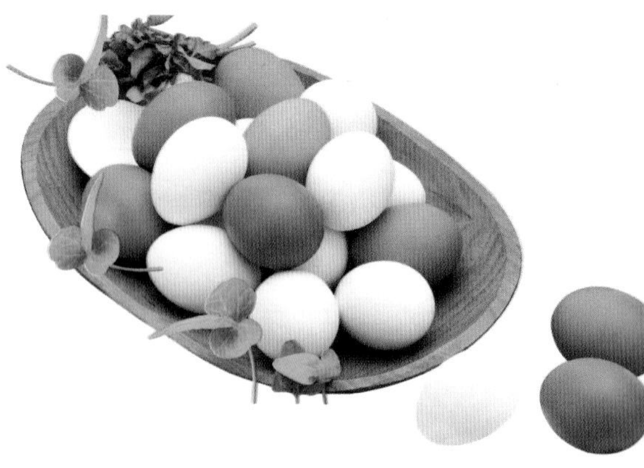

药典论述

1.《本草拾遗》:“鸡子白，解热烦。”

2.《本草纲目》:“鸡蛋黄，补阴血，解热毒，治下痢。”

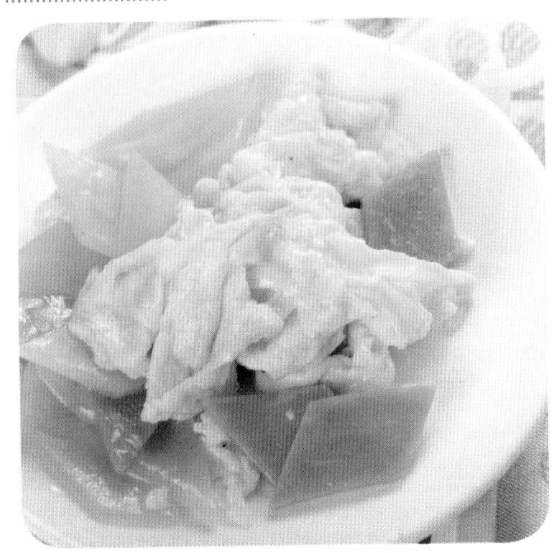

◆ 莴笋炒鸡蛋

主　料：莴笋100克、鸡蛋4个，火腿片适量。

调　料：盐、花生油适量。

做　法：

1.先把莴笋去皮洗净，切成菱形片。鸡蛋磕入碗中打散，搅拌均匀。

2.鸡蛋用花生油滑炒一下，盛出备用。

3.锅中留底油，放入莴笋片、火腿片、盐翻炒1分钟，再加入滑好的鸡蛋翻炒匀，出锅装盘即可。

功　效：改善糖的代谢功能，防治缺铁性贫血。

◆ 鸡蛋羹

主　料：虾皮10克，鸡蛋2个。

调　料：盐、温水、香油、香葱各适量。

做　法：

1.把虾皮洗净，沥干备用；香葱切末；鸡蛋磕入碗中。

2.把鸡蛋打散，加入少量的盐、虾皮、香油、葱末，把温水加入到蛋液中，水和鸡蛋的比例约为2∶1。然后朝一个方向搅拌均匀。

3.锅置火上，加适量水烧沸，将蛋羹碗放入锅内，加盖，用大火蒸5分钟即可。

功　效：润肺利咽、清热解毒。

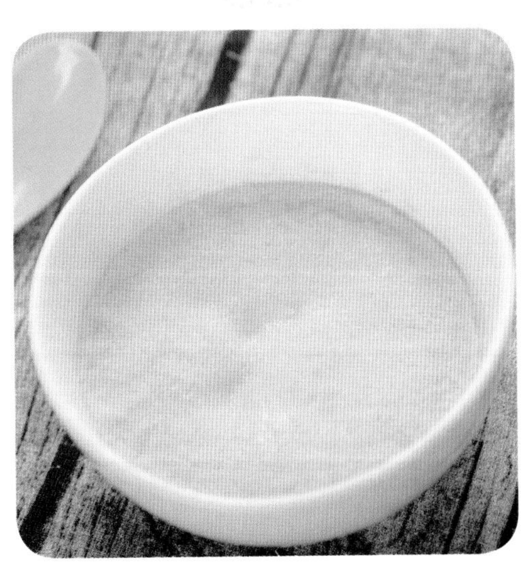

蜂蜜

修复肝细胞的再生能力

别　　名　食蜜、蜂糖、百花精。

性味归经　性平、味甘；归肺、脾、大肠经。

建议食用量　每天20克。

营养成分

果糖、葡萄糖、蔗糖、麦芽糖、糊精、树胶、蛋白质、氨基酸、柠檬酸、苹果酸、琥珀酸以及微量维生素、矿物质等。

护肝功效

蜂蜜含有的糖类能促进肝脏对氨基酸的利用，可避免肝病患者因糖类摄入量过低，机体摄入过多蛋白质或脂肪来代替热量，从而缓解肝肾负担。蜂蜜还能促进肝细胞再生，对脂肪肝形成有一定的抑制作用。

注意事项

蜂蜜不宜与豆腐、韭菜同食。服用感冒西药时，不宜食蜂蜜。痰湿内蕴、中满痞胀及肠滑泄泻者忌服。1岁以下小儿不宜服用。患肝硬化、糖尿病的人不宜服用。

食用功效

蜂蜜能改善血液的成分，促进心脑和血管功能，因此经常食用对心血管病人很有好处。食用蜂蜜能迅速补充体力，消除疲劳，增强对疾病的抵抗力。蜂蜜还有杀菌的作用，经常食用不仅对牙齿无妨碍，还能在口腔内起到杀菌消毒的作用。蜂蜜能治疗中度的皮肤伤害，特别是烫伤，将蜂蜜当作皮肤伤口敷料时，可抑制细菌生长。失眠者每天睡觉前口服1汤匙蜂蜜(加入1杯温开水内),有助改善睡眠。

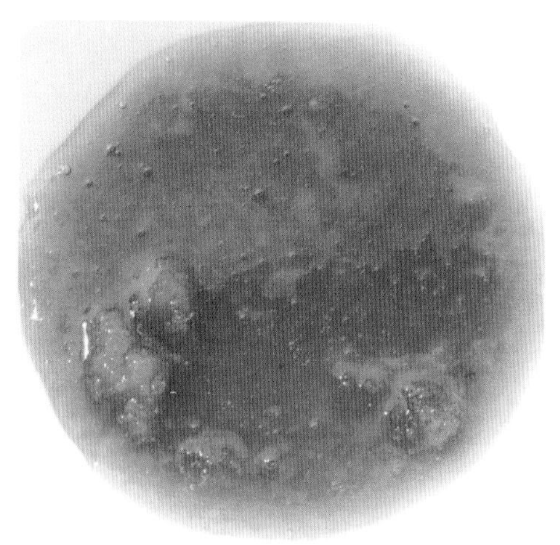

适应人群

老人、小孩均可服用，便秘患者适用；高血压、支气管哮喘患者适用。

养生食谱

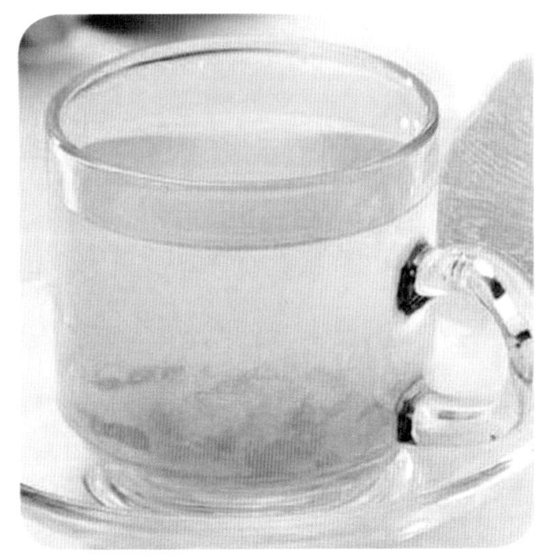

◆ 乌梅茵陈蜜露

主　料：乌梅 60 克，茵陈蒿 30 克，蜂蜜 250 克。

做　法：

1. 将乌梅、茵陈蒿洗净水煎，然后复渣再煎，去渣，把两次煎出的汤汁和匀。

2. 把蜜糖加入以上药液中，搅匀，放入瓷盆内，加盖文火隔开水炖 3 小时后，冷却备用。

功　效：清热利胆、缓急止痛。

◆ 蜂蜜茶

主　料：甘草 5 克，洞庭碧螺春、枸杞子各 3 克，蜂蜜适量。

做　法：

1. 洞庭碧螺春、枸杞子、甘草放入锅中。

2. 倒入沸水冲泡 10 分钟后，加入适量蜂蜜即可饮用。

3. 每日 1 剂，分两次温服。

功　效：润燥通便、益气生津。此茶中的洞庭碧螺春具有止渴生津、祛风解表的功效；甘草具有补脾益气的功效；枸杞子具有养肝明目的功效；蜂蜜具有润肺、滋补肝肾、益精明目的功效。

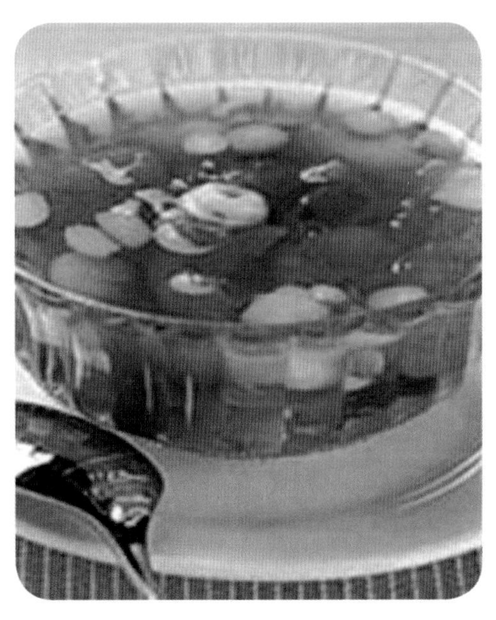

猪肉

补益不腻还调肝

性味归经　味甘、咸，性平；归脾、胃、肾经。

建议食用量　每餐约 80 克。

营养成分

蛋白质、脂肪、维生素 B_1、维生素 B_2，磷、钙、铁等。

护肝功效

猪肉不仅可以补充人体所需的营养，还具有滋阴润燥，补虚强身等作用，是蛋白质与脂肪的主要来源。肝病患者需逐渐增强蛋白质的摄入，以满足肝细胞再生的需要，同时脂肪也应适当增强，以提供较多的热量，对肝病患者有调理作用。

食用宜忌

猪肉烹调前最好不用热水清洗，因为猪肉中含有一种肌溶蛋白的物质，在 35℃以上的水中易溶解，若用热水浸泡就会散失很多营养，同时口味也欠佳。

猪肉应加工熟了食用，因为猪肉易滋生细菌，有时还会有寄生虫，如果生吃，容易导致疾病。

食用功效

猪肉中含有丰富的蛋白质和脂肪，能促进人体肌肉生长，滋润皮肤，并能使毛发有光泽。近年来研究发现皮肤细腻是因为其中含有“透明质酸酶”，这种酶可保留水分，吸存微量元素及各种营养物质，使皮肤细嫩润滑。而肥猪肉中所特有的一种胆固醇则与此酶的形成有关，所以适当地吃些肥肉对皮肤是有好处的。猪肉还可以为人体提供血红素铁和促进铁吸收的半胱氨酸，能改善缺铁性贫血。

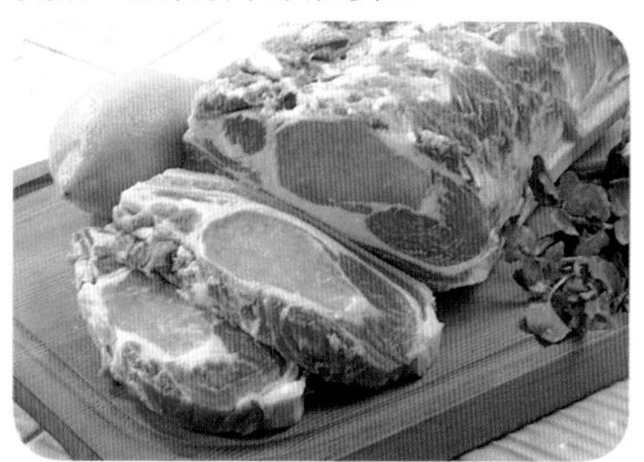

经典论述

1.《本草备要》:“猪肉，其味隽永，食之润肠胃，生津液，丰肌体，泽皮肤，固其所也。”

2.《随息居饮食谱》：猪肉“补肾液，充胃汁，滋肝阴，润肌肤，利二便，止消渴”。

3.《千金・食治》:“宜肾，补胃气虚竭。头肉，补虚乏气力，去惊痫，寒热，五癃。”

4.《本经逢原》:“精者补肝益血。”

养生食谱

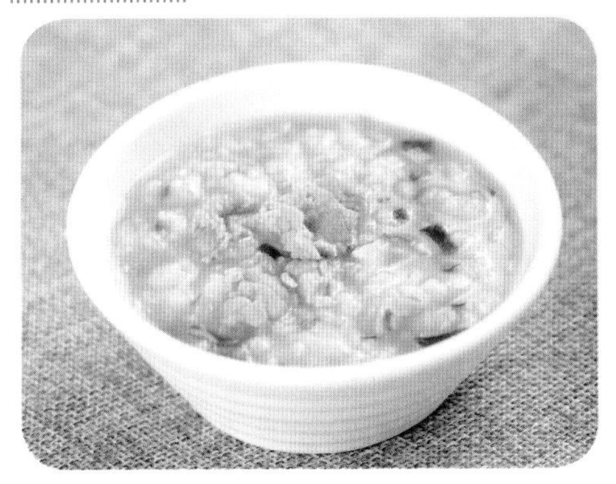

◆ 猪肉青菜粥

主　料：粳米、青菜各50克，猪肉30克。

调　料：植物油、姜末、酱油、盐各适量。

做　法：

1. 粳米淘洗干净，用冷水浸泡半小时，捞出，沥干水分；青菜洗净，切成蓉；猪肉洗净切末。

2. 锅内下入适量植物油烧热，放入猪肉末炒散，加入酱油和冷水，再将粳米放入，先用旺火煮沸，再改用小火煮至粳米熟烂，最后将菜末加入略煮，以盐调味，再稍焖片刻，即可盛起食用。

功　效：帮助消化、强身健体、养肝益胃。

◆ 韭菜猪肉包

主　料：猪瘦肉200克，韭菜100克，包子皮适量。

调　料：植物油、生抽、黑胡椒、醋、盐、花椒、葱各适量。

做　法：

1. 猪肉切小块，加生抽、黑胡椒粉，少许醋、盐，以及炝的花椒、葱、植物油拌匀，提前腌制2小时。

2. 韭菜洗净控水，切碎，与腌好的肉拌匀，加适量的盐拌匀。

3. 包好后要发酵20分钟；凉水上锅，中火，蒸煮20分钟后关火焖3分钟即可。

功　效：补肝益肾。

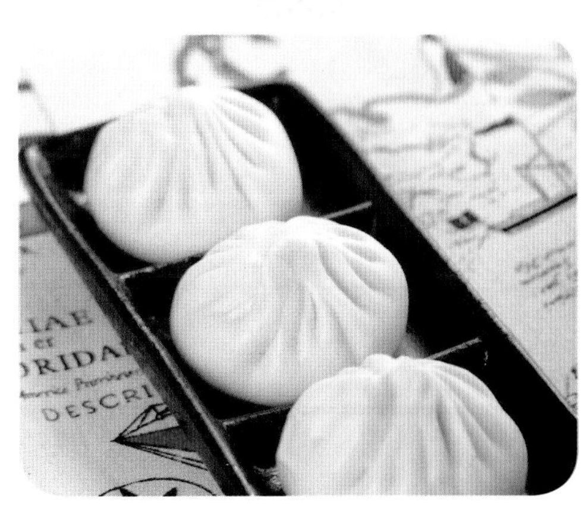

牛肉

补脾益气，助肝修复

性味归经　味甘，性平；归脾、胃经。

建议食用量　每餐食用量80克。

营养成分

蛋白质、脂肪、碳水化合物、膳食纤维、灰分、维生素A、胡萝卜素、硫胺素、核黄素、烟酸、维生素C、维生素、钙、磷、钾、钠、镁、铁等。

护肝功效

牛肉含蛋白质和多种矿物质，以及多种特殊的成分，其蛋白质可保护肝细胞，促进肝细胞的修复与再生，并补充机体所缺微量元素。

药典论述

1.《名医别录》："主消渴，止泄，安中益气，养脾胃。"

2.《医林纂要》："牛肉味甘，专补脾土，脾胃者，后天气血之本，补此则无不补矣。"

3.《本草拾遗》："消水肿，除湿气，补虚，令人强筋骨、壮健。"

4.《滇南本草》："水牛肉，能安胎补血。"

5.《韩氏医通》："黄牛肉，补气，与绵黄芪同功。"

食用功效

牛肉富含蛋白质，其氨基酸组成比猪肉更接近人体需要，能提高人体抗病能力，对青少年生长发育有利，并能为术后、病后调养者补充失血、修复组织。寒冬食牛肉可暖胃，是该季节的补益佳品。牛肉有补中益气、滋养脾胃、强健筋骨、化痰息风、止渴止涎之功效，适宜于中气下陷、气短体虚、筋骨酸软、贫血久病及面黄目眩之人食用。中医认为水牛肉能安胎补神，黄牛肉能安中益气、健脾养胃、强筋壮骨。

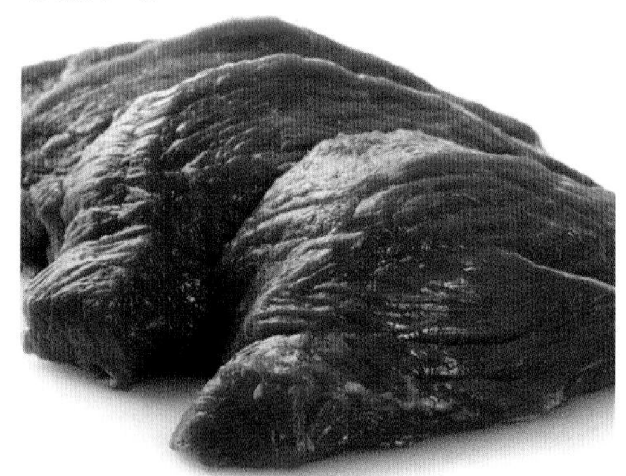

食用宜忌

宜食：对生长发育及手术后、病后调养者在补充失血和修复组织等方面特别适宜；适用于中气下陷、气短体虚，筋骨酸软和贫血久病及面黄目眩之人食用。

忌食：感染性疾病、肝病、肾病的人慎食；患疮疥湿疹、痘痧、瘙痒者慎用；内热盛者禁忌食用。

养生食谱

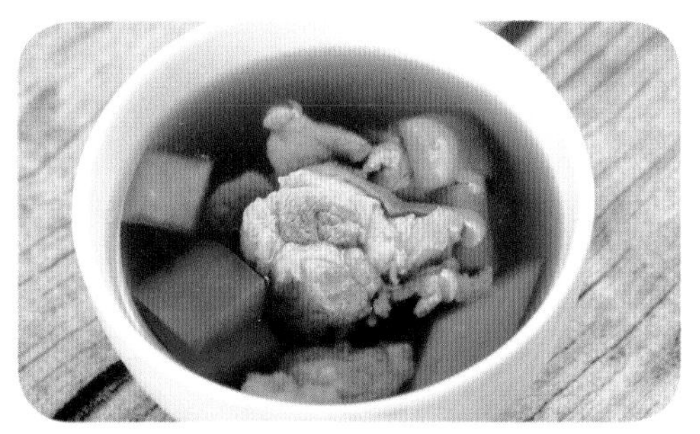

◆ 胡萝卜牛肉汤

主　料：牛腩300克，山楂2个，胡萝卜、青萝卜各100克。

调　料：植物油、姜片、葱段、料酒、盐、清汤各少许。

做　法：

1. 牛腩洗净切块，焯水；胡萝卜洗净切块，过植物油；山楂洗净。
2. 砂锅放清汤、牛腩块、山楂、姜片、葱段、料酒焖煮两小时，放胡萝卜块再焖煮1小时，加盐调味即可。

功　效：活血明目、抗氧防皱。

◆ 牛肉蒸饺

主　料：面粉100克，牛肉200克，洋　葱、香芹各50克，鸡蛋1个。

调　料：盐、鸡粉、植物油、胡椒粉适量。

做　法：

1. 面粉用80度的水烫熟加猪油搓均备用。
2. 洋葱切成粒，香芹切碎，牛肉剁碎加水、盐、鸡粉、胡椒粉调好味和成馅。
3. 下剂擀成皮包入馅捏成梳子角状，入蒸笼蒸10分钟即可。

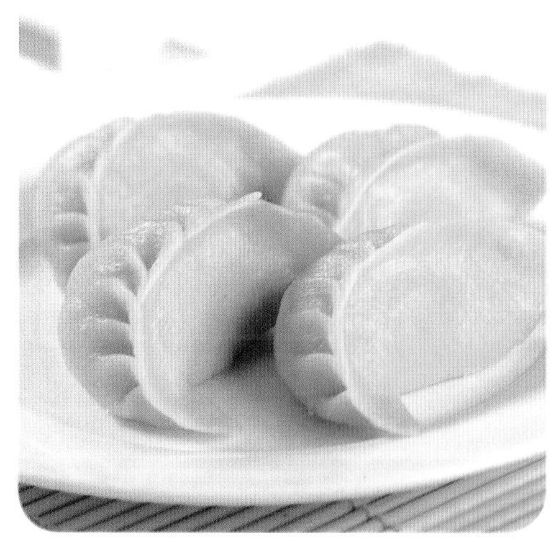

兔肉

肝病患者的理想肉食

别　　名　草兔、山兔、黑兔子。

性味归经　性凉，味甘；归肝，大肠经。

建议食用量　每餐约 80 ~ 100 克。

营养成分

蛋白质、脂肪、糖类、无机盐、维生素 A、维生素 B_1、维生素 B_2、维生素 E、硫胺素、核黄素、烟酸等。

护肝功效

兔肉属于高蛋白质，低脂肪，少胆固醇的肉类，适应肝病患者“高蛋白，低脂肪”的健康饮食原则要求。

饮食宜忌

宜食：一般人群均可食用。适宜老人、妇女，也是肥胖者和肝病、心血管病、糖尿病患者的理想肉食。

忌食：孕妇及经期女性、有明显阳虚症状的女子、脾胃虚寒者不宜食用。兔肉不宜与鸡心、鸡肝、獭肉、桔、芥、鳖肉同食。

食用功效

兔肉是一种高蛋白、低脂肪、低胆固醇的食物，既有营养，又不会令人发胖，是理想的“美容食品”。兔肉富含大脑和其他器官发育不可缺少的卵磷脂，有健脑益智的功效；经常食用兔肉可保护血管壁，阻止血栓形成，对高血压、冠心病、糖尿病患者有益处；并能增强体质，健美肌肉，保护皮肤细胞活性，维护皮肤弹性；兔肉中含有多种维生素和 8 种人体所必需的氨基酸，含有较多人体最易缺乏的赖氨酸、色氨酸，因此，常食兔肉防止有害物质沉积，让儿童健康成长，助老人延年益寿。

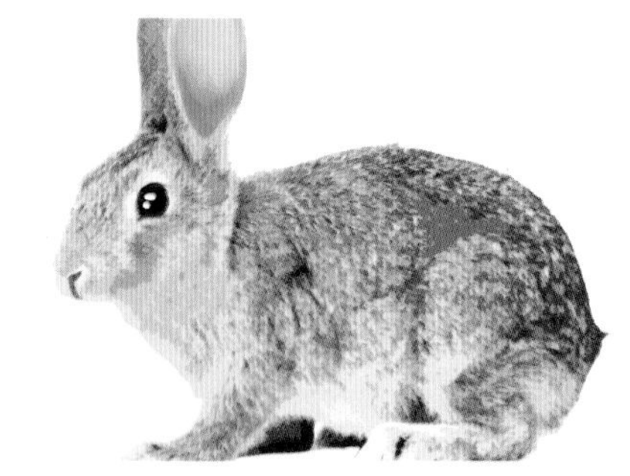

经典论述

1. 《名医别录》：“主补中益气。”
2. 《千金・食治》：“止渴。”
3. 《本草拾遗》：“主热气湿痹。”
4. 《本草纲目》：“凉血，解热毒，利大肠。”
5. 《本经逢原》：“治胃热呕逆，肠红下血。”

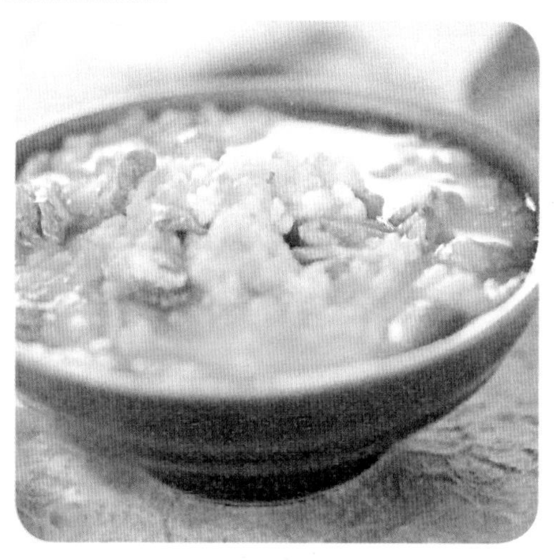

◆ 兔肉苦瓜粥

主　料：大米 100 克，兔肉 80 克，苦瓜 40 克。

调　料：姜末、盐各 5 克，味精少许。

做　法：

1. 大米淘洗干净；兔肉洗净，切小块，冲去血水备用；苦瓜洗净，去瓤，榨汁备用。

2. 锅置火上，加水、大米煮开，转小火煮 20 分钟，加入兔肉、苦瓜汁再煮10分钟，放入调料即可食用。

功　效：补中益气、凉血解毒、清热止渴。

◆ 芹菜兔肉煲

主　料：兔肉 100 克，芹菜 100 克，鲜香菇、水发木耳各 30 克。

调　料:姜、大葱、淀粉、酱油、盐、白砂糖、香油、米酒、食用油各适量。

做　法：

1. 兔肉洗净，切块，用湿淀粉、酱油、盐、糖、酱油腌制。

2. 芹菜去根、叶，洗净，切段，放入热油锅内炒熟待用。

3. 冬菇摘净，浸发;黑木耳浸发，去菌杂质，再用清水漂洗，并用少许精盐、白糖、米酒、生油拌匀；

4. 起油锅，下姜葱爆香，爆过兔肉，放入米酒、清水少许，调味，与冬菇、木耳一齐盛入瓦锅内，文火煮至兔肉熟，加入刚炒熟的芹菜，调味即可。

功　效：清肝降压、健脾开胃。

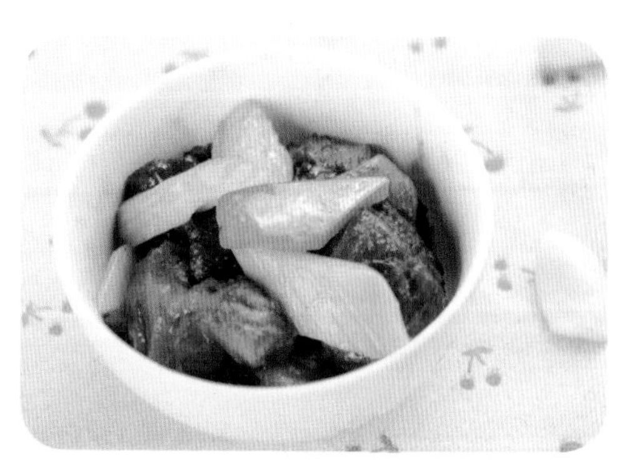

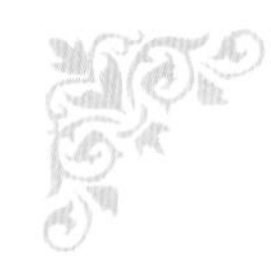

鸭肉

补虚劳且不添负

别　　名　家鸭肉、家凫肉。

性味归经　性凉，味甘、咸；归脾、胃、肺、肾经。

建议食用量　每餐约80克。

营养成分

蛋白质、脂肪、泛酸、碳水化合物、胆固醇、维生素A、硫胺素、核黄素、烟酸、维生素E、钙、磷、钾、钠、镁、铁、锌、硒、铜、锰等。

护肝功效

鸭肉营养丰富，其饱和脂肪酸、单不饱和脂肪酸、多不饱和脂肪酸的比例较为理想，适合于急、慢性肝病患者使用。

食用宜忌

宜食：适用于体内有热、上火的人食用;发低热、体质虚弱、食欲不振、大便干燥和水肿的人，食之更佳。

忌食：对于素体虚寒，受凉引起的不思饮食，胃部冷痛，腹泻清稀，腰痛及寒性痛经以及肥胖、动脉硬化、慢性肠炎者应少食；感冒患者不宜食用。

食用功效

鸭肉蛋白质的氨基酸组成与人体相似，有利吸收；鸭肉富含不饱和脂肪酸，易于消化，是高血压、高血脂患者的理想肉食。鸭肉也是含维生素A和B族维生素较多的肉类品种，其中内脏比肌肉含量更高，尤以鸭肝最高。鸭肉还含有较多的铁、铜、锌等矿物质，其中鸭肝含铁最多。

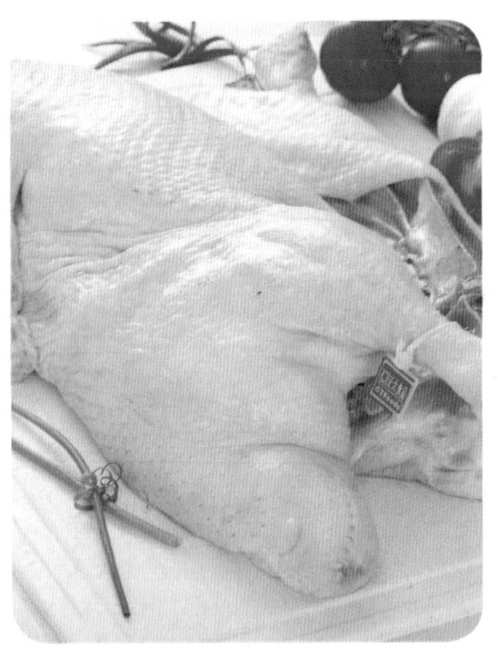

黄金搭配

鸭肉＋山药

鸭肉宜与山药同食，可降低胆固醇、滋补身体。

鸭肉＋白菜

鸭肉宜与白菜同食，可促进血液中胆固醇的代谢。

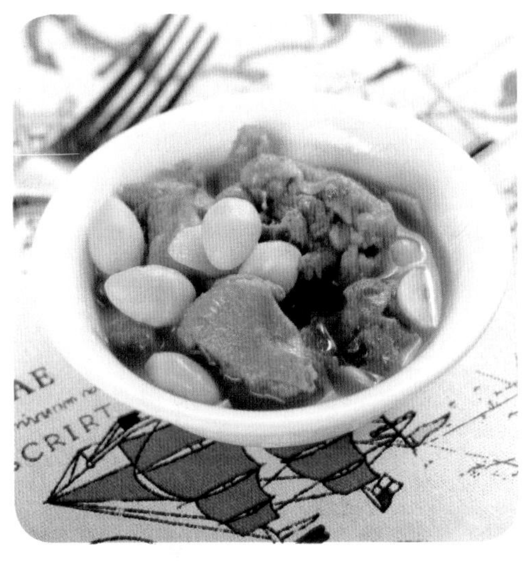

◆ 白果焖鸭

主　料：白鸭1只，白果适量。

调　料：陈皮、葱、姜、酱油、料酒、盐各适量。

做　法：

1. 白鸭毛去净，内脏摘除冲净，切块，用姜片、葱飞水后与白果一起放入砂锅中，再放姜片、葱段、陈皮，水适量，大火烧开，然后转小火炖3小时，放酱油、料酒、盐调味即可。

功　效：补肾、滋阴、养胃、利水消肿、定喘止咳。

◆ 酸菜鸭

主　料：鸭肉500克，酸菜100克。

调　料：姜丝、蒜末、白胡椒、辣椒、盐、面粉、料酒、高汤，植物油各适量。

做　法：

1. 鸭肉洗净，切块，加盐，面粉、料酒拌匀；酸菜洗净，切丝。

2. 锅烧热倒入植物油，炝香蒜末、姜丝，放入鸭肉翻炒1分钟，接着放高汤、酸菜丝煮熟，加入盐、辣椒、白胡椒调味即可。

功　效：清肺养胃、滋阴补肾、消肿利水。

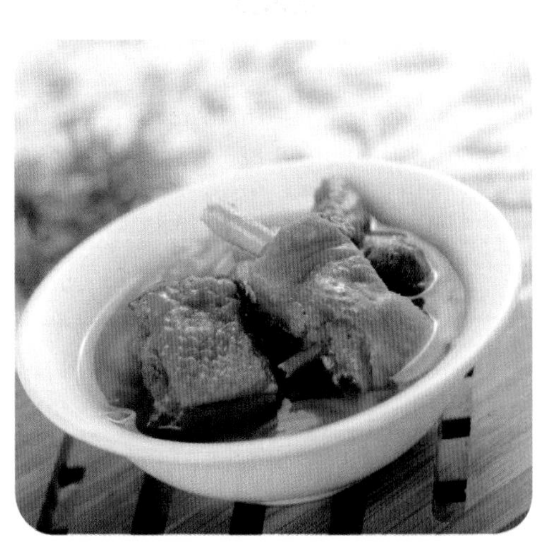

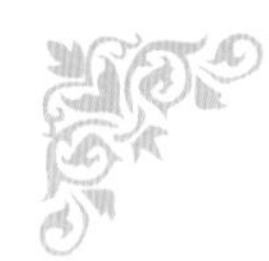

鸡肉

肝病恢复期的食疗佳品

性味归经 性平、温，味甘；归脾、胃经。

建议食用量 每餐约100克。

营养成分

蛋白质、脂肪、硫胺素、核黄素、烟酸、维生素A，维生素C、胆甾醇、钙、磷、铁等多种成分。

护肝功效

鸡肉中丰富的蛋白质就像肝脏的“维修工”，能起到修复肝细胞、促进肝细胞再生的作用。

食用宜忌

鸡肉内含有谷氨酸钠，可以说是“自带味精”。烹调鲜鸡时只需放油、精盐、葱、姜、酱油等，味道就很鲜美，如果再放入花椒、大料等调料，反而会把鸡的鲜味驱走或掩盖。鸡屁股处淋巴最为集中，也是储存病菌、病毒和致癌物的地方，最好不要食用。

食用功效

鸡肉蛋白质的含量比较高，所含氨基酸种类多，而且消化率高，很容易被人体吸收利用，有增强体力、强壮身体的作用。鸡肉含有对人体生长发育有重要作用的磷脂类，是人体膳食结构中脂肪和磷脂的重要来源之一。鸡肉对营养不良、畏寒怕冷、乏力疲劳、月经不调、贫血、虚弱等有很好的食疗作用。中医认为，鸡肉有温中益气、补虚填精、健脾胃、活血脉、强筋骨的功效。

鸡的品种很多，但作为美容食品，以乌鸡为佳，乌鸡入肾经，具有温中益气、补肾填精、养血乌发、滋润肌肤的作用。凡虚劳羸瘦、面色无华、水肿消渴、产后血虚乳少者，这是很好的食疗滋补之品。

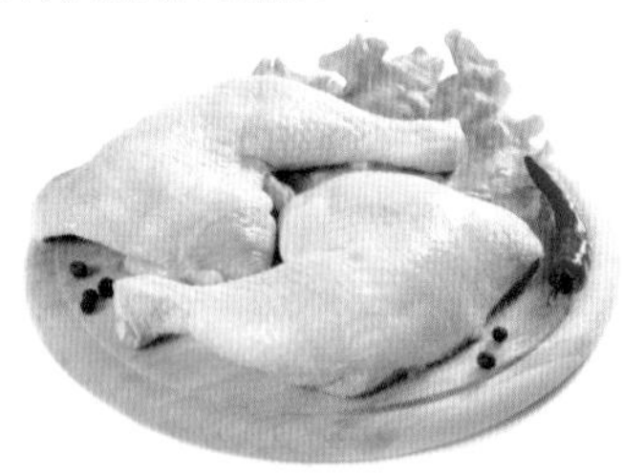

药典论述

1.《神农本草经》：“丹雄鸡主女人崩中漏下，赤白沃，补虚温中，止血，杀毒。黑雌鸡主风寒湿痹，安胎。”

2.《日华子本草》：“黄雌鸡，止劳劣，添髓补精，助阳气，暖小肠，止泄精，补水气。”

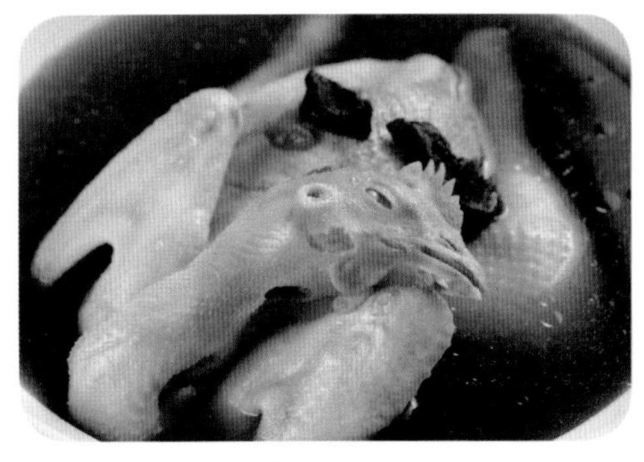

◆ 首乌炖鸡

主　料：何首乌 30 克，雏鸡 750 克。

调　料：精盐、味精、葱段、姜片、黄酒各适量。

做　法：

1. 将雏鸡宰杀，放入 50 ～ 60℃的热水中烫透周身，拔去羽毛，从颈部取出内脏，剁去嘴尖、翅尖、腚尖及爪尖洗净，入沸水中烫一下，除去血水，捞出用温水洗净；何首乌洗净，用纱布包好，塞入鸡腹内。

2. 锅洗净，注入清水，放入整鸡，加精盐、葱段、姜片、黄酒，用旺火烧沸，撇去沸沫，改用中火炖约 45 分钟，待鸡肉熟烂后，用味精调味，取出鸡腹内何首乌包即成。

◆ 香菇鸡肉粥

主　料：鸡脯肉 100 克，鲜香菇 3 个，大米 100 克。

调　料：橄榄油、盐、淀粉、胡椒粉适量。

做　法：

1. 大米淘洗干净后用清水浸泡 1 小时。

2. 鸡脯肉切丝，用少许盐、淀粉、适量橄榄油拌匀，腌制 30 分钟，鲜香菇洗净切丝备用。

3. 锅中放入足量水烧开，放入浸泡后的大米和适量橄榄油，大火煮开后转小火继续煮 20 分钟。

4. 加入香菇丝煮 5 分钟，再加入鸡肉丝煮沸，调入适量盐、胡椒粉，搅拌均匀即可。

功　效：补肝肾、健脾胃、益气补血。

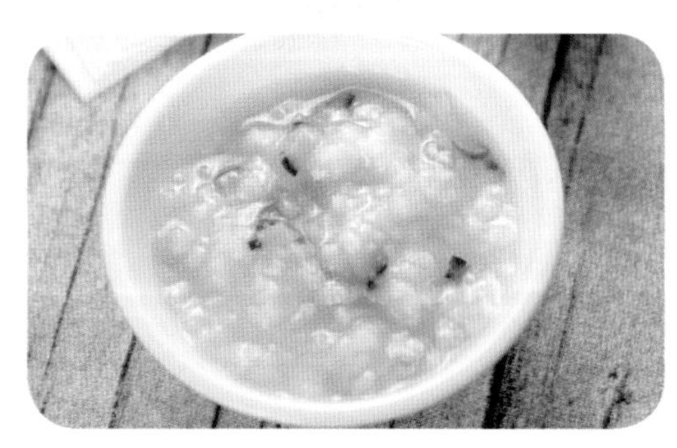

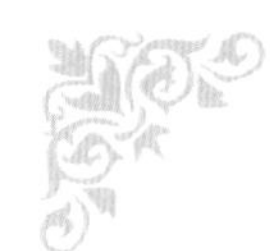

鲈鱼

防治脂肪肝

别　　名　鲈花、鲈板、鲈子鱼。

性味归经　味甘，性平；归肝、脾、肾三经。

建议食用量　每餐约 100 克。

营养成分

蛋白质、脂肪、碳水化合物、维生素 A、B 族维生素、灰分、核黄素、钙、镁、锌、硒等。

护肝功效

鲈鱼含有丰富的二十碳五烯酸（EPA），它能与血液中胆固醇结合形成胆固醇酯，促进胆固醇的代谢和排泄，从而降低血液中胆固醇含量，对脂肪肝有很好的防治作用。

药典论述

1.《本草经疏》：“鲈鱼，味甘淡气平与脾胃相宜。肾主骨，肝主筋，滋味属阴，总归于脏，益二脏之阴气，故能益筋骨。脾胃有病，则五脏无所滋养，而积渐流于虚弱，脾弱则水气泛滥，益脾胃则诸证自除矣。”

2.《食经》：“主风痹，面疱。补中，安五脏。”

食用功效

鲈鱼富含蛋白质、维生素 A、B 族维生素、钙、镁、锌、硒等营养素，具有补肝肾、益脾胃、化痰止咳之效，对肝肾不足的人有很好的补益作用；鲈鱼脂肪含量较低，富含优质蛋白及钙质等矿物质，营养丰富，适宜减肥期间食用；鲈鱼还可治胎动不安、产后少乳等症，准妈妈和产妇吃鲈鱼既补身又不会造成营养过剩而导致肥胖，是健身补血、健脾益气和益体安康的佳品。

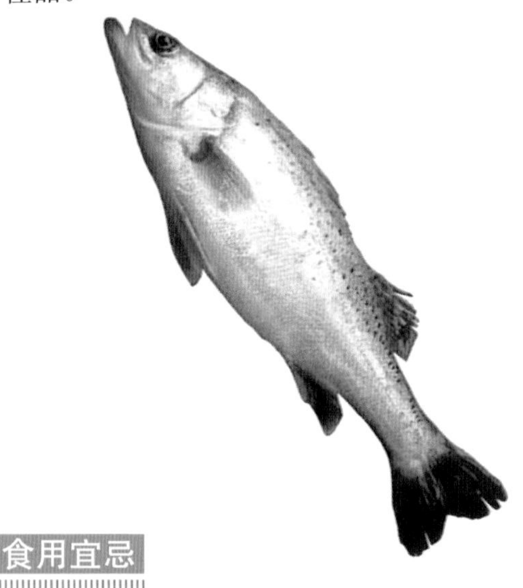

食用宜忌

宜食：适宜贫血头晕、妇女妊娠水肿、胎动不安之人食用。

忌食：患有皮肤病疮肿者忌食。

鲈鱼忌与牛羊油、奶酪和中药荆芥同食。

养生食谱

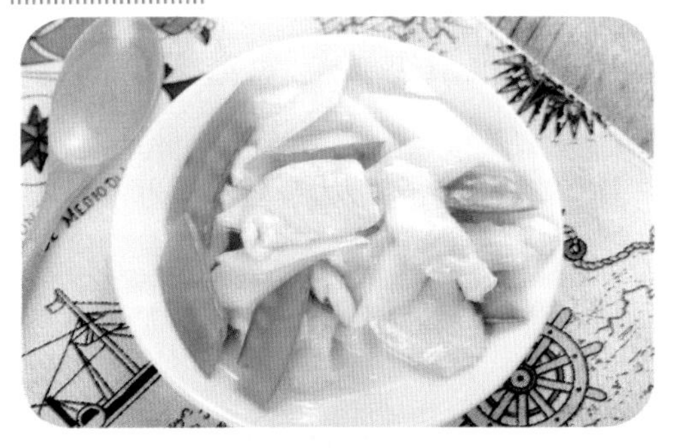

◆ 白玉鲈鱼片

主　料：鲈鱼1条，鸡蛋1个，山药50克，荷兰豆25克，梨1个。

调　料：葱姜汁、料酒、白糖、盐、植物油、水淀粉各适量。

做　法：

1. 鲈鱼清理、洗净后切成薄片，用少许盐、蛋清、淀粉上浆；山药削皮切片；荷兰豆切段；梨削皮去核切小片；葱姜洗净，温水泡15分钟成为葱姜汁。

2. 炒锅烧热，倒入植物油，烧至三成热，放入鱼片，轻轻拨散，至熟捞起；再将山药、荷兰豆、生梨，加油一起炒熟取出。

3. 炒锅中留少许油放入葱姜汁，加少许盐、白糖、料酒，烧开投入全部主料翻炒均匀，用淀粉勾芡即成。

功　效：滋补肝肾、健脾开胃、滋阴益肺。

◆ 清蒸鲈鱼

主　料：鲈鱼1条。

调　料：葱段、姜片、盐、料酒、糖、青椒丝、红椒丝、花椒、味极鲜、植物油各适量。

做　法：

1. 鲈鱼洗净去内脏，切花刀，用盐、料酒、糖少许腌一下，放在盘中，加入葱段、姜片，少加一点水。

2. 把鱼放在锅里蒸15分钟，然后取出鱼待用。

3. 重新切葱丝，也可以将青椒、红椒丝放鱼上面，锅热植物油，放入花椒炸出油浇淋在蒸好的鱼上，倒入蒸鱼用的味极鲜即可。

功　效：养肝健脾。

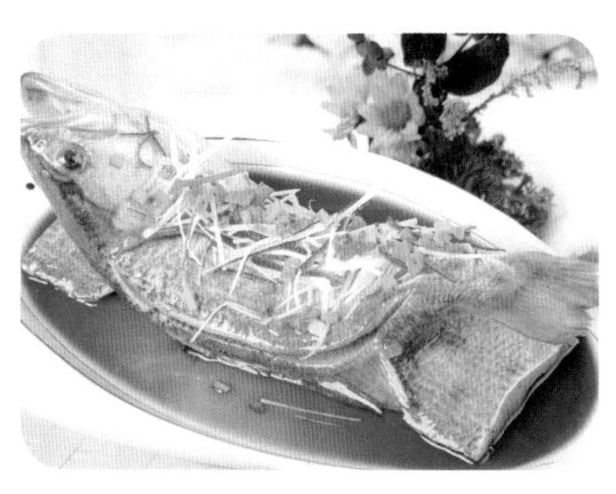

鲫鱼

补益通利缓水肿

别　　名　河鲫、鲫瓜子、喜头鱼、海附鱼、童子鲫。

性味归经　味甘，性平；归脾、胃、大肠经。

建议食用量　每次约 100 克。

营养成分

蛋白质、脂肪、脂肪、维生素 A、维生素 B_1、维生素 B_2、维生素 B_{12}、烟酸、磷、钙、铁、硫胺素、核黄素等。

护肝功效

鲫鱼所含的蛋白质、氨基酸种类较全面，能满足肝病患者的营养需要。鲫鱼只含有少量的脂肪，且多是不饱和脂肪酸，能减轻肝脏负担。

良方妙方

1. 脾胃虚弱所致的食欲不振：鲫鱼 1 条，去鳞及内脏，紫蔻 6 克（研末）放入鱼腹内，再加陈皮，生姜，胡椒等煮熟食用。

2. 水肿：鲜鲫鱼 1 条，砂仁面 6 克，甘草末 3 克，将鱼去鳞及内脏，洗净，将药纳入腹中，用线缚好，清蒸熟烂，分次当菜吃（忌盐酱 20 天）。

食用功效

鲫鱼有健脾利湿、和中开胃、活血通络、温中下气之功效，对脾胃虚弱、水肿、溃疡、气管炎、哮喘、糖尿病有很好的滋补食疗作用；鲫鱼肉嫩味鲜，可做粥、做汤、做菜、做小吃等，尤其适于做汤，鲫鱼汤不但味香汤鲜，而且具有较强的滋补作用，非常适合中老年人和病后虚弱者食用。产后妇女多食鲫鱼汤，可补虚通乳。

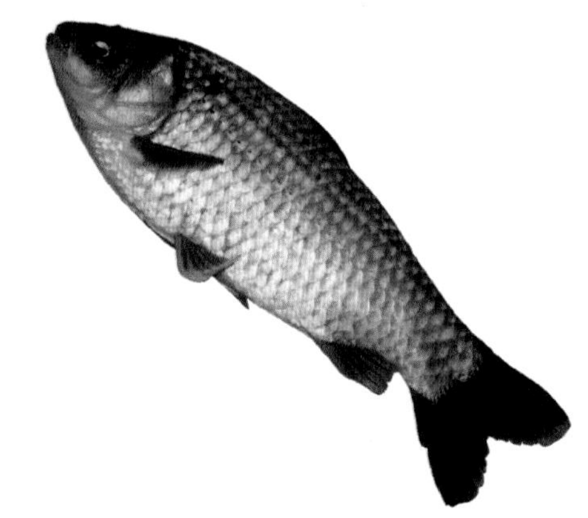

食用宜忌

宜食：慢性肾炎水肿，肝硬化腹水，营养不良，浮肿者宜食；孕妇产后乳汁缺少者宜食；脾胃虚弱，饮食不香者宜食；小儿麻疹初期，或麻疹透发不快者宜食；痔疮出血，慢性久痢者宜食。

忌食：鲫鱼补虚，诸无所忌。但感冒发热期间不宜多吃。

养生食谱

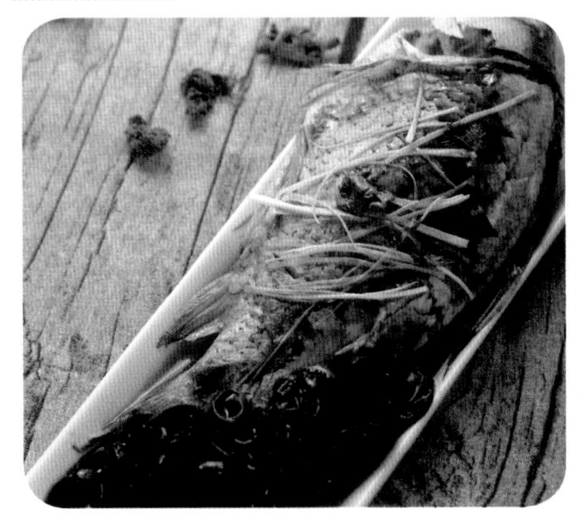

◆ 木耳清蒸鲫鱼

主　料：黑木耳100克，鲫鱼300克。

调　料：料酒、盐、白糖、姜、葱、植物油各适量。

做　法：

1. 将鲫鱼去鳃、内脏和鳞，冲洗干净；黑木耳泡发，去杂质，洗净，撕成小碎片；姜洗净，切成片；葱洗净，切成段。
2. 将鲫鱼放入大碗中，加入姜片、葱段、料酒、白糖、植物油、盐腌渍半小时。
3. 鲫鱼上放入碎木耳，上蒸锅蒸20分钟即可。

功　效：温中补虚、健脾利水。

◆ 莼菜鲫鱼汤

主　料：鲫鱼500克，莼菜200克。

调　料：植物油、盐、料酒、味精、胡椒粉各适量。

做　法：

1. 鲫鱼去鳞、鳃和内脏，洗净；莼菜洗净，去杂质，沥干；
2. 锅中下植物油，将鲫鱼两面煎黄，烹入料酒，加水煮开，大火煮20分钟，加入莼菜、盐、味精、胡椒粉，小火再煮约5分钟即可。

功　效：健脾开胃、清热解毒、利水除湿。

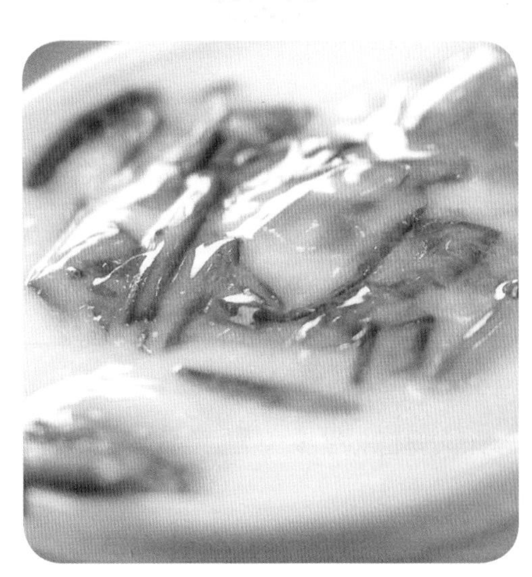

海参

有利于三阳转阴的海产

别　　名　海男子、土肉、刺参、海鼠、海瓜皮。

性味归经　性温，味甘咸;归心、肾、脾、肺经。

建议食用量　涨发品每次50～100克。

营养成分

粗蛋白质、粗脂肪、灰分、碳水化合物、钙、磷、铁、碘等。

护肝功效

海参中的牛磺酸、赖氨酸等在植物性食品中几乎没有。海参特有的活性物质海参素，对多种真菌有显著的抑制作用，如刺参素A和刺参素B可用于治疗真菌和白癣菌感染，具有抗炎、成骨作用，尤其对肝炎患者、结核病、糖尿病、心血管病有显著的治疗作用。

食用宜忌

海参富含胶质，不但可以补充体力，对于皮肤、筋骨也都有保健功效，同时还能改善便秘症状。海参中钾含量低，钠含量很高，不利于控制血压，因此高血压患者要少食。

食用功效

海参胆固醇、脂肪含量少，是典型的高蛋白、低脂肪、低胆固醇食物，对高血压、冠心病、肝炎等病人及老年人堪称食疗佳品，常食对治病强身很有益处；海参含有硫酸软骨素，有助于人体生长发育，能够延缓肌肉衰老，增强人体的免疫力；海参微量元素钒的含量居各种食物之首，可以参与血液中铁的输送，增强造血功能；食用海参对再生障碍性贫血、糖尿病、胃溃疡等均有良效。

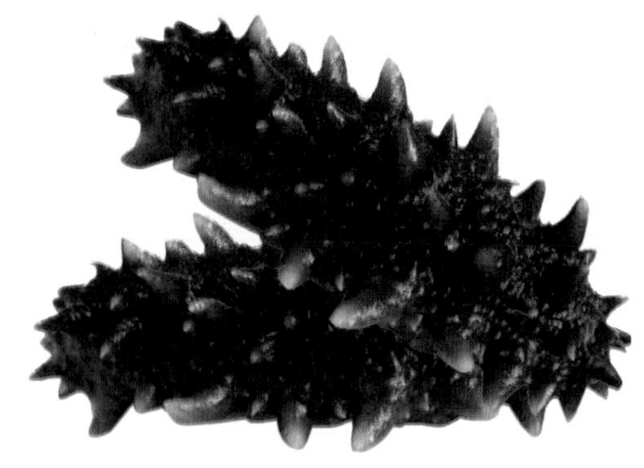

药典论述

1.《本草求原》:“泻痢遗滑人忌之，宜配涩味而用。”

2.《随息居饮食谱》:“脾弱不运，痰多便滑，客邪未尽者，均不可食。”

养生食谱

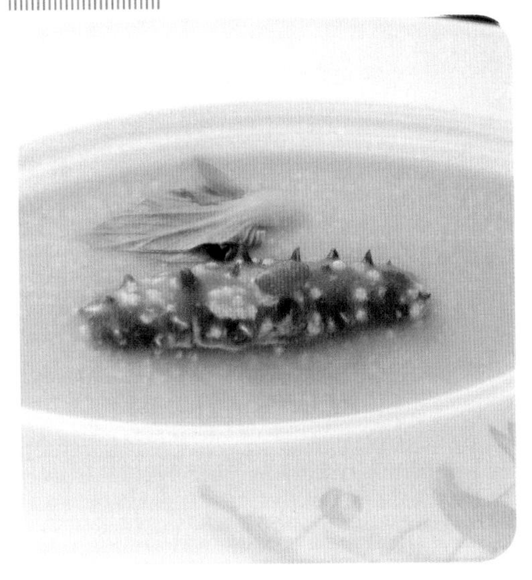

◆ 小米炖辽参

主　料：辽参1条、小米25克。

辅　料：清汤1000毫升、浓汤850毫升、料酒20毫升。

做　法：

1. 将发好的辽参，用加了料酒的水汆两遍，然后用清汤煨制入味，待用。
2. 小米放在浓汤中炖成粥状，待用。
3. 将炖好的海参放入小米浓汤粥中，上火再蒸10分钟即可。

功　效：补肾、益精、养血。

◆ 海参煲鸡汤

主　料：鸡胸肉500克，火腿50克，海参500克，胡萝卜350克。

调　料：姜、大葱、盐各适量。

做　法：

1. 鸡肉洗净，切条，放入滚水中煮10分钟，取出洗净沥水；胡萝卜去皮，洗净切角形，海参洗净。
2. 水适量放入锅中烧滚，放入姜1片，葱适量，下海参煮5分钟，捞起，用清水洗净，切丁。
3. 锅置火上，加适量水，放入鸡条、火腿、胡萝卜、姜1片煲滚，慢火煲两小时，放入海参再煲1小时，下盐调味即可。

功　效：大补元气、滋阴润燥、健体、健脑。

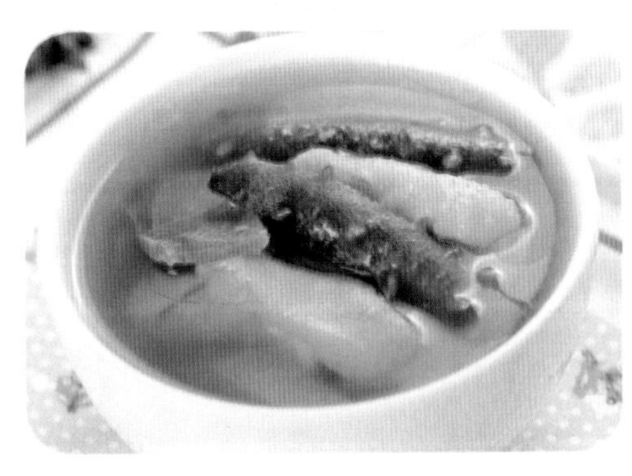

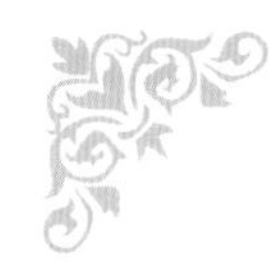

带鱼

养肝补血泽肤养发

别　　名　刀鱼、裙带鱼、牙带、白带鱼、柳鞭鱼。

性味归经　性温，味甘、咸；归肝、脾经。

建议食用量　每次约100克。

营养成分

蛋白质、脂肪、维生素B_1、维生素B_2和烟酸、钙、磷、铁、碘等成分。鳞中含20%～25%的油脂、蛋白质和无机盐。油脂中含多种不饱和脂肪酸。

护肝功效

带鱼有暖胃、补虚、泽肤、祛风、杀虫、补五脏等功效，对脾胃虚弱、消化不良、皮肤干燥者尤为适宜；还可用做迁延性肝炎、慢性肝炎的食疗。

良方妙方

1. 病后体虚：带鱼、糯米各适量，加调味品，蒸熟内服。(《海洋药物民间应用》)

2. 肝炎：鲜带鱼蒸熟后上层油食用，不限量。(《中国药用海洋生物》)

3. 呃逆：带鱼火烧存性，研末，用量2～5克。(《常见药用动物》)

食用功效

带鱼的脂肪含量高于一般鱼类，且多为不饱和脂肪酸，这种脂肪酸的碳链较长，具有降低胆固醇的作用；带鱼全身的鳞和银白色油脂层中还含有一种抗癌成分，对辅助治疗白血病、胃癌、淋巴肿瘤等有益；常吃带鱼还有养肝补血、泽肤养发的健美功效。

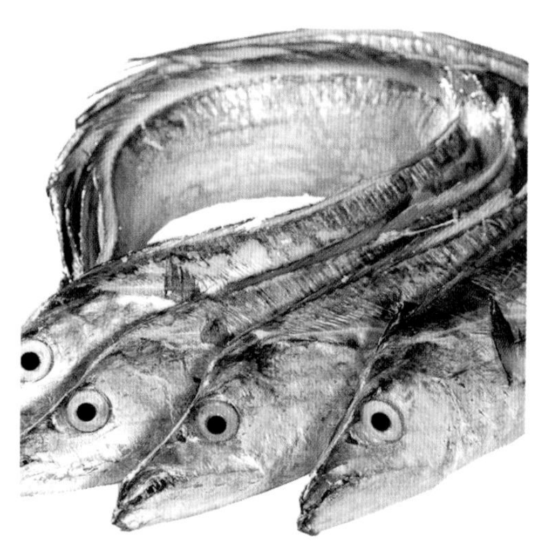

药典论述

1.《食物中药与便方》:“带鱼，滋阴、养肝、止血。急慢性肠炎蒸食，能改善症状。”

2.《本草从新》:“补五脏，祛风杀虫。”

3.《食物宜忌》:“和中开胃。”

4.《随息居饮食谱》:“暖胃，补虚，泽肤。”

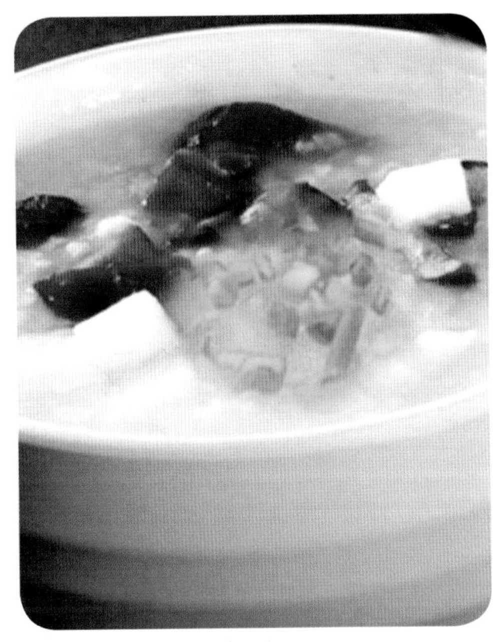

◆ 清蒸带鱼

主　料：带鱼250克。

调　料：葱丝、姜丝、酱油、料酒、白糖、盐、植物油各适量。

做　法：

1. 将带鱼去头、尾，收拾干净，切成长8厘米的段；酱油、盐、料酒、白糖放入碗中搅匀，备用。

2. 将带鱼段整齐地码在盘中，放入葱丝、姜丝、油、酱汁，上屉大火蒸20分钟，取出即可。

功　效：补虚益气。适用于慢性胃炎，慢性肝炎，营养不良，毛发枯黄等。

◆ 红枣带鱼粥

主　料：糯米50克，带鱼60克。

辅　料：红枣5个。

调　料：调味料、葱花、姜末各适量。

做　法：

1. 糯米洗净，泡水30分钟，带鱼切块，沥干水分备用。

2. 红枣、糯米加水熬成稠粥，放入带鱼烫熟，再拌入调味料，装碗后撒上葱花、姜末即可。

功　效：滋补脾胃、益气养血。

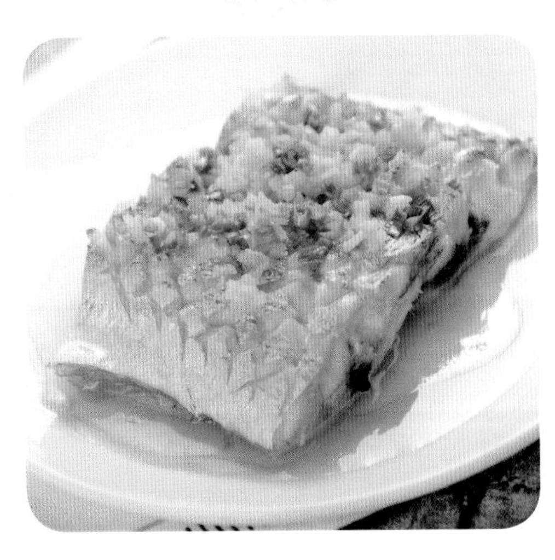

鱿鱼

促进肝脏解毒，预防肝功能损害

别　　名　枪乌贼、柔鱼、竹快子、小管仔。

性味归经　性平，味甘、咸；归肝、肾经。

建议食用量　每次 50 ~ 100 克。

营养成分

蛋白质、脂肪、牛磺酸，并含有大量的碳水化合物和钙、磷、碘等无机盐。

护肝功效

鱿鱼富含蛋白质、钙、磷、铁等，有益治疗贫血。肝病患者食用可缓解疲劳，改善肝功能和弥补肝脏受损造血不足的情况。鱿鱼还含有硒，对预防肝病意义重大，可以降低肝癌的发病率，有助于增强机体免疫力。

食用宜忌

鱿鱼中含有易诱发皮肤瘙痒、过敏的物质，因此易患湿疹和荨麻疹等过敏体质者不宜食用。此外，生鱿鱼中含有一种多肽成分，容易影响肠胃蠕动，因此，鱿鱼最好是煮熟透后再食用。

食用功效

鱿鱼富含镁、钾、锌、硒等元素，利于骨骼发育和增强免疫力；鱿鱼含有大量的牛磺酸，可抑制血液中的胆固醇，具有缓解疲劳、恢复视力、改善肝脏功能的作用，其所含多肽和硒有抗病毒、抗辐射作用。

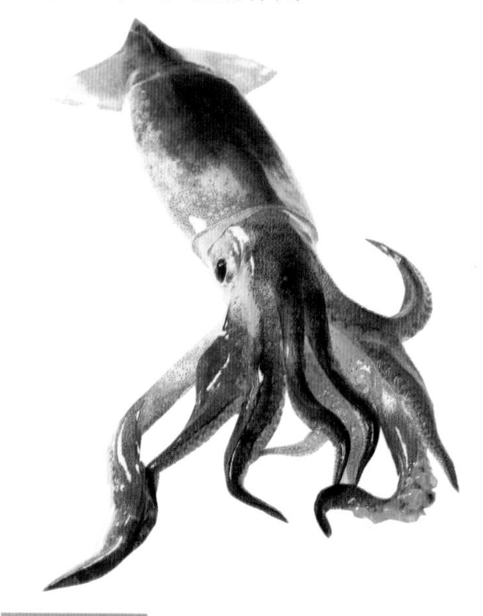

温馨贴士

优质鱿鱼体形完整坚实，呈粉红色，有光泽，体表面略现白霜，肉肥厚，半透明，背部不红；劣质鱿鱼体形瘦小残缺，颜色赤黄略带黑，无光泽，表面白霜过厚，背部呈黑红色或霉红色。市场看到的鱿鱼有两种：一种是躯干部较肥大的鱿鱼，它的别称叫“枪乌贼”；一种是躯干部细长的鱿鱼，它的别称是“柔鱼”，小的柔鱼俗名叫“小管仔”。

养生食谱

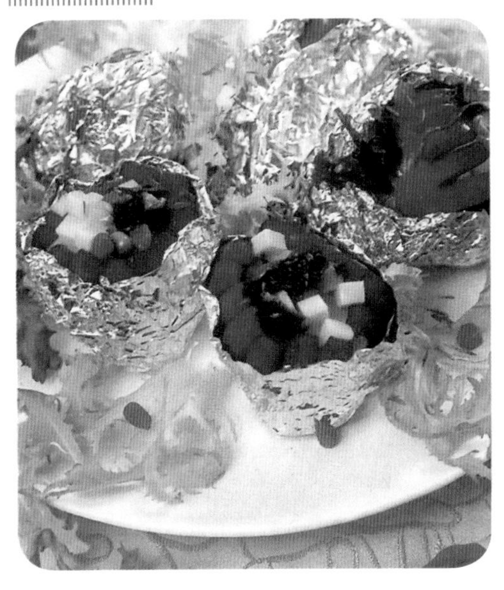

◆ 蟹黄仔鱿

主　料：鱿鱼仔8只(450克)，蟹黄25克，贝母汁15克，绍酒5克，植物油适量。

做　法：

1. 鱿鱼仔处理干净，出水后用植物油爆炒。
2. 蟹黄剁成碎末，扒在鱿鱼仔上，浇上贝母汁即可。

功　效：健脾补肾。

◆ 八珍鲜鱿

主　料：鲜鱿鱼750克。

辅　料：虾肉粒30克，鲜贝粒30克，鱼肚粒30克，仔鸡脯粒30克，冬菇粒15克，冬笋粒15克，鲜山药粒15克，白芍粒15克。

调　料：绍酒4克，红曲米25克，盐7克，蚝油8克。

做　法：

1. 鲜鱿鱼打刀后入红曲水卤制将透。
2. 八种辅料分别处理后入味拌匀，酿入鱿鱼中，包上锡纸。
3. 烤箱220℃烤制12分钟即可。

功　效：健脾柔肝、补血活血。

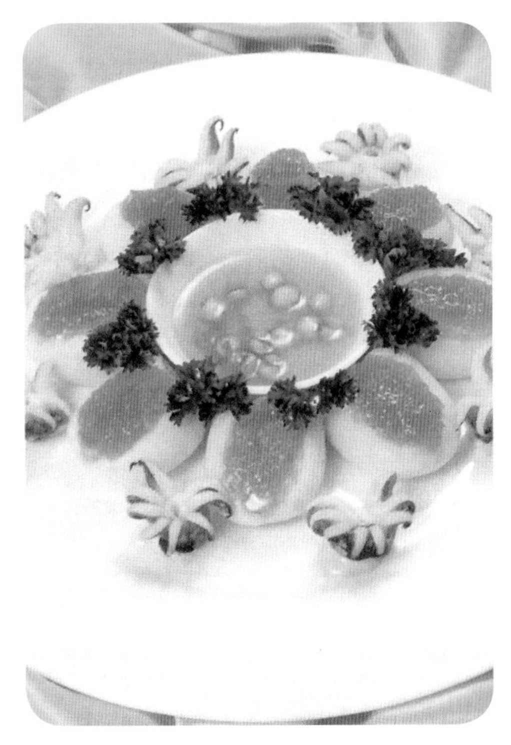

牡蛎

护肝解毒，提高肝功能

别　　名　生蚝、蛎蛤、古贲、左顾牡蛎、牡蛤。

性味归经　味咸、涩，性微寒；归肝、心、肾经。

建议食用量　30 ~ 50克。

营养成分

糖原、牛磺酸、谷胱甘肽、维生素A、维生素B_1、维生素B_2、维生素D、铜、锌、锰、钡、磷及钙等。

护肝功效

牡蛎具有平肝潜阳、软坚散结、收敛固涩等作用，上能治疗肝阳上亢导致的头晕、头痛、偏头痛、眼花，下能治疗腹泻。

食用宜忌

宜食：体质虚弱儿童，肺门淋巴结核，颈淋巴结核，瘰疬者宜食；阴虚烦热失眠，心神不安者宜食；癌症患者及放疗、化疗后宜食；糖尿病、干燥综合征、高血压病、动脉硬化、高脂血症患者宜食；妇女更年期综合征和怀孕期间宜食。

忌食：急慢性皮肤病患者忌食；脾胃虚寒，慢性腹泻便池者不宜多吃。

食用功效

牡蛎含18种氨基酸、肝糖原、B族维生素、牛磺酸和钙、磷、铁、锌等营养成分，常吃可以提高机体免疫力；牡蛎所含牛磺酸有降血脂、降血压的功效；牡蛎中所含的多种维生素与矿物质特别是硒可以调节神经、稳定情绪；牡蛎中钙含量接近牛奶，铁含量为牛奶的21倍，食后有助于骨骼、牙齿生长；牡蛎富含核酸，能延缓皮肤老化，减少皱纹的形成。

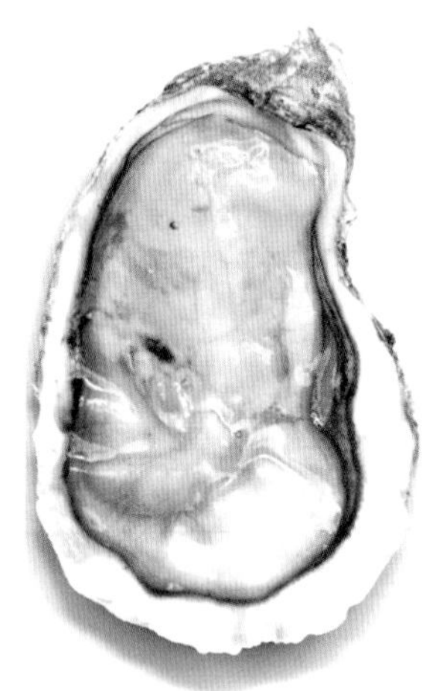

药典论述

1.《神农本草经》：“主伤寒寒热，温疟洒洒，惊恚怒气，除拘缓鼠瘘，女子带下赤白。久服强骨节。”

2.《名医别录》：“除留热在关节荣卫，虚热去来不定，烦满；止汗，心痛气结，止渴，除老血，涩大小肠，止大小便，疗泄精，喉痹，咳嗽，心胁下痞热。”

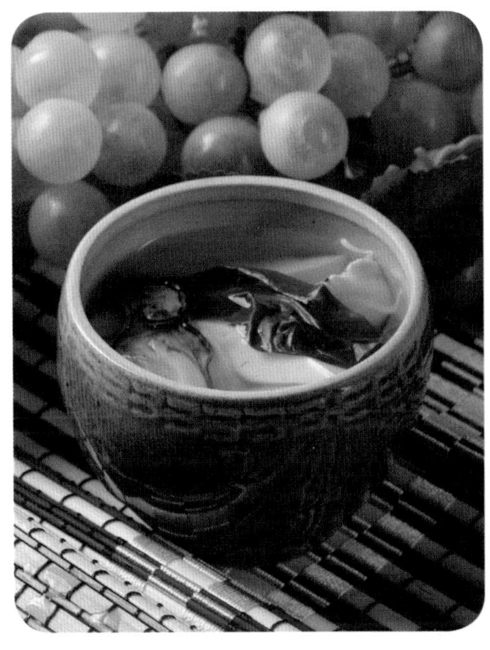

◆ 干煎牡蛎

主　料：牡蛎肉400克，鸡蛋5只。

调　料：料酒、精盐、味精、葱末、姜末、猪油和香油各适量。

做　法：

1.将牡蛎肉去杂洗净，投入开水锅内氽一下捞出，沥去水；鸡蛋打入碗内，搅匀，再放入牡蛎肉、葱末、姜末、精盐和味精拌匀。

2.锅置火上，放入猪油烧至四五成热，投入调好的牡蛎肉煎至两面呈金黄色，熟透后烹入料酒，淋入香油，出锅装盘即成。

◆ 牡蛎豆腐汤

主　料：牡蛎粉15克，豆腐200克，青菜叶50克，鸡汤适量。

做　法：豆腐切菱形块浮水，青菜叶洗净。砂锅加汤、葱姜、胡椒粉烧浮末，放入牡蛎粉、豆腐，文火煮15分钟左右，加青菜叶即可。

功　效：软坚散结。

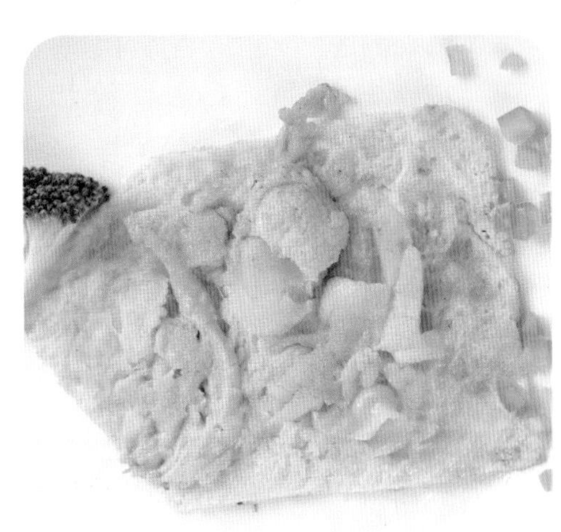

第三章

中草药，不可忽视的传统护肝妙药与中医奇方

一、防治肝病常用中草药

丹参

疏肝解郁

别　　名　紫丹参、红丹参、大红袍、红根、血参根、血山根。

性味归经　味苦，微寒；归心、肝经。

建议食用量　内服：煎汤，5 ~ 15 克，大剂量可用至 30 克。

营养成分

丹参酮、隐丹参酮、异丹参酮、丹参内酯、丹参酸、原儿茶酸、琥珀酸等。

护肝功效

丹参能推迟和减轻缺血后再灌注引起的不可逆肝损伤，能使体外培养的成纤维细胞发生显著的形态学改变，并能抑制细胞的核分裂和增殖，对免疫性肝细胞损伤的肝纤维化有保护作用，对早期和晚期肝癌切除术后的肝内和远处转移复发有防治作用。

注意事项

丹参不宜与藜芦同用。丹参忌与醋、羊肝、葱、牛奶等同服。部分人服用丹参会出现过敏反应，或者胃痛。无瘀血者慎服。妊娠妇女慎服。大便不实者忌服。

功用疗效

祛瘀止痛，活血通经，清心除烦。用于月经不调，经闭痛经，癥瘕积聚，胸腹刺痛，热痹疼痛，疮疡肿痛，心烦不眠；肝脾肿大，心绞痛。

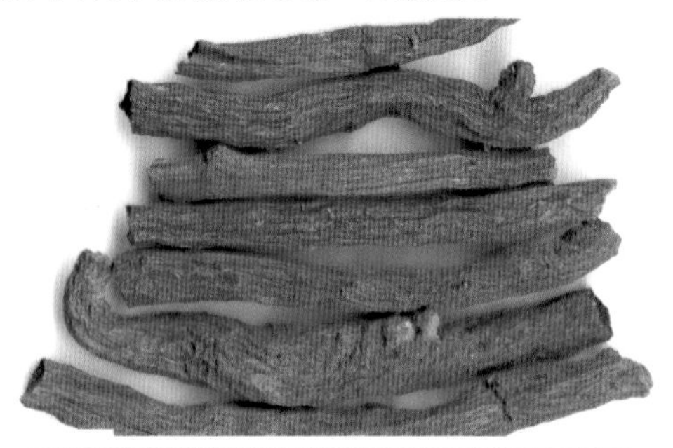

养生药膳

◆ **参芪陈皮茶**

配　方：丹参、黄芪各 15 克，陈皮 10 克。

做　法：将丹参、黄芪、陈皮一起放入砂锅，倒入适量清水，大火烧沸后改小火煎煮约 20 分钟。滤出汤汁，代茶饮用。

功　效：丹参可以改善微循环，降低血黏度；黄芪则可以补气固表，现代药理研究表明，黄芪可以增强心脏功能，保肝，降血压，还可以调节血糖。丹参配伍黄芪，可以解决长期服用黄芪伤阴的问题。二者再配上理气健脾、燥湿化痰的陈皮，可补气活血、降压、降脂。

甘草

增强肝脏的解毒能力

别　　名　红甘草、甜草、甜草根、粉甘草、粉草。

性味归经　味甘，性平；归心、肺、脾、胃经。

建议食用量　内服：煎汤，2 ~ 6 克，调和诸药用量宜小，作为主药用量宜稍大，可用 10 克；用于中毒抢救，可用 30 ~ 60 克。凡入补益药中宜炙用，入清泻药中宜生用。

外用：适量，煎水洗、渍；或研末敷。

营养成分

甘草酸、甘草次酸、黄酮、糖类、氨基酸等。

护肝功效

甘草可减轻肝细胞变性和坏死，降低血清转氨酶活力，提高肝细胞内的糖原和 DNA 含量，促进肝细胞再生，对肝炎病毒有抑制作用。

适用人群

胃溃疡、十二指肠溃疡的人适用。神经衰弱的人适用；支气管哮喘者、血栓静脉炎患者适用。

功用疗效

补脾益气，清热解毒，祛痰止咳，缓急止痛，调和诸药。用于脾胃虚弱，倦怠乏力，心悸气短，咳嗽痰多，脘腹、四肢挛急疼痛，痈肿疮毒，缓解药物毒性、烈性。

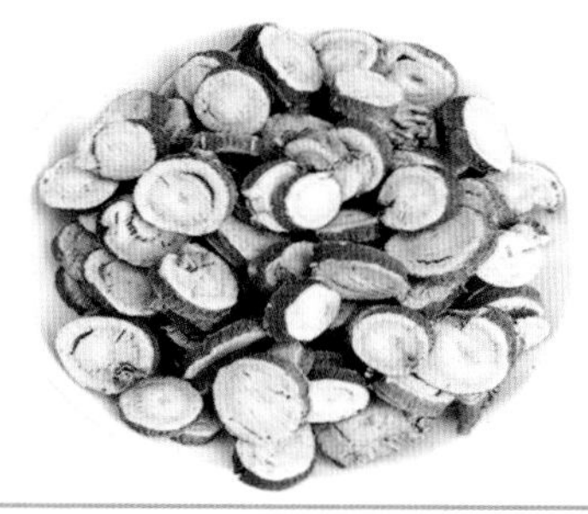

养生药膳

◆ 甘草菊花饮

配　方：甘草 12 克，杭白菊 10 克，绿豆 50 克。

做　法：

1. 甘草、杭白菊洗净煎煮后去渣留汁。
2. 绿豆洗净加水煮至软烂再投入药汁搅匀即可。

功　效：补中益气、清热明目。

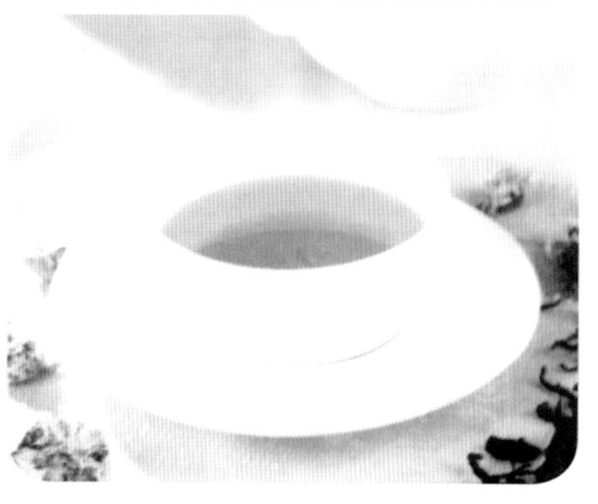

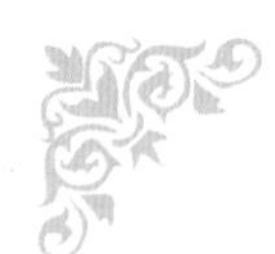

灵芝

肝病患者的保健佳品

别　　名　灵芝、神芝、芝草、仙草、瑞草。

性味归经　味甘，性平;归肾、心经。

建议食用量　3 ~ 9 克，水煎服。

营养成分

灵芝多糖、三萜类化合物、硬脂酸、苯甲酸、虫漆酶、虫漆异酶、海藻糖、核苷类、生物碱类、呋喃衍生物、酚类、甾醇类、分有麦角甾醇有机酸、氨基葡萄糖、半乳糖、木糖、甘露糖、麦芽糖、糖醛酸、生物碱、挥发油、水溶蛋白质等多种酶类。甘露醇、麦角甾固醇酶类以及人体必需的多种氨基酸多肽类和微量元素。

护肝功效

灵芝临床上常用于治疗肝病患者伴有的高血压、高血脂和消化性溃疡等症状，并且能促进肝损伤的恢复，退黄疸，抑制肝痛，也用于治疗肝癌。灵芝提取物具有改善胰腺微循环障碍的作用。此外灵芝提取物具有影响细胞内胆固醇集积、抗动脉硬化等作用。

功用疗效

具镇静、镇痛、抗衰老，保护肝脏，抗菌等功效，用于体虚乏力、饮食减少、头昏;心脾两虚、心悸怔忡、失眠健忘;肺气虚、喘咳短气；高血压病、高脂血症、冠心病；白细胞减少症；慢性病毒性肝炎。

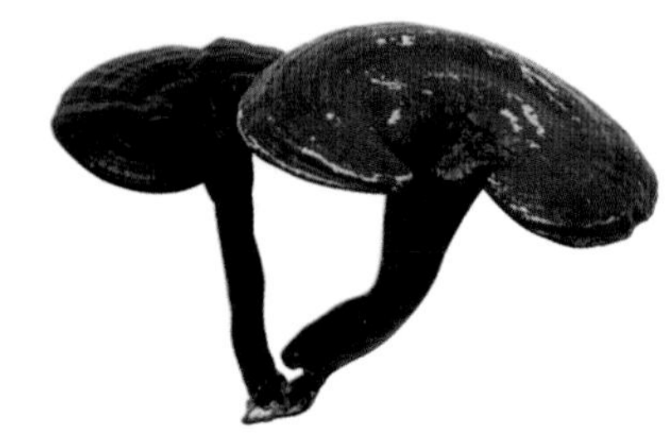

养生药膳

◆ 鲜参灵芝蒸乳鸽

配　方：净乳鸽 1 只(约 200 克)，鲜人参 1 支(约 25 克)，甘薯 100 克，灵芝片 16 克，盐 3 克，白糖 1 克，花雕酒 15 克，胡椒粉 1 克，葱、姜片各 5 克。

做　法：

1，将乳鸽洗净，从背部剖开，涂匀盐、白糖、花雕酒、胡椒粉腌渍备用。

2，甘薯去皮切块，灵芝片洗净，鲜人参洗净，拌盐、糖入味，放入乳鸽腹中，加葱、姜片，上锅蒸 120 分钟即可。

功　效：安神益气、止咳平喘。

连翘

护肝首选药

别　　名　连壳、黄花条、黄链条花、黄奇丹、青翘、落翘。

性味归经　味苦，性凉；归心、肝、胆经。

建议食用量　内服：煎汤，9 ~ 15 克；或入丸，散。外用：煎水洗。

营养成分

果实含连翘酚、甾醇化合物、皂苷（无溶血性）及黄酮醇苷类、马苔树脂醇苷等。果皮含齐墩果酸。青连翘含皂苷 4.89%，生物碱 0.2%。

护肝功效

1∶1的连翘水煎液可明显减轻四氯化碳所致大鼠的肝脏变性和坏死，并使肝细胞内蓄积的肝糖原、核糖核酸大部分恢复和接近正常。齐墩果酸是连翘抗肝损伤的有效成分，两者均能降低实验性肝损伤动物的血清谷丙转氨酶。

注意事项

脾胃虚弱，气虚发热，痈疽已溃、脓稀色淡者忌服。

功用疗效

清热，解毒，散结，消肿。治温热，丹毒，斑疹，痈疡肿毒，瘰疬，小便淋闭。

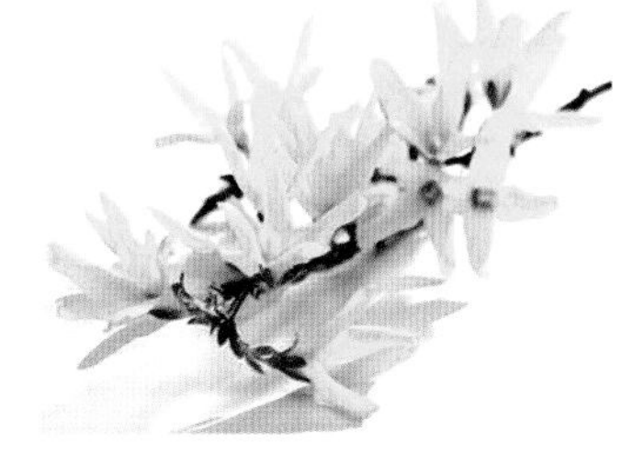

养生药膳

◆ 连翘金银花茶

配　方：金银花 5 克，连翘 5 克。

做　法：

1. 在冲泡过程中推荐用玻璃杯茶具进行冲泡，以便能很好地欣赏到花茶冲泡时茶枝舒展以逸神情。
2. 用开水温烫茶杯，沥干水分，以提高茶具温度使茶叶冲泡后温度相对稳定。
3. 把金银花、连翘放入茶杯中后注入沸水冲泡，盖上杯盖防止茶的香气散发掉，待 3 分钟左右，连翘金银花茶即冲泡好了，待茶稍凉后即可品用。

功　效：清热解毒。

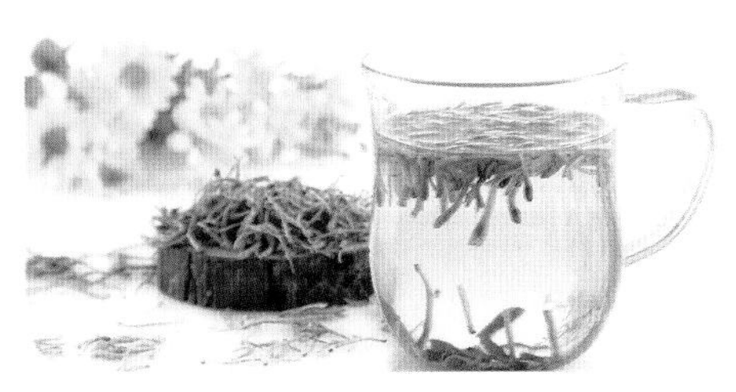

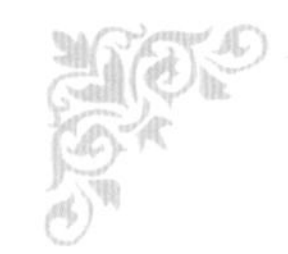

白术

保护肝细胞

别　　名　冬白术、山姜、山连、山精、山蓟、天蓟、杨枹蓟、术、山芥、乞力伽。

性味归经　味苦、甘，性温；归脾、胃经。

建议食用量　内服：煎汤，3 ~ 15 克；或熬膏；或入丸、散。

营养成分

倍半萜内酯化合物、东莨菪素、果糖、菊糖、苍术醇、苍术酮、维生素 A 等。

护肝功效

白术能降低丙氧酶氨基转移酶的活性，常用于病毒性肝炎、酒精性肝炎、脂肪肝等疾病的治疗。另白术健脾益气的功效能很好地改善肝病患者食欲不佳，消化不良等因肝病累及胃肠道的症状。

适用人群

慢性腹泻、食少便溏、体虚多汗患者适用；中风者适用；水肿、小便不利患者适用；孕妇胎动不安者适用。

功用疗效

健脾益气，燥湿利水，止汗，安胎。用于脾虚食少，腹胀泄泻，痰饮眩悸，水肿，自汗，胎动不安。土白术健脾，和胃，安胎。用于脾虚食少，泄泻便溏，胎动不安。

养生药膳

◆ **白术枸杞粥**

配　方：白术 5 克，枸杞子 10 粒，糯米 150 克。

做　法：

1. 白术用清水洗净备用。
2. 枸杞子用清水泡软，糯米用清水洗净。
3. 一同放入锅中用武火烧开改文火，煲制 30 分钟即可食用。

功　效：健脾益气、滋阴补血、润肺止咳。

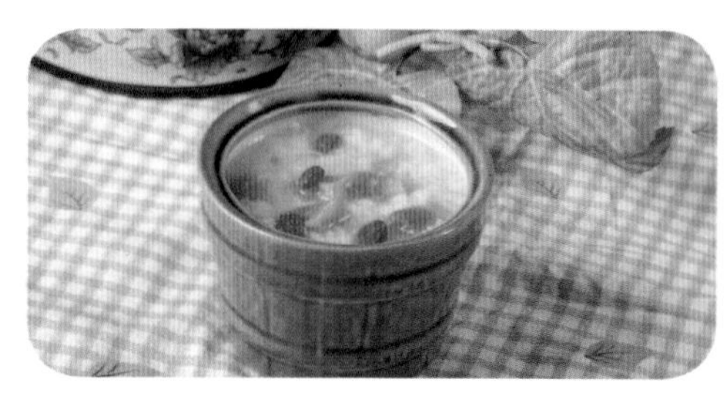

人参

增强机体抗病能力

别　　名　血参、黄参、孩儿参、人衔、鬼盖、土精、地精、玉精、金井玉阑、棒锤。

性味归经　味甘、微苦，性平；归脾、肺、心经。

建议食用量　内服：煎汤，3 ~ 10克，大剂量10 ~ 30克，宜另煎兑入；或研末，1 ~ 2克；或敷膏；或泡酒；或入丸、散。

营养成分

葡萄糖、果糖、蔗糖、维生素 B_1、维生素 B_2、人参皂苷、挥发油、人参酸、泛酸、多种氨基酸、胆碱、酶、精胺、胆胺等。

护肝功效

人参有降低胆固醇、甘油三酯，还能显著升高肝中磷脂含量，可促进肝内甘油三酯降解。

注意事项

人参反藜芦，畏五灵脂，恶皂荚。人参忌与萝卜同食；服食人参后，忌饮茶；不宜与葡萄同食；人参无论是煎服还是炖服，忌用五金炊具；实证、热证而正气不虚者忌服。

功用疗效

大补元气，复脉固脱，补脾益肺，生津，安神。用于体虚欲脱，肢冷脉微，脾虚食少，肺虚喘咳，津伤口渴，内热消渴，久病虚羸，惊悸失眠，阳痿宫冷；心力衰竭，心源性休克。

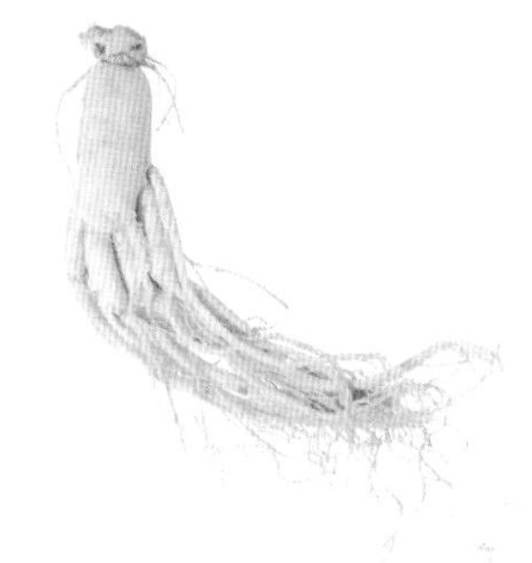

养生药膳

◆ 人参花白菊枸杞茶

配　方：人参花、杭白菊各5克，枸杞子6粒。

做　法：将上述材料一起放入杯中，倒入沸水，闷泡约5分钟后饮用。

功　效：补肾益气、清肝明目。

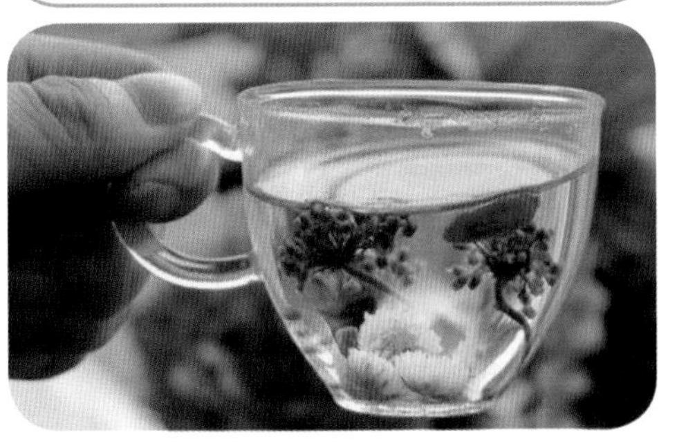

当归

降低肝脏受损度

别　　名　干归、云归、岷当归、马尾当归、马尾归、秦哪、西当归。

性味归经　味甘、辛，性温；归肝、心、脾经。

建议食用量　内服：煎汤，6 ~ 12克；或入丸、散；或浸酒；或敷膏。

营养成分

挥发油、蔗糖、维生素B_{12}、维生素A类物质、油酸、亚油酸、谷甾醇、亚叶酸、凝胶因子生物素等。

护肝功效

能减轻肝细胞变性坏死，促进肝细胞再生，抑制肝纤维化。还可使血清谷丙、谷草转氨酶（ALT、AST）降低，降低程度与用药量呈明显的量效关系。

适用人群

身体免疫力低下、眩晕心悸、贫血患者适用；月经不调、痛经、崩漏者适用；产后出血过多、恶露不尽者适用；虚寒腹痛、便秘者适用；风湿痹痛者适用；跌打损伤、疮疡患者适用；癌症患者适用。

功用疗效

补血活血，调经止痛，润肠通便。用于血虚萎黄，眩晕心悸，月经不调，经闭痛经，虚寒腹痛，肠燥便秘，风湿痹痛，跌扑损伤，痈疽疮疡。酒当归活血通经。用于经闭痛经，风湿痹痛，跌扑损伤。

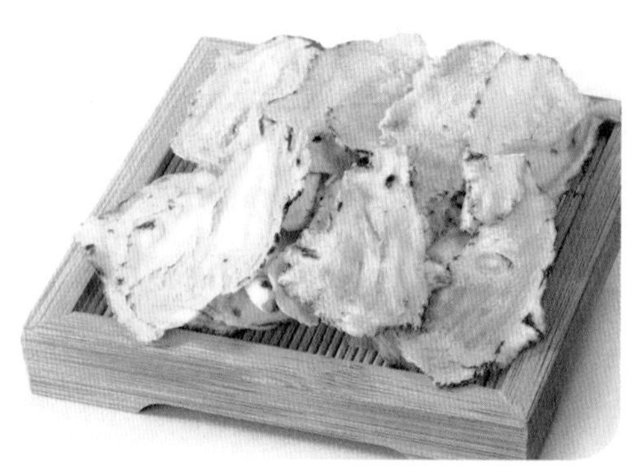

养生药膳

◆ 当归乌鸡汤

配　方：乌骨鸡肉250克，盐5克，味精3克，酱油2毫升，油5克，当归20克，田七8克。

做　法：

1.将当归、田七用水洗干净，然后用刀剁碎。

2.把乌骨鸡肉用水洗干净，用刀剁成块，放入开水中煮5分钟，再取出过冷水。

3.把所有的材料放入炖锅中，加水，慢火炖3小时，最后调味即可。

功　效：散瘀消肿、止血活血、止痛行气。

桃仁

改善肝脏微循环

别　　名　桃核仁、桃核人。

性味归经　味苦、甘，性平；归心、肝、大肠经。

建议食用量　内服：煎汤，4.5 ~ 9 克；或入丸、散。外用：捣敷。

营养成分

碳水化合物、纤维素、B 族维生素、苦杏仁苷、挥发油、脂肪油等。

护肝功效

桃仁提取物有增强肝脏血流量、促进纤维肝内胶原分解、降低肝组织胶原含量、抗肝纤维化作用。桃仁煎剂对早期肝纤维化能有效地促进其吸收和分解，有效防止肝硬化发生。

适用人群

便秘患者适用；心脑血管病患者适用；肺热咳喘者适用；女人子宫血肿、痛经、闭经者适用。

注意事项

置阴凉干燥处，防蛀。桃仁具有毒性，不可过量食用；孕妇慎用；便溏者慎用；血燥虚者慎之。

功用疗效

活血祛瘀，润肠通便。用于经闭，痛经，癥瘕痞块，跌扑损伤，肠燥便秘。

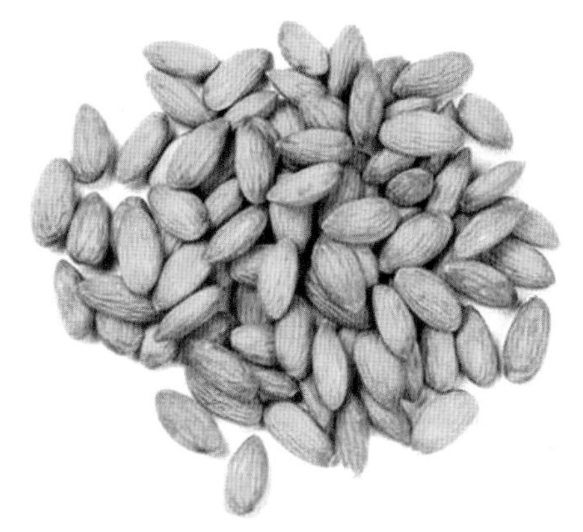

养生药膳

◆ 桃仁山楂粥

配　方：桃仁 10 克，山楂 15 克，粳米 100 克。

做　法：桃仁浸泡去皮尖，山楂洗净去核，粳米洗净，桃仁、山楂放入锅中煮开，放入粳米，先用武火熬煮 5 分钟改文火将粥煮熟即可。

功　效：润肠通便、消食散瘀血。

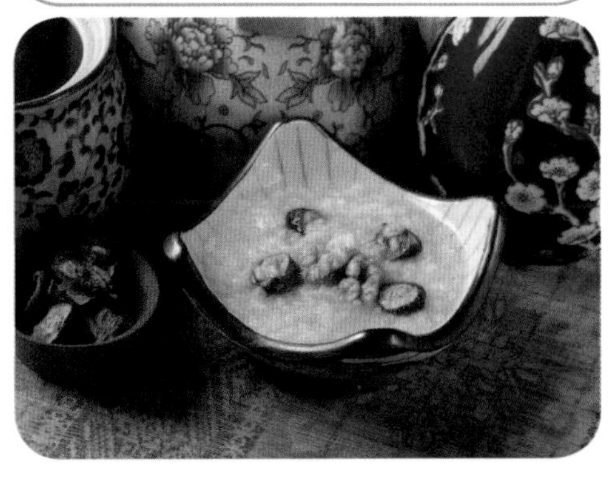

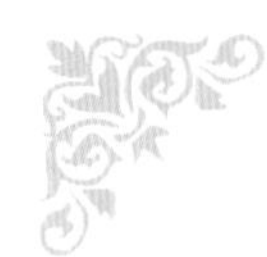

五味子

降低转氨酶

别　　名　北五味子、辽五味子、五梅子、玄及、会及、面藤子、血藤子。

性味归经　味酸、甘，性温；归肺，心、肾经。

建议食用量　内服：煎汤，3～6克；研末；每次1～3克；熬膏;或入丸、散。外用：研末掺；或煎水洗。

营养成分

维生素、类黄酮、植物固醇、五味子素、脱氧五味子素、新五味子素、五味子醇、五味子酯等。

护肝功效

临床研究发现，五味子可在一定程度上修复受损的肝细胞，抑制谷丙转氧酶的活性，调节人体的免疫机制，从而起到降低转氧酶和保护肝脏的作用。

适用人群

肺虚咳喘者适用；遗精、久泻患者适用；口干渴者，自汗、盗汗患者适用；休克、虚脱者适用；听力下降、眼疾患者适用。

功用疗效

收敛固涩，益气生津，补肾宁心。用于久咳虚喘，梦遗滑精，遗尿尿频，久泻不止，自汗，盗汗，津伤口渴，短气脉虚，内热消渴，心悸失眠。

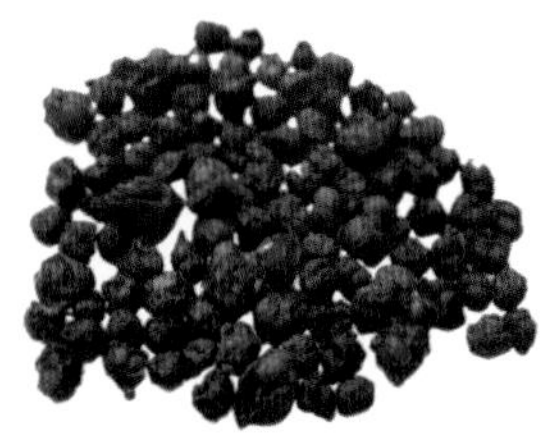

养生药膳

◆ 五味子爆羊腰

配　方：羊腰500克，杜仲15克，五味子6克，植物油、水淀粉、酱油、葱、姜、料酒各适量。

做　法：

1. 将杜仲、五味子洗净，放入锅中，加适量的水，一同煎煮40分钟左右，然后去掉浮渣，加热熬成稠液，备用。
2. 羊腰洗净，处理干净筋膜和臊线，切成小块的腰花，用水淀粉裹匀。
3. 烧热油锅，放入腰花爆炒，熟嫩后，再加入调味料等出锅即可。

功　效：补肝益肾、强腰、壮阳益胃。

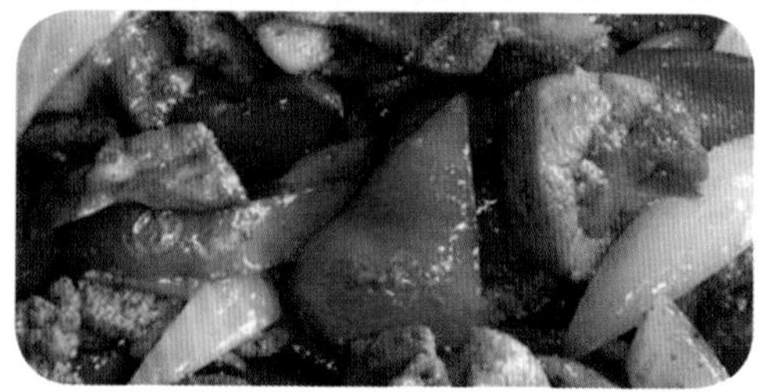

山楂

消食化积、治疗肝炎

别　　名　山里红、红果、酸梅子、山梨、赤枣子。

性味归经　性微温，味甘、酸；归脾、胃、肝经。

建议食用量　每次 3 ~ 4 个（50 克）。

营养成分

皮苷、蛋白质、脂肪、磷、铁、胡萝卜素、烟酸、黄酮苷类（如牡荆素、荭草素、山楂纳新）、三萜类（如齐墩果酸、熊果酸、山楂酸等）、槲皮素、维生素 C 与钙等。

护肝功效

山楂能提高胃蛋白酶活性，促进蛋白质的消化，具有养肝去脂功效。

注意事项

病后初愈，体质虚弱患者忌食。忌与人参同服。服用滋补药品期间，忌食山楂。不可过食山楂，易损害牙齿；食山楂后，需用水漱口。胃酸过多、消化性溃疡等人忌食。脾胃虚弱者慎服。孕妇不宜服用。

功用疗效

消食健胃，行气散瘀。用于肉食积滞，胃脘胀满，泻痢腹痛，瘀血经闭，产后瘀阻，心腹刺痛，疝气疼痛；高脂血症。焦山楂消食导滞作用增强。用于肉食积滞，泻痢不爽。

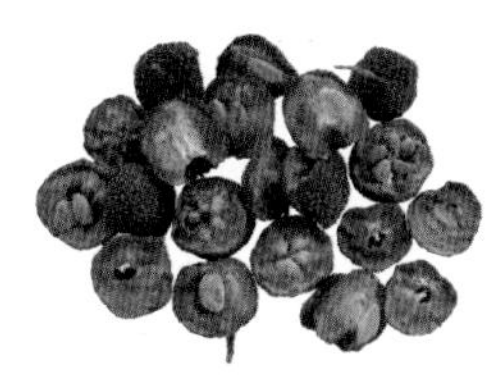

养生药膳

◆ 黑豆山楂杞子粥

主　料：黑豆 50 克，山楂 100 克。

辅　料：枸杞子 20 克。

调　料：红糖 20 克。

做　法：

1. 山楂切碎、去核，与枸杞子、黑豆同入砂锅，加足量水，浸泡 1 小时至黑豆泡透。

2. 用大火煮沸，改小火煮 1 小时，待黑豆酥烂，加红糖拌匀即可。

功　效：滋补肝肺、缓筋活血。适宜于肝肾阴虚型高血压、脂肪肝等患者食用。

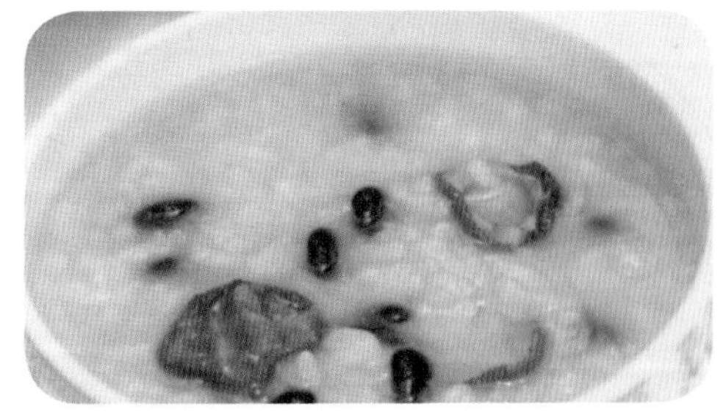

枸杞子

滋补肝肾、益精明目

别　　名　狗奶子、苟起子、枸杞豆、血杞子、津枸杞、枸杞红实、红耳坠。

性味归经　味甘，性平；归肝、肾经。

建议食用量　内服：煎汤，5～15克；或入丸、散、膏、酒剂。

营养成分

氨基酸、枸杞子多糖、胡萝卜素、硫胺素、维生素 B_2、烟酸、维生素C、甜菜碱、玉蜀黍黄质，酸浆果红素、隐黄质、东莨菪素等。

护肝功效

枸杞在肝脏功能正常的情况下，对肝脏的功能有促进作用，在肝脏受损的情况下对肝脏有保护作用，在肝脏再生的过程中，对其再生有促进作用，是养肝保肝良药。枸杞还有提高人体淋巴因子白细胞介素的作用，而白细胞介素是维持细胞活性的主要物质，一旦降低会引起早衰或衰老。

注意事项

枸杞置阴凉干燥处，防闷热，防潮，防蛀。外邪实热，脾虚有湿及泄泻者忌服。

功用疗效

滋补肝肾，益精明目。用于虚劳精亏，腰膝酸痛，眩晕耳鸣，内热消渴，血虚萎黄，目昏不明。

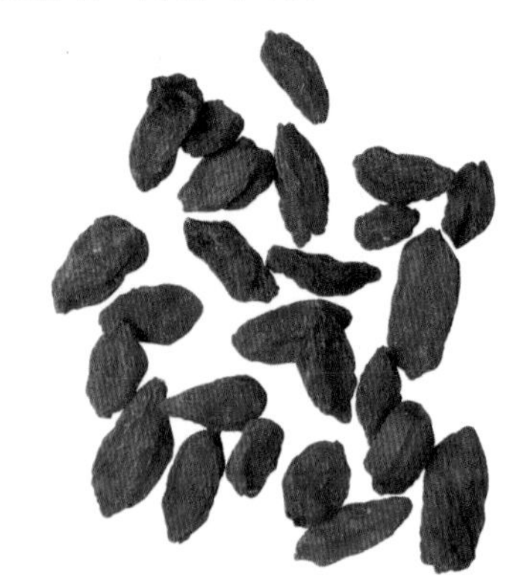

养生药膳

◆ **杞菊养肝乌龙茶**

配　方：枸杞子10颗，菊花6朵，乌龙茶5克。

做　法：将枸杞子、菊花清洗一下，与乌龙茶一起放入茶杯中。倒入适量沸水，闷泡5分钟即可饮用。

功　效：促进代谢、养肝去脂。

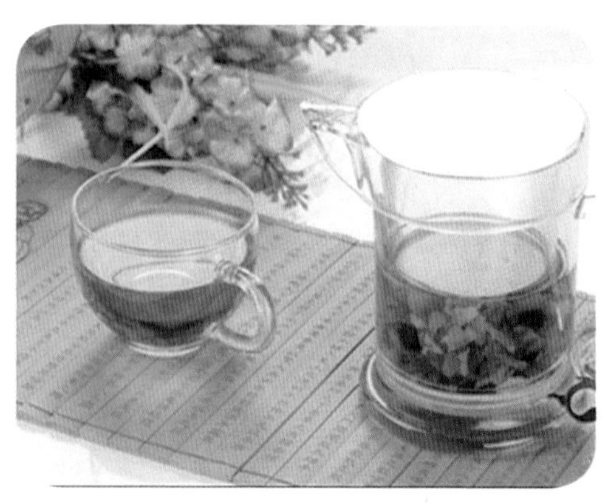

菊花

平抑肝阳、清肝明目

别　　名　白菊花、甘菊花、黄甘菊、怀菊花、药菊、白茶菊、亳菊、杭菊、贡菊。

性味归经　味甘、苦，性微寒；归肺、肝经。

建议食用量　内服：煎汤，10 ～ 15 克；或入丸、散；或泡茶。外用：适量，煎水洗；或捣敷。

营养成分

菊苷、氨基酸、类黄酮、维生素 B_1、龙脑、樟脑、菊油环酮、腺嘌呤、胆碱、水苏碱等。

护肝功效

菊花中所含的维生素 A，对于肝病患者来说可起到保肝护肝，提高机体免疫力的作用。

适用人群

夏季头昏脑胀、口干烦渴患者适用；肝虚火旺、目赤肿痛、头晕目眩患者适用；冠心病、动脉硬化患者适用。

注意事项

菊花功力甚缓，久服才能见效。气虚胃寒、食少泄泻的人少用为宜。关节炎恶寒者忌用。

功用疗效

散风清热，平肝明目。用于风热感冒，头痛眩晕，目赤肿痛，眼目昏花。

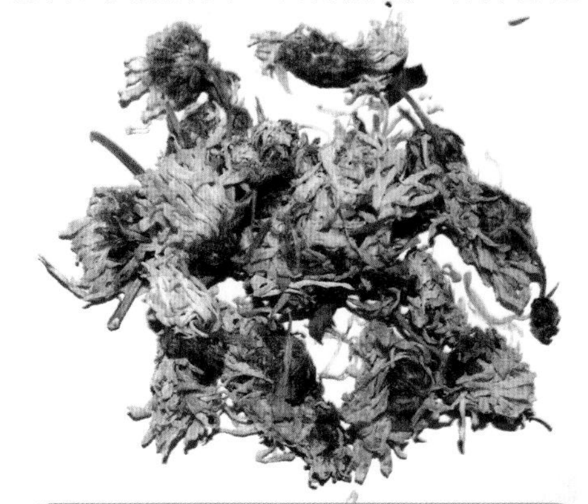

养生药膳

◆ 菊花粳米粥

配　方：菊花 50 克，粳米 150 克，糖 20 克，矿泉水适量。

做　法：

1. 菊花碾碎去蒂加少许清水泡软。
2. 锅上火加水放入洗干净的粳米煮 20 分钟放入菊花同煮成粥最后加冰糖即可食用。

功　效：平肝息风、清热明目。适用于肝阳上亢、肝经风火上炎引起之目赤肿痛、眩晕、头胀、头痛、小便短赤及高血压等。

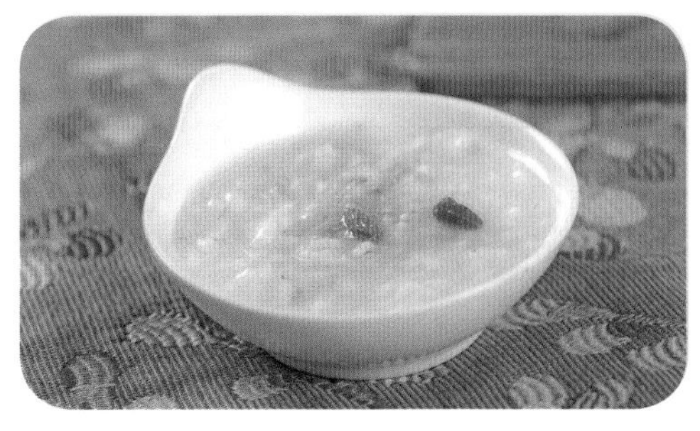

金银花

解热消炎，降胆固醇护肝

别　　名　忍冬花、鹭鸶花、金藤花、双苞花、金花、银花、双花、二花。

性味归经　味甘，性寒；归肺、心、胃经。

建议食用量　内服：煎汤，10 ~ 20 克；或入丸散。外用：适量，捣敷。

营养成分

挥发油、绿原酸、异绿原酸、白果醇、β－谷甾醇、豆甾醇等。

护肝功效

金银花煎剂能促进白细胞的吞噬作用，有明显的抗炎及解热作用，有一定的降低胆固醇作用，还有增强免疫力的功能。此外大量口服对胃溃疡有预防作用，现代医学将其作为肝病治疗药物之一。

注意事项

金银花性寒，不可常服。脾胃虚寒及气虚疮疡脓清者忌服。女性经期不宜服用。

功用疗效

清热解毒，凉散风热。用于痈肿疔疮，喉痹，丹毒，热毒血痢，风热感冒，温病发热。

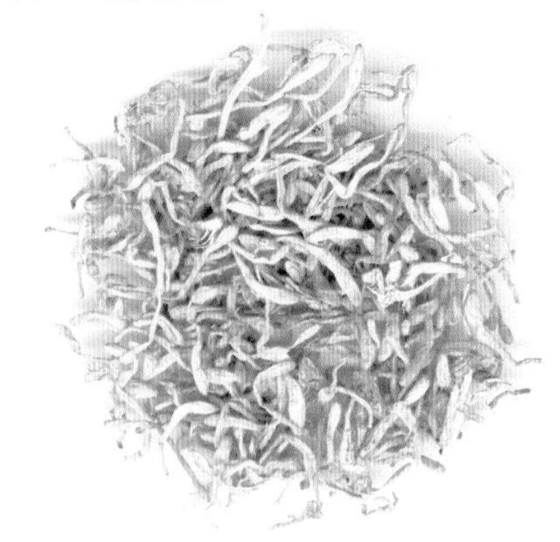

养生药膳

◆ 金银花猪肉汤

配　方：金银花 30 克，当归 20 克，猪肉 250 克，香菜 10 克。

做　法：将金银花、当归洗净放入料包中，将猪肉洗净切片，将葱姜放锅中炒香，加适量的水烧开后放猪肉片和料包，肉熟后加盐、味精、香菜即可。

功　效：清热解毒、暖胃滋阴。

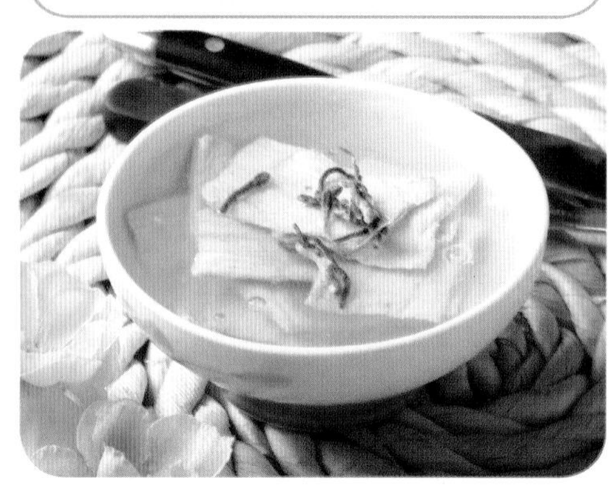

金钱草

清热利湿退黄

别　　名　神仙对坐草、地蜈蚣、蜈蚣草、铜钱草、野花生、仙人对坐草。

性味归经　味甘、咸，性微寒；归肝、胆、肾、膀胱经。

建议食用量　内服：煎汤，15 ~ 60 克，鲜品加倍；或捣汁饮。外用：适量，鲜品捣敷。

营养成分

黄酮类、对－羟基苯甲酸、尿嘧啶、氯化钠、氯化钾、亚硝酸盐、环腺苷酸、环鸟苷酸、多糖和钙、镁、铁、锌、铜、锰、镉、镍、钴等。

护肝功效

金钱草利尿退黄作用强，临床上常用于湿热型黄疸。此外金钱草的提取物具有一定的消炎、增强免疫力的功效。金钱草煎剂能促进胆汁从胆管中排出，临床上主要用于泌尿系统结石，对胆结石的治疗有一定的作用。

适用人群

适宜黄疸、水肿、膀胱结石、疟疾、肺痈、咳嗽、吐血、淋浊、带下、风湿痹痛、小儿疳积、惊痫、痈肿、疮癣、湿疹患者。

功用疗效

利湿退黄、利尿通淋、解毒消肿的功效，主治肝胆及泌尿性结石、肾炎水肿、湿热黄疸、疮毒痈肿、跌打损伤等。

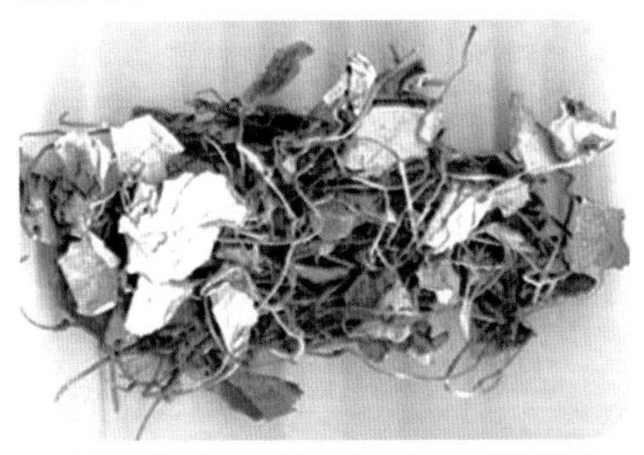

养生药膳

◆ 金钱草清热粥

配　方：金钱草 15 克，粳米 50 克，冰糖 15 克。

做　法：

1. 金钱草洗净，水煎取汁。
2. 粳米淘洗干净，倒入药汁，加水适量，煨煮成粥，加入冰糖搅拌溶化即可。

功　效：清热祛湿、利胆退黄。适用于湿热蕴积于肝胆，胆道结石、肋下常痛、厌食油腻。

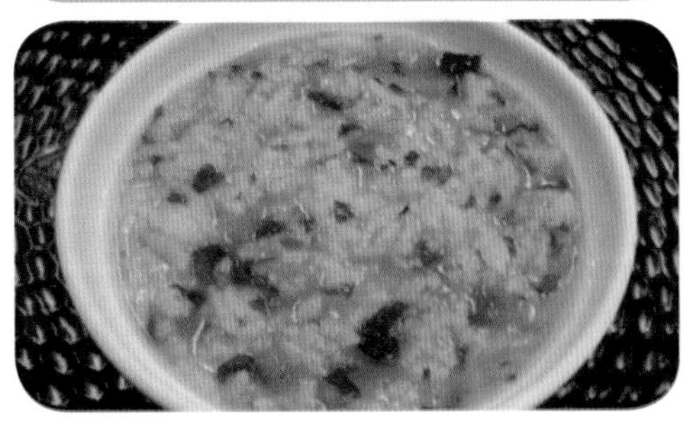

夏枯草

清肝泻火明目

别　　名　麦穗夏枯草。

性味归经　味辛、苦，性寒；归肝、胆经。

建议食用量　煎服，9 ~ 15 克。或熬膏服。

营养成分

三萜皂苷、芸香苷、金丝桃苷、熊果酸、咖啡酸、游离齐敦果酸、飞燕草素、矢车菊素的花色苷、d- 樟脑、d- 小茴香酮等。

护肝功效

夏枯草含的齐墩果酸是一种能护肝降酶、抑菌消炎、降低血脂的化合物，有助于肝病的恢复。

经典论述

《本草纲目》:“夏枯草治目疼，用砂糖水浸一夜用，取其能解内热，缓肝火也。楼全善云，夏枯草治目珠疼至夜则甚者，神效，或用苦寒药点之反甚者，亦神效。盖目珠连目本，肝系也，属厥阴之经。夜甚及点苦寒药反甚者，夜与寒亦阴故也。夏枯禀纯阳之气，补厥阴血脉，故治此如神，以阳治阴也。”

功用疗效

清肝泻火，明目，散结消肿。用于目赤肿痛、目珠夜痛、头痛眩晕、瘰疬、瘿瘤、乳痈、乳癖、乳房胀痛。

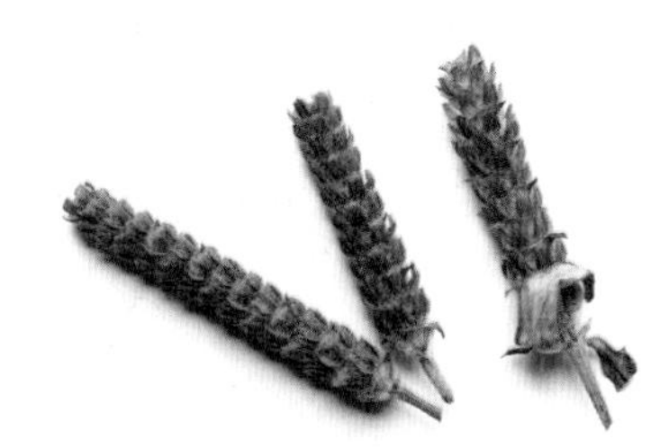

养生药膳

◆ **夏枯草黑豆汤**

配　方：黑豆 50 克，夏枯草 15 克，冰糖适量。

做　法：

1. 夏枯草浸泡、洗净，用纱布或煲汤袋装好。
2. 黑豆浸软，洗净，两者一起放进瓦煲内，加入清水 1250 毫升（约 5 碗量），大火煲沸后改小火煲约 30 分钟，调入适量冰糖即可。

功　效：清热消暑、明目清肝火、滋肾阴、活血解毒及降血压的作用。

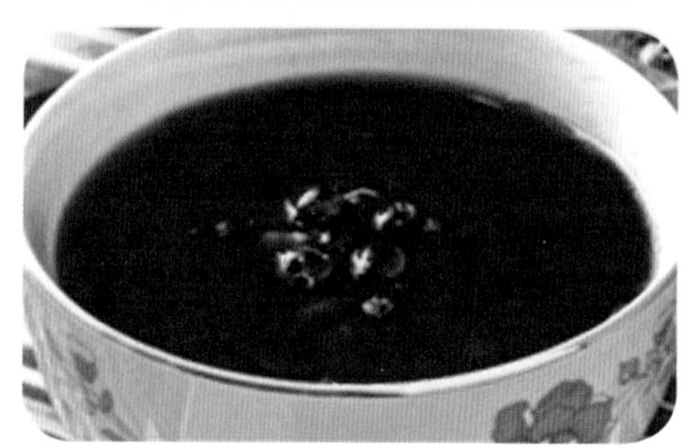

天麻

平抑肝阳强免疫

别　　名　明天麻、定风草根、赤箭、木浦、白龙皮、离母、鬼督邮、神草、独摇芝。

性味归经　味甘，性平；归肝经。

建议食用量　内服：煎汤，3 ~ 10 克；或入丸、散、研末吞服，每次 1 ~ 1.5 克。

营养成分

蛋白质、氨基酸、维生素 A、天麻素、香荚兰素、天麻多糖以及铁、锌、氟、锰、碘等。

护肝功效

天麻有平抑肝阳的功效，其含有的天麻多糖有增强免疫力的功效。肝病患者食用天麻可增强自身体质，对肝病的控制有一定的作用。

注意事项

天麻一次服用不可超过 40 克，否则引起中毒。久服天麻，也会引发皮肤过敏。天麻入药时，不宜久煎，否则失去镇痛镇静的作用。天麻不可与御风草根配伍，否则可能发生结肠炎。口干便闭者忌服。气血虚甚者慎服。

功用疗效

平肝息风止痉。用于头痛眩晕，肢体麻木，小儿惊风，癫痫抽搐，破伤风。

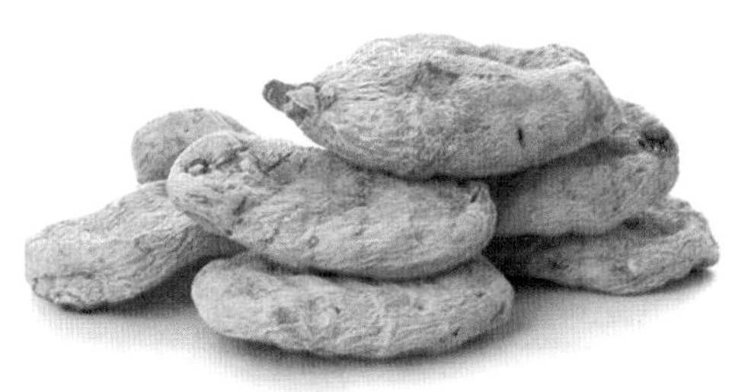

养生药膳

◆ 天麻炖鱼头

配　方：天麻 30 克，大鱼头 1 只，淮山药 20 克，小枣 10 枚。

做　法：天麻洗净切成片，鱼头洗净，用油煎半熟，下葱姜、淮山药、小枣、天麻、清水，大火炖至鱼头酥烂，汤汁奶白，调好口味即可食用。

功　效：息风止痰、平肝阳、祛风、利水、补气益血。

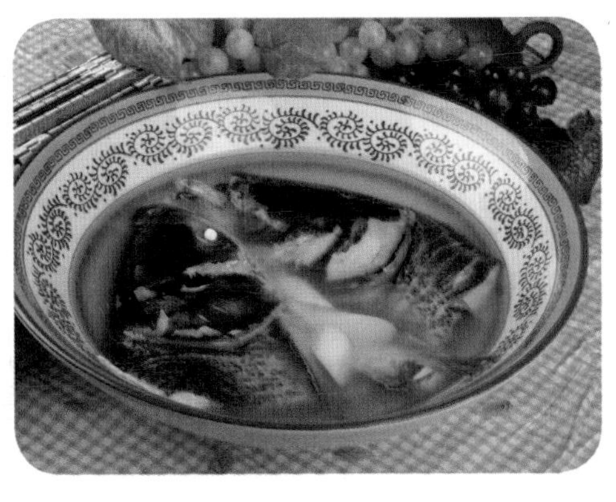

茯苓

健脾宁心，防肝损伤

别　　名　杜茯苓、茯菟、松腴、不死面、松薯、松木薯、松苓。

性味归经　味甘、淡，性平；归心、肺、脾、肾经。

建议食用量　内服：煎汤，10 ~ 15 克；或入丸散。

营养成分

蛋白质、脂肪、甾醇、卵磷脂、葡萄糖、钾、β-茯苓聚糖、树胶、甲壳质、腺嘌呤、组氨酸、胆碱、脂肪酶、蛋白酶、乙酰茯苓酸、茯苓酸等。

护肝功效

茯苓含有的茯苓聚糖可以降低有毒物质四氧化碳对肝脏的损伤，防止肝细胞坏死，具有保肝护肝的功效。茯苓健脾宁心的效果，也能改善肝病患者出现食欲下降、心神不安、失眠等不适症状。

适应人群

身体免疫低下患者、水肿症患者、腹泻、大便稀薄患者、心神不安、心性失眠患者适用。

功用疗效

茯苓含有的茯苓聚糖可以降低有毒物质四氧化碳对肝脏的损伤，防止肝细胞坏死，具有保肝护肝的功效。茯苓健脾宁心的效果，也能改善肝病患者出现食欲下降、心神不安、失眠等不适症状。

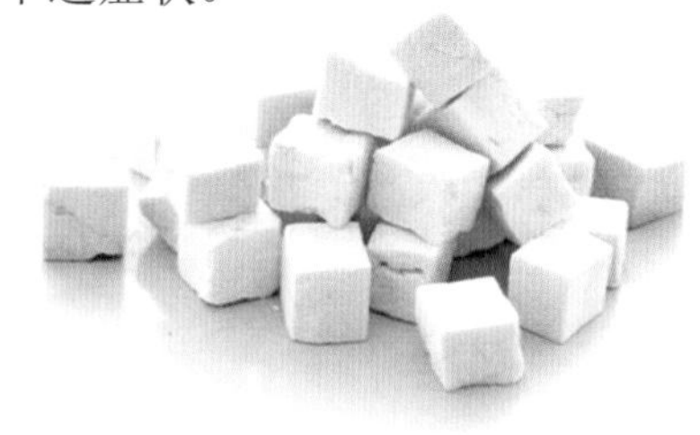

养生药膳

◆ 茯苓莲藕粥

配　方：茯苓 15 克，莲藕 100 克，大枣 50 克，粳米 80 克，糖 15 克。

做　法：

1. 粳米洗净，莲藕去皮洗净切片，茯苓磨粉，大枣洗净待用。
2. 将粳米加水适量煮粥，待粥将熟时放入茯苓粉、大枣、藕丁，煮熟后加白糖搅匀即可。

功　效：健脾开胃、利水滋阴。

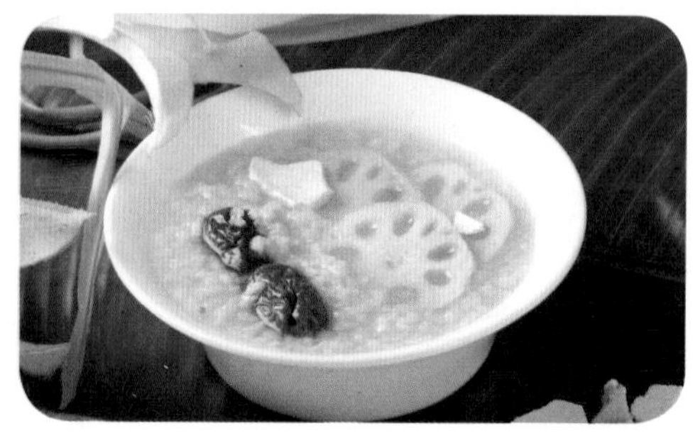

芡实

健脾益胃养肝

别　　名　鸡头米、鸡头苞、鸡头果、鸡头实、卵菱、鸡雍、鸡头、雁头、乌头。

性味归经　味甘、涩，性平；归脾、肾经。

建议食用量　内服:煎汤，15 ~ 25 克；或入丸、散。

营养成分

蛋白质、碳水化合物、钙、磷、铁、维生素 B_1、维生素 B_2、烟酸、维生素 C、胡萝卜素等。

护肝功效

肝病患者在炎热的夏季，脾胃功能有所衰退，进入秋凉后此功能尚差，应及时给予本品，既能健脾益胃、养肝护肝，又能补充营养。

适应人群

白带多、肾亏腰脊背酸的妇女适用；体虚尿多的儿童、小便频数的老人适用；遗精早泄、慢性腹泻、慢性肠炎的患者适用。

功用疗效

益肾固精，补脾止泻，祛湿止带。用于梦遗滑精，遗尿尿频，脾虚久泻，白浊，带下。

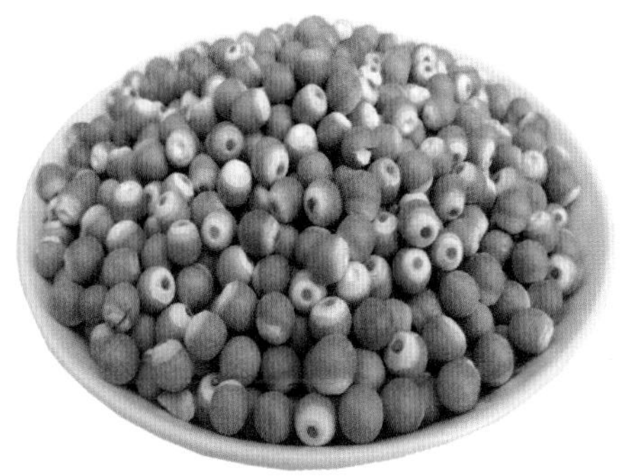

养生药膳

◆ 芡实糯米粥

配　方：芡实 30 克，鲜白果 7 颗，糯米 120 克。

做　法：芡实洗净浸泡 10 小时，白果去外衣切片，糯米洗净备用，砂锅加水煮开后放糯米，芡实白果熬至黏稠且熟烂即可。

功　效：固肾涩精、敛肺止咳。

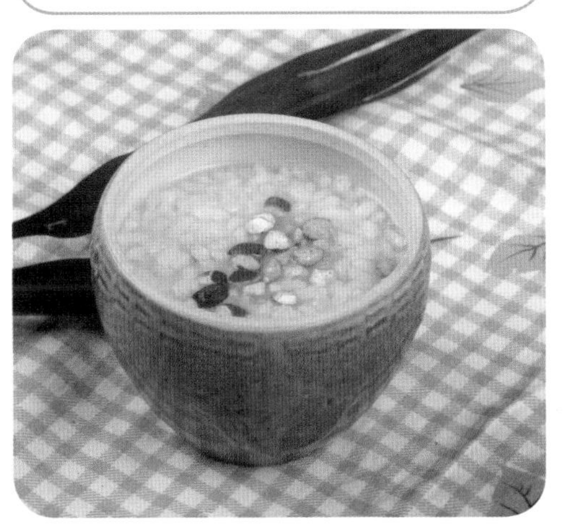

白芍

柔肝止痛、平抑肝阳

别　　名　白芍、生白芍、炒白芍、白芍药、金芍药、杭芍、炒杭芍、白芍炭。

性味归经　味苦、酸，性微寒；归肝、脾经。

建议食用量　内服：煎汤，5 ~ 12 克；或入丸、散。大剂量可用 15 ~ 30 克。

营养成分

芍药苷、氧化芍药苷、苯甲酰芍药苷、白芍苷、药苷无酮、没食子酰芍药苷、β－蒎 -10- 烯基－β－巢菜苷、芍药新苷、芍药内酯、β－谷甾醇、胡萝卜苷。右旋儿茶精、挥发油。

护肝功效

白芍对肝巨噬细胞损伤具有保护作用，可增加腹腔巨噬细胞的吞噬作用，增强机体抵抗力。以白芍为主治疗肝硬化等各种腹腔积液症，具有泻下腹腔积液、减轻疼痛、缓解症状的功效。

注意事项

白芍恶石斛、芒硝，畏消石、鳖甲、小蓟，反藜芦。虚寒腹痛泄泻者慎服。小儿出麻疹期间不宜食用。

功用疗效

平肝止痛，养血调经，敛阴止汗。用于头痛眩晕，胁痛，腹痛，四肢挛痛，血虚萎黄，月经不调，自汗，盗汗。

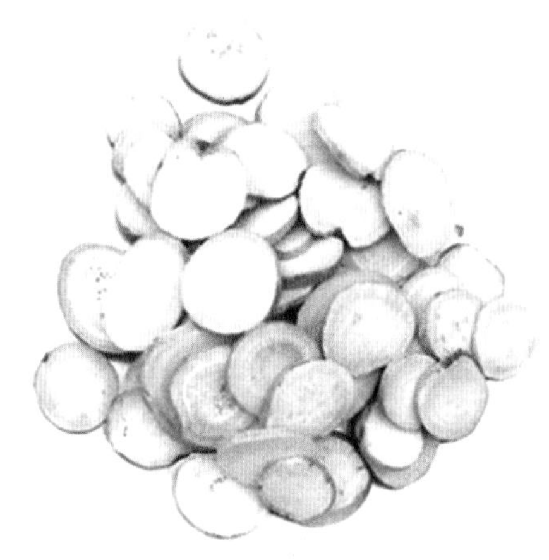

养生药膳

◆ **当归白芍茶**

配　方：当归 10 克，白芍 15 克。

做　法：将上述材料一起放入杯中，冲入沸水，闷泡约 15 分钟后饮用。

功　效：补血柔肝。

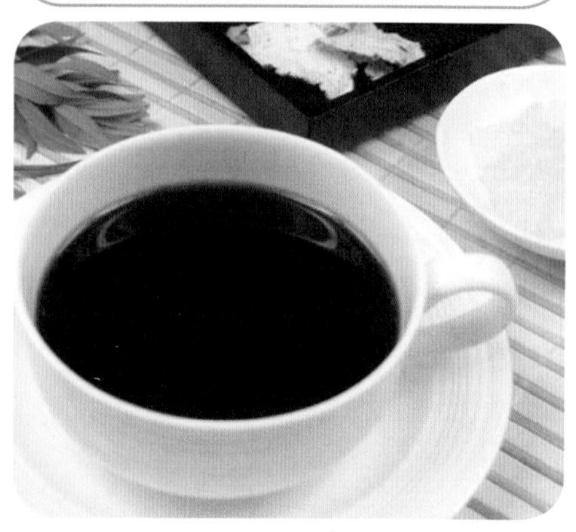

赤芍

清热凉血调肝

别　　名　山芍药、木芍药、赤芍药、红芍药、草芍药。

性味归经　味苦，性微寒；归肝经。

建议食用量　内服：煎汤，5 ~ 15 克；或入丸、散。

营养成分

芍药苷、氧化芍药苷、苯甲酰芍药苷、白芍苷、芍药苷无酮、没食子酰芍药苷、芍药新苷、胡萝卜苷、右旋儿茶精、挥发油等。

护肝功效

肝病患者食用赤芍可提高血浆纤维联结蛋白的水平，以保护肝细胞，防止肝脏免疫损伤和促进肝细胞再生。

适应人群

发烧、目赤肿痛，肝郁胁痛、闭经、痛经以及跌打损伤，吐血、鼻衄等出血症，疮痈肿毒等患者适用。

注意事项

赤芍恶石斛、芒硝，畏消石、鳖甲、小蓟，反藜芦。血虚者慎服。

功用疗效

清热凉血，散瘀止痛。用于温毒发斑，吐血衄血，目赤肿痛，肝郁胁痛，经闭痛经，癥瘕腹痛，跌扑损伤，痈肿疮疡。

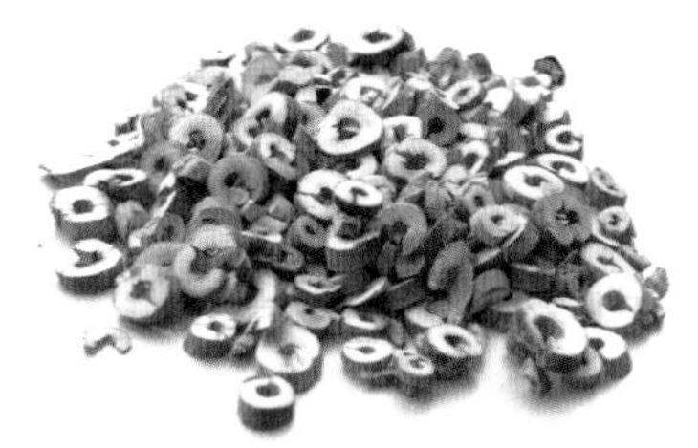

养生药膳

◆ 赤芍双花炒肉丝

配　方：赤芍 30 克，金银花、西芹各 50 克，里脊肉丝 150 克，葱、姜、盐、味精、胡椒粉、植物油各适量。

做　法：

1. 赤芍、金银花放入锅内，加水适量，煎煮 15 分钟，取药汁备用。
2. 里脊肉、西芹切成丝，锅内放少许底油，爆香葱姜，下肉丝熟香放入西芹丝、盐、味精、胡椒粉翻炒熟即可食用。

功　效：清热解毒、散瘀止痛。

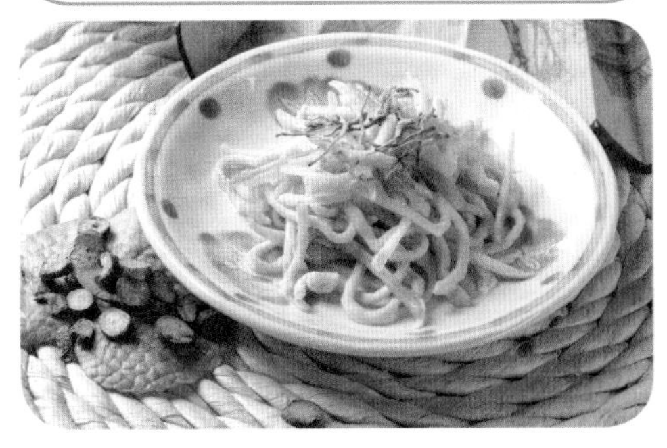

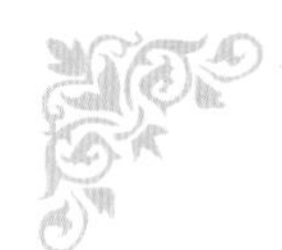

佛手

疏肝理气止痛

别　　名　佛手柑、佛手香橼、蜜罗柑、蜜筩柑、五指柑、福寿柑。

性味归经　味辛、苦、酸，性温；归肝、脾、肺经。

建议食用量　内服：煎汤，3 ~ 10 克；或泡茶饮。

功用疗效

疏肝理气，和胃止痛。用于肝胃气滞，胸胁胀痛，胃脘痞满，食少呕吐。

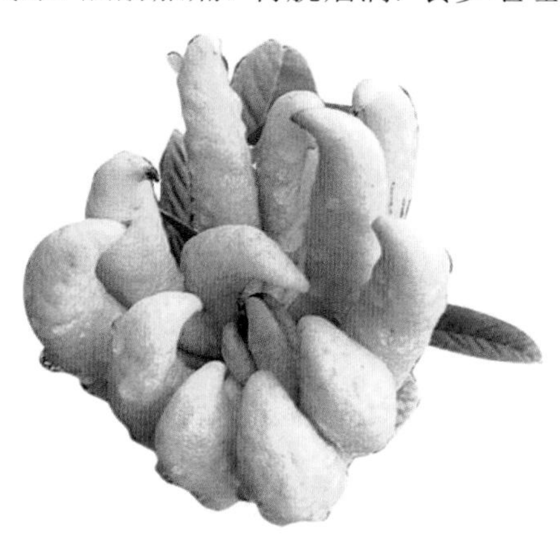

营养成分

蛋白质、碳水化合物、维生素 C、胡萝卜素、钾、钙、铁、硒、柠檬油素、柠檬内酯、胡萝卜苷、棕榈酸、琥珀酸、香叶木苷、橙皮苷等。

护肝功效

佛手可治疗肝胃疼痛、肝气郁结，对肝病有肝区疼痛、腹泻、消化不良等症状的患者具有较好的食疗作用。

良方妙方

1. 肝气郁结所致的胃腹疼痛：佛手 10 克，青皮 9 克，川楝子 6 克。水煎服，早、晚各 1 次。

2. 黄疸：佛手片、六神曲、赤茯苓各 10 克，黄柏、红花各 6 克，茵陈 20 克。上药水煎服，每日 1 剂。

养生药膳

◆ 佛手郁金粥

配　方：佛手 20 克，郁金 6 克，青皮 8 克，大米 250 克。

做　法：

1. 将三味药洗净煎取浓汁备用。
2. 将大米洗净加开水中同药汁煮至黏稠，米粒软烂即可。

功　效：疏肝理气、和胃化痰。

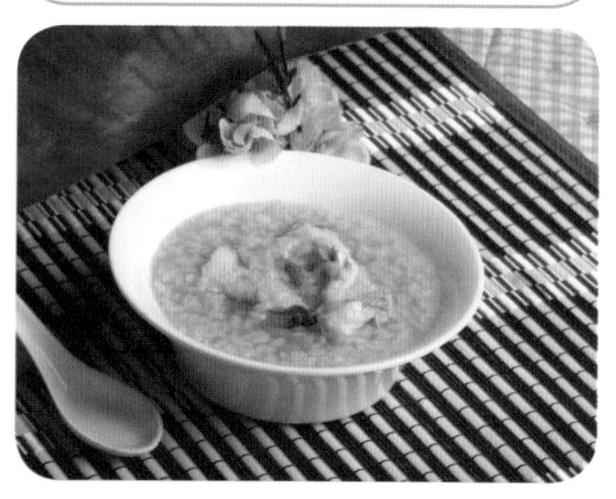

橘皮

理气健脾，抗菌消炎

别　　名　陈皮、贵老、黄橘皮、红皮、广橘皮、新会皮、柑皮、广陈皮。

性味归经　味苦、辛，性温；归肺、脾经。

建议食用量　内服：煎汤，3 ~ 9 克；或入丸、散。

营养成分

橙皮苷、胡萝卜素、隐黄素、维生素 C、维生素 B_1、果胶、柠檬烯等。

护肝功效

陈皮提取液有较好的抗菌能力，在室温下储存一年后仍有一定的抗菌活力，对防止肝炎具有较好的效果。陈皮还能治疗消化不良、脾胃气滞、脘腹胀满、肝区疼痛等症。

良方妙方

1. 胆结石之症：丝瓜子、炒莱菔、荔枝核、橘皮各 10 克。水煎服。每日 1 剂。

2. 脂肪肝：当归、郁金各 12 克，生山楂、橘皮各 25 克，蜂蜜 20 克。以上材料除蜂蜜外，加水泡 2 小时，然后煎 2 次，合并两煎汁，调入蜂蜜，分数次饮完。15 日为一个疗程。

功用疗效

理气健脾，燥湿化痰。用于胸脘胀满，食少吐泻，咳嗽痰多。

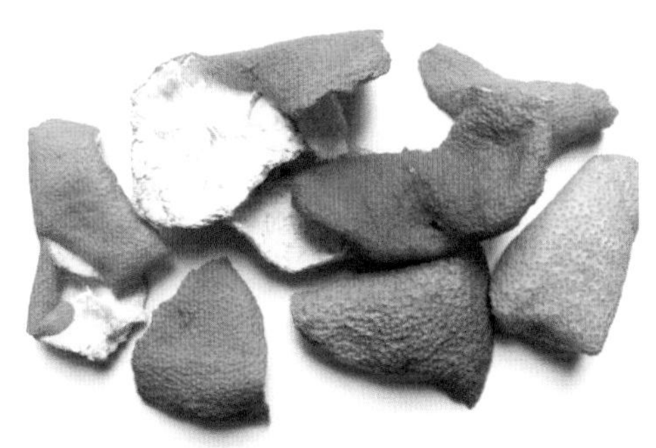

养生药膳

◆ **橘皮粳米粥**

配　方：橘皮 15 克，粳米 100 克，冰糖 30 克。

做　法：

1. 橘皮洗净，切块置锅中加水适量，大火烧开再用文火煮半小时，滤去药渣留汁备用。

2. 把粳米洗净放入锅中加药汁水适量烧开，再用文火把粥煮熟，放冰糖搅匀即可。

功　效：调中开胃、补中益气。

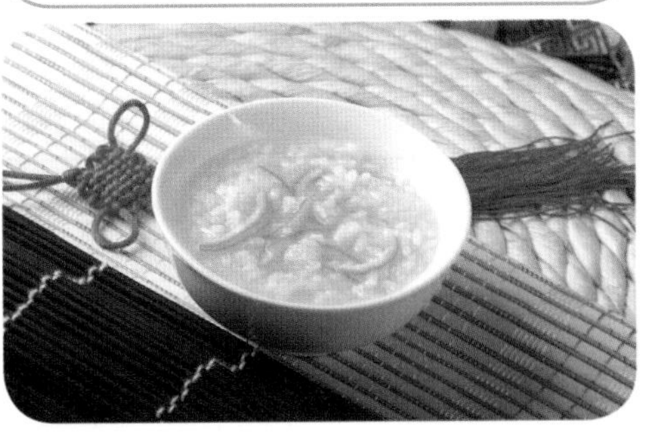

三七

改善肝脏微循环

别　　名　田七、滇七、参三七、汉三七、山漆、金不换、血参。

性味归经　味甘、微苦，性温；归肝、胃经。

建议食用量　煎汤，3 ~ 9 克；研末，1 ~ 3 克；或入丸、散。外用：适量，磨汁涂；或研末调敷。

营养成分

人参皂苷、三七皂苷、三七素、人参炔三醇、谷氨酸、精氨酸、赖氨酸、三七多糖、铁、铜、锰、锌、镍、钒、钼、氟等。

护肝功效

三七长期小剂量的服用，可以改善肝脏微循环，有促进肝组织修复、再生和抗肝纤维化的作用。

适用人群

体质虚弱、免疫力低下的人适用；心脑血管疾病患者适用；高血压、高血脂及贫血的人适用；各类血症患者适用；工作压力大及饮酒多的人适用。

功用疗效

散瘀止血，消肿定痛。用于咯血，吐血，衄血，便血，崩漏，外伤出血，胸腹刺痛，跌扑肿痛。

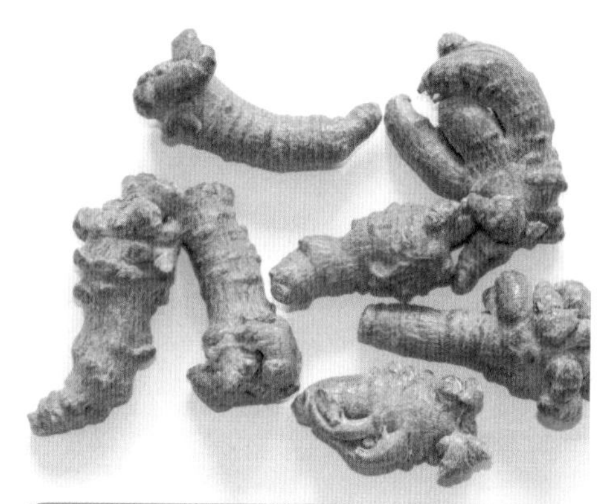

养生药膳

◆ **三七花茶**

配　方：三七花 3 ~ 5 克，冰糖适量。

做　法：在杯中放入三七花，冲入沸水，闷泡 5 分钟，调入冰糖即可。

功　效：降低血压、血脂，镇静安神。

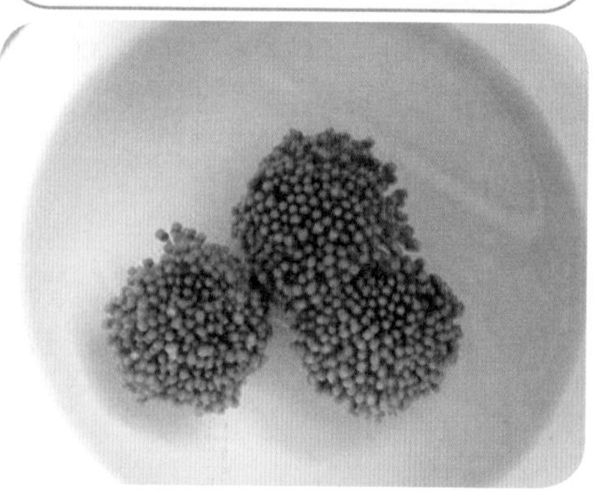

乌梅

和肝气，敛肝阴

别　　名　酸梅、黄仔、合汉梅、干枝梅。

性味归经　味酸、涩，性平；归肝、脾、肺、大肠经。

建议食用量　内服：煎汤，6 ~ 12 克；或入丸、散。外用：煅研干撒或调敷。

营养成分

柠檬酸、苹果酸、糖类、谷甾醇、维生素 C 等。

护肝功效

乌梅以“酸入肝”著称，其具有补肝、敛肝的医用价值，不仅具有和肝气、养肝血的功效，而且还能加强肝脏的排毒、解毒能力，促进消化吸收，有调肝、养肝的效果。

良方妙方

胆囊炎、胆结石：乌梅 7 个，五味子、四川金钱草各 30 克。上药水煎服。

适应人群

虚热口渴者、胃呆食少、胃酸缺乏以及消化不良者、患有慢性痢疾肠炎者、孕妇妊娠恶阻者、胆道蛔虫患者适用。

功用疗效

敛肺，涩肠，生津，安蛔。用于肺虚久咳，久痢滑肠，虚热消渴，蛔厥呕吐腹痛，胆道蛔虫症。

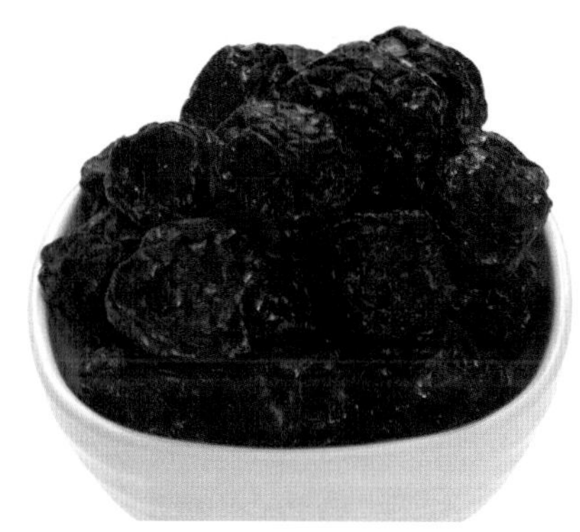

养生药膳

◆ 乌梅雪梨粥

配　方：乌梅 50 克，雪梨 200 克，糯米 150 克，冰糖适量。

做　法：

1. 乌梅洗净去核，梨去皮切丁，糯米洗净、泡发备用。
2. 锅中放水煮糯米 20 分钟后下入乌梅、雪梨、冰糖继续煮 20 分钟即可。

功　效：清热生津、润肺化痰。

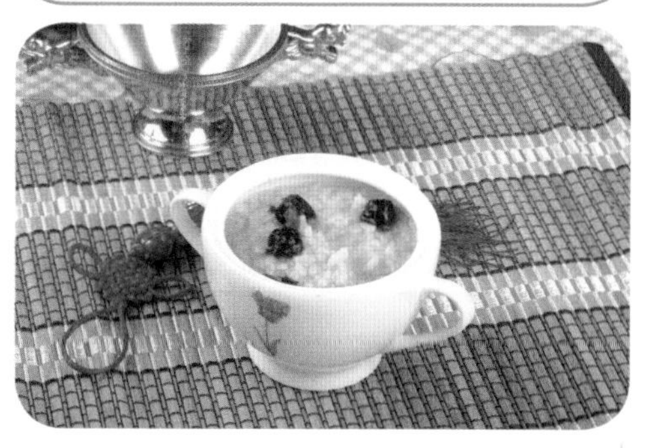

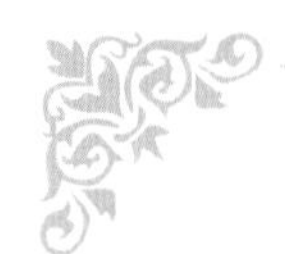

女贞子

滋补肝肾降血脂

别　　名　爆格蚤、冬青子、女贞实、爆格蚤、白蜡树子、鼠梓子。

性味归经　味甘、苦，性凉；归肝、肾经。

建议食用量　内服：煎汤，6 ~ 15 克；或入丸剂。外用：适量，敷膏点眼。清虚热宜生用，补肝肾宜熟用。

营养成分

女贞子苷、洋橄榄苦苷、齐墩果酸、葡萄糖苷、桦木醇、磷脂酰胆碱、钾、钙、镁、钠、锌、铁、锰、铜、镍、铬等。

护肝功效

女贞子具降血脂及抗动脉硬化，抗肝损伤，调免疫等药物效用，对肝病的治疗具有很好的保健和补助的作用，可帮助患者肝脏修复和再生，使之得到更好的恢复。

良方妙方

肝阳不足、肝阳上亢所致头晕目眩，耳鸣耳闭：女贞子、生赭石、白芍各 18 克，酸枣仁、当归各 15 克。水煎服。每日 1 剂，分 3 次服用。

功用疗效

滋补肝肾，明目乌发。用于眩晕耳鸣，腰膝酸软，须发早白，目暗不明。

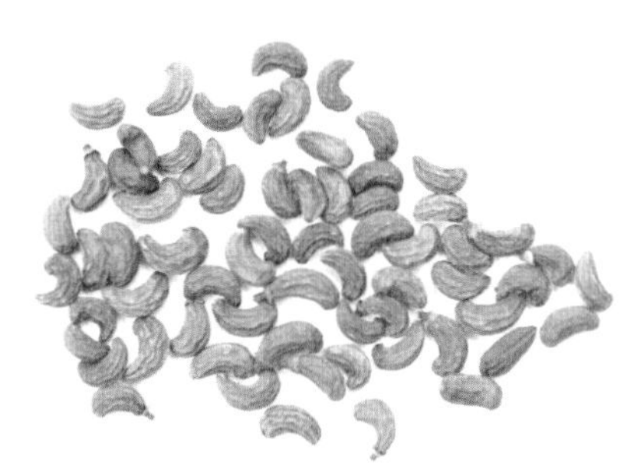

养生药膳

◆ 女贞子脊骨汤

配　方：猪脊骨 250 克，女贞子 20 克，杜仲 15 克，盐适量。

做　法：将猪脊骨洗净，同女贞子、杜仲一同放砂锅中，加适量清水，炖约 1 小时，加盐调味即可。

功　效：滋补肾阴、填补精髓。

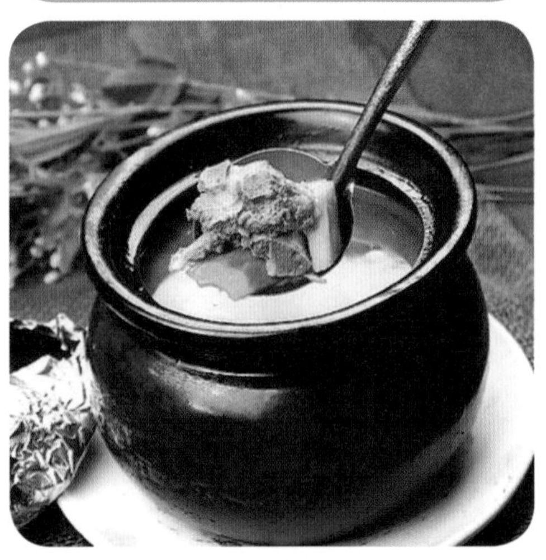

黄芪

减少肝细胞坏死

别　　名　绵芪、绵黄芪、黄蓍。
性味归经　味甘，性温；归肺、脾经。
建议食用量　煎服，9 ~ 30 克。蜜炙可增强其补中益气作用。

营养成分

皂苷、蔗糖、多糖、氨基酸、叶酸、硒、锌、铜等。

护肝功效

黄芪具有抑制肝组织胶原沉积和防止肝纤维化的作用，还可改善肝脏微循环，增强网状内皮系统的吞噬作用，促进肝细胞再生。

良方妙方

酒疸黄疾（醉后感寒，身上发赤，发黑，长黄斑）：黄芪 60 克，木兰 30 克。共研细。每服少许，酒送下，每日 3 次。

注意事项

黄芪恶龟甲、白鲜皮，反藜芦，畏五灵脂、防风。实证和阴虚阳盛者忌用。

功用疗效

补气固表，利尿排毒，排脓，敛疮生肌。用于气虚乏力，食少便溏，中气下陷，久泻脱肛，便血崩漏，表虚自汗，气虚水肿，痈疽难溃，久溃不敛，血虚萎黄，内热消渴。

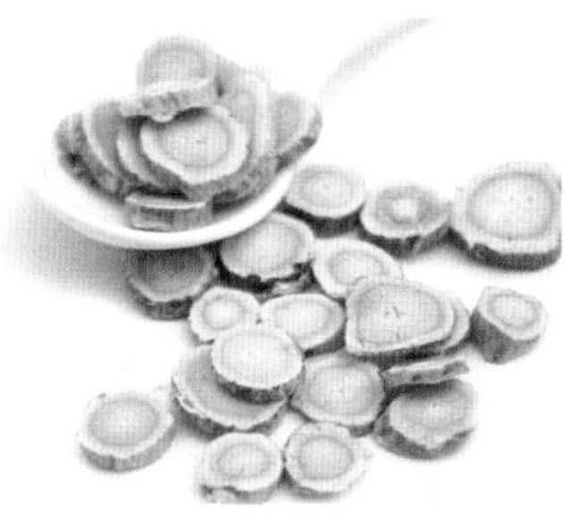

养生药膳

◆ 黄芪升麻茶

配　方：黄芪 30 克，郁李仁 10 克，升麻 5 克，防风 3 克，蜂蜜适量。

做　法：

1. 将黄芪、升麻、郁李仁、防风研为粗药末，置杯中。
2. 将药末用沸水冲泡 20 分钟后，加入蜂蜜，即可饮用。
3. 每日 1 剂，频频代茶饮服。

功　效：益气升阳、透疹解毒、利水消肿。

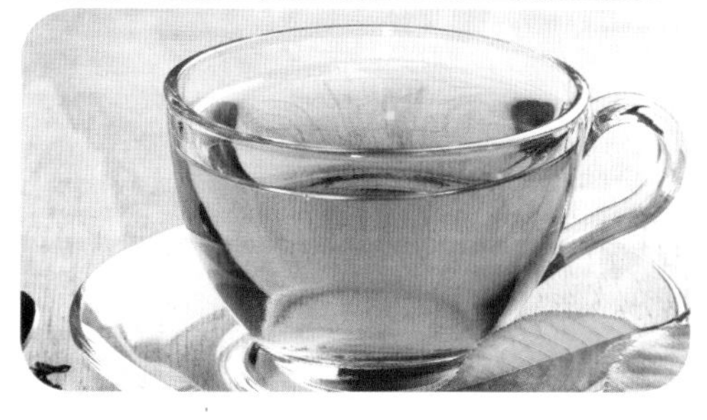

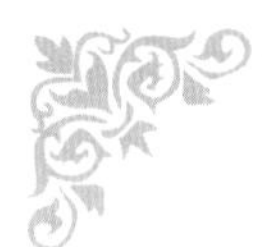

党参

健脾益气，养血护肝

别　　名　东党、台党、潞党、口党、上党人参、黄参、狮头参、中灵草。

性味归经　味甘，性平；归脾、肺经。

建议食用量　内服：煎汤，6 ~ 15克；或熬膏、入丸、散。生津、养血宜生用；补脾益肺宜炙用。

营养成分

淀粉、蔗糖、葡萄糖、菊糖、皂苷、生物碱、黏液质、树脂等。

护肝功效

党参在肝病中应用极为广泛，它可以提高肝脏谷胱甘肽过氧化物酶和SOD活性及减少微量元素硒丢失，对酒精性肝损伤具有很好的预防作用。慢性肝病见脾虚腹胀、便溏腹泻、呃逆呕吐、纳呆气短等均可用之。

适用人群

脾胃虚弱、四肢无力患者，冠心病、心悸气短患者，肺虚咳嗽患者，贫血患者，内热消渴、自汗患者，慢性腹泻、溃疡性结肠炎及胃炎患者适用。

功用疗效

补中益气，健脾益肺。用于脾肺虚弱，气短心悸，食少便溏，虚喘咳嗽，内热消渴。

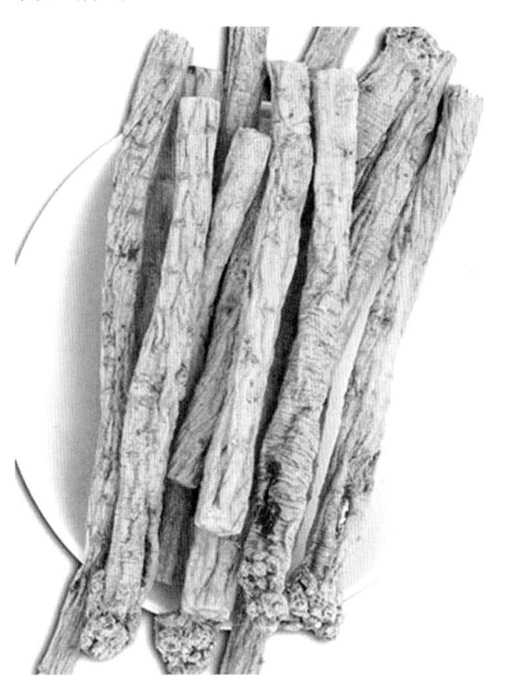

药典论述

1.《本经逢原》:“清肺。上党人参，虽无甘温峻补之功，却有甘平清肺之力，亦不似沙参之性寒专泄肺气也。”

2.《纲目拾遗》:“治肺虚，益肺气。”

3.《得配本草》:“上党参，得黄芪实卫，配石莲止痢，君当归活血，佐枣仁补心。补肺蜜拌蒸熟；补脾恐其气滞，加桑皮数分，或加广皮亦可。”

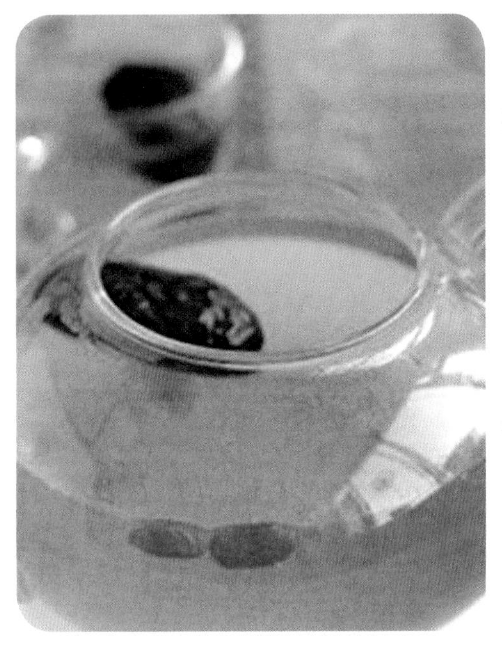

◆ 党参黄花山药粥

配　方：党参10克，黄花40克，山药、糯米各50克。

做　法：

党参、黄花洗净切片，山药洗净切丁，砂锅中放糯米和水、山药丁、党参、黄花一起煲制30分钟即可。

功　效：补中益气、升阳固表。

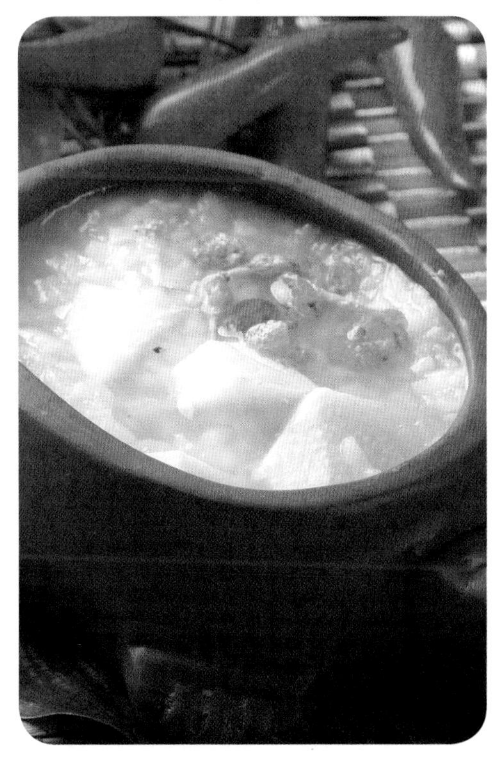

◆ 党参枸杞茶

配　方：党参、枸杞子各10克，陈皮15克，黄芪30克。

做　法：

将所有党参、枸杞子、陈皮、黄芪放入锅中，加清水，煮30分钟，去渣取汁。

功　效：补中益气、健脾益肺，滋阴保肝。

地黄

养阴凉血补血

别　　名　生地、地黄、鲜地黄、干生地、干地黄、大生地、细生地、淮生地、怀生地、生地炭。

性味归经　味甘，性寒；归心、肝、肾经。

建议食用量　内服:煎汤，10 ~ 15 克，大剂量可用至 30 克；亦可熬膏或入丸、散；或浸润后捣绞汁饮。外用：适量，捣敷。

营养成分

葡萄糖、蔗糖、维生素 A 类物质、氨基酸、β-谷甾醇、地黄素、梓醇、甘露醇、生物碱。

护肝功效

地黄所含大黄素可清除肝细胞的炎症和胆汁瘀积，清除氧自由基，减轻脂质过氧化反应，改善肝纤维化功能并降低血清层黏连蛋白及透明质酸，从而保护肝脏。

适应人群

阴虚内热患者，传染性肝炎患者，出血症患者，咽喉肿痛、斑疹患者，糖尿病患者适用。

功用疗效

清热凉血，养阴，生津。用于热病舌绛烦渴，阴虚内热，骨蒸劳热，内热消渴，吐血，衄血，发斑发疹。

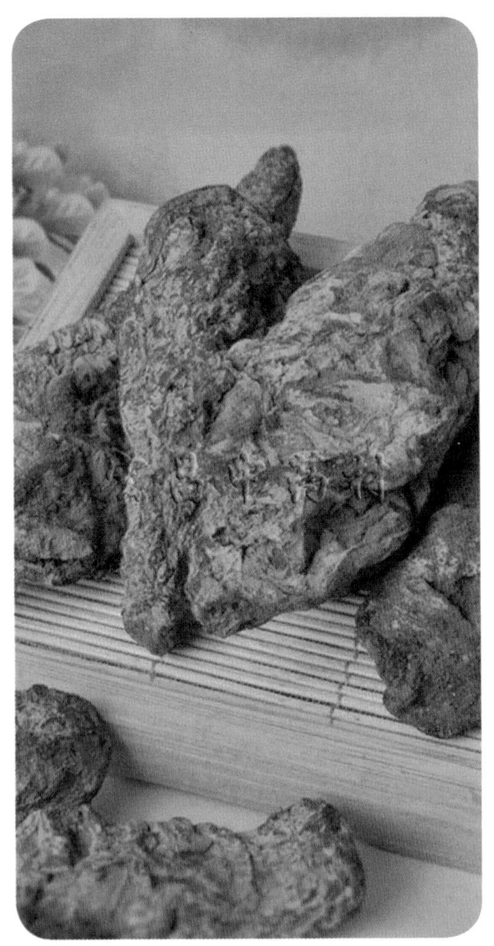

注意事项

生地黄与萝卜葱白、韭白、薤白相克。生地黄勿令犯铜器，否则伤肾、令发斑白，损荣卫。脾虚泄泻、胃寒食少的人慎服；胸膈有痰者慎服。

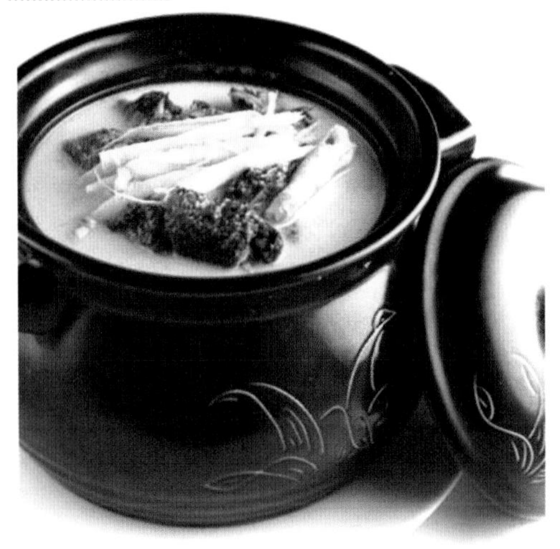

◆ 生地桃仁炒丝瓜

配　方：生地黄 5 克，桃仁 100 克，丝瓜 350 克，银杏 30 克，食用油适量。

做　法：

1. 生地黄清洗干净加水煮 20 分钟取汤汁备用。
2. 核桃仁去皮炸香，丝瓜切条飞水。
3. 锅内放少许食用油，放入核桃、丝瓜、生地汁、银杏，加盐调好味翻炒熟即可。

功　效：清热凉血、滋阴生津、活血化瘀。

◆ 地黄乌鸡汤

配　方：乌骨鸡 1 只，猪肉 100 克，姜 20 克，葱和盐各 5 克，味精 3 克，料酒 5 毫升，生地黄 10 克，红枣 10 个。

做　法：

1. 生地黄浸泡 5 小时后切片，猪肉切片，乌骨鸡去内脏，切成小块，用热水汆烫去除血水。
2. 放入乌鸡块、猪肉片、地黄片、红枣、姜，烧开后加入盐、料酒、味精、葱调味即可。

功　效：补虚、益气血、生津、养气。

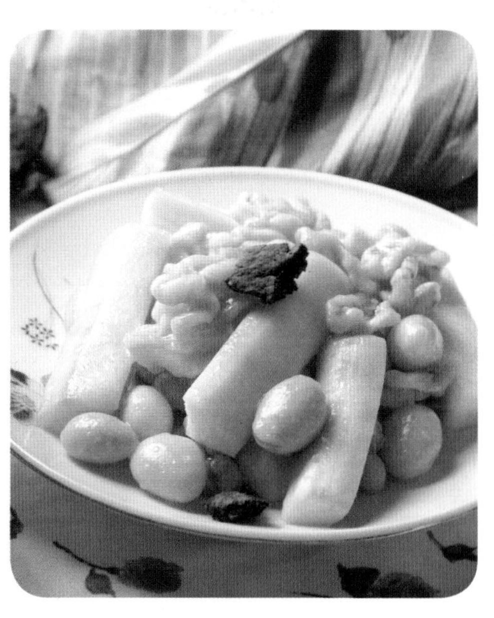

巴戟天

强免疫，抗肝病毒

别　　名	鸡眼藤、鸡肠风、黑藤钻、兔仔肠、三角藤、糠藤、巴戟。
性味归经	味甘、辛，性微温；归肾、肝经。
建议食用量	内服：煎汤，6～15克；或入丸、散；亦可浸酒或熬膏。

营养成分

葡萄糖、甘露糖、强心苷、黄酮、氨基酸、维生素C、有机酸、钾、钙、镁、甲基异茜草素、大黄素甲醚、棕榈酸等。

护肝功效

巴戟天具有抗抑郁、抗衰老、抗肿瘤以及增强免疫力等多种生物学活性功能，可提高肝病患者机体自身免疫力，有效防止肝病病毒对机体的进一步损害，预防肝癌的发生。

适应人群

免疫力低下者，肾虚阳痿、遗尿、遗精以及不育不孕者，风湿病、腰酸腿痛者，神经衰弱、失眠者，泌尿系统感染、水肿患者适用。

功用疗效

补肾阳，强筋骨，祛风湿。用于阳痿遗精，宫冷不孕，月经不调，少腹冷痛，风湿痹痛，筋骨痿软。

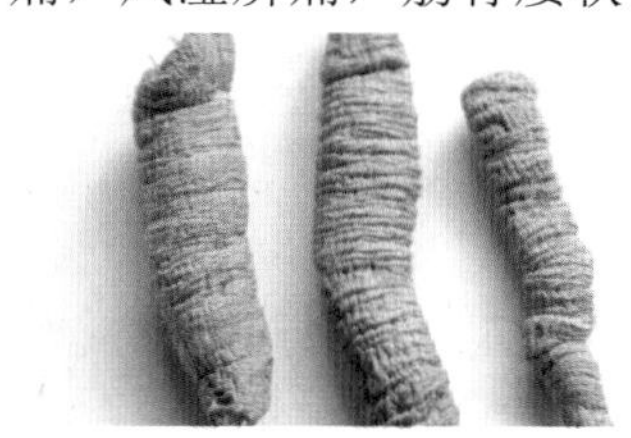

养生药膳

◆ 巴戟天海参汤

配　方：海参300克，猪肉150克，胡萝卜80克，白菜1棵，盐5克，酱油3克，醋6克，巴戟天15克，白果10克。

做　法：

1. 将处理好的海参氽烫后捞起；猪肉加盐和胡椒粉拌均匀，然后捏成小肉丸。
2. 锅内加一碗水，将巴戟天、胡萝卜、肉丸等加入并煮开，并加入盐、酱油、醋、糖调味。
3. 再加入海参、白果煮沸，然后加入洗净的白菜，再煮沸时用太白粉水勾芡即可。

功　效：补阳助性、调理肾亏。

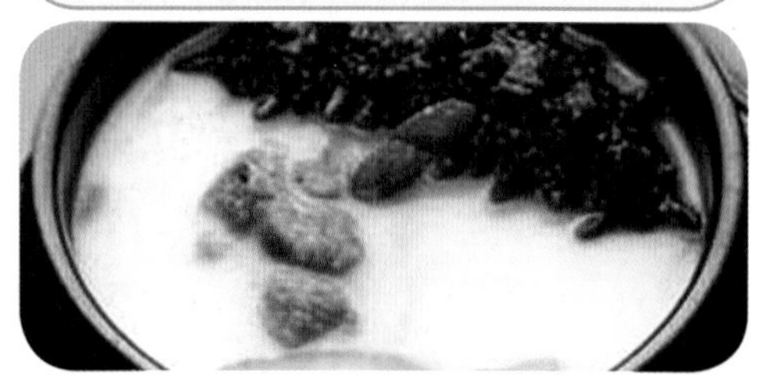

杜仲

补肝肾，改善肝功能

别　　名　思仲、思仙、木绵、石思仙、丝连皮、玉丝皮、扯丝皮、丝棉皮。

性味归经　味甘，性温；归肝、肾经。

建议食用量　内服：煎汤，6 ~ 15 克；或浸酒；或入丸、散。

营养成分

杜仲胶、糖苷、维生素 C、生物碱、果胶、脂肪酸、树脂、有机酸、酮糖、醛糖、绿原酸、钾。

护肝功效

杜仲能补益肝肾，此外还具有降血压，增强肝细胞活性，改善肝脏功能，增强机体免疫力等药理作用。

药典论述

1.《药性论》："治肾冷臀腰痛，腰病人虚而身强直，风也。腰不利加而用之。"

2.《神农本草经》："主腰脊痛，补中益精气，坚筋骨，强志，除阴下痒湿，小便余沥。"

3.《日华子本草》："治肾劳，腰脊挛。入药炙用。"

功用疗效

补肝肾，强筋骨，安胎。用于肾虚腰痛，筋骨无力，妊娠漏血，胎动不安；高血压。

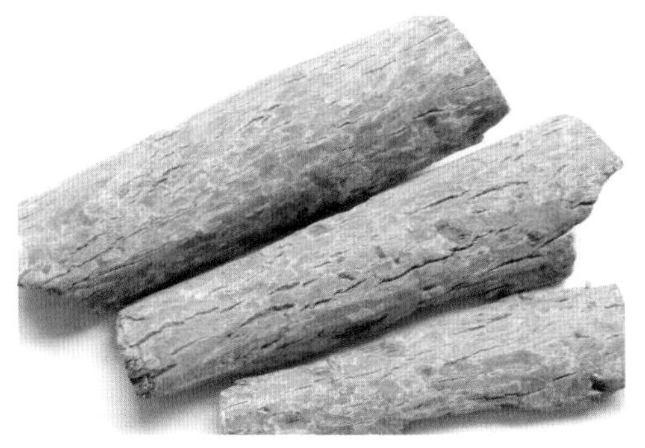

养生药膳

◆ 牛蒡杜仲羹

配　方：牛蒡 100 颗，鹌鹑 3 只，杜仲 30 克，枸杞子 15 克，生姜 8 克，红枣 10 克，精盐适量。

做　法：

先将洗净的鹌鹑与牛蒡、杜仲、枸杞子、去核红枣、生姜一起放入锅内，加水适量，用武火煮沸，再转用文火烧 3 小时，加精盐调味即可。

功　效：补益肝肾、强肾壮骨。

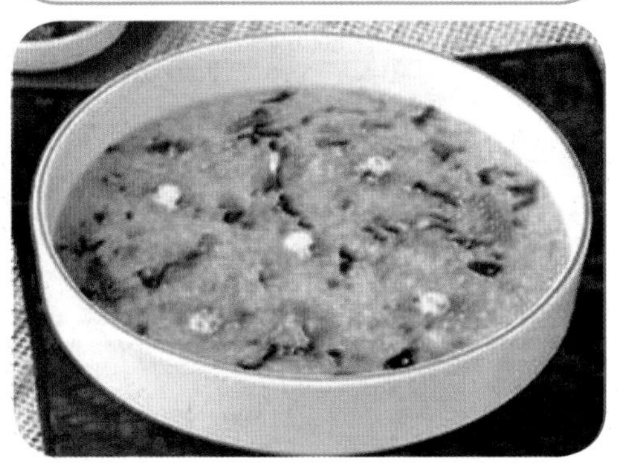

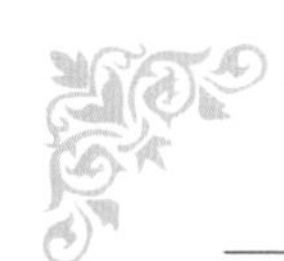

二、治肝病的常用中药妙方

柴胡疏肝散

〔明〕王肯堂 《证治准绳》

【组成】柴胡、陈皮（醋炒）各6克，川芎、枳壳（麸炒）、芍药、香附各4.5克，甘草（炙）1.5克。

【用法】上作一服，水二盅，煎八分，食前服。现代用法：水煎服。

【功用】疏肝解郁，行气止痛。

【症候】肝气郁结。

精神抑郁，情绪不宁，胸部满闷，胁肋胀痛，痛无定处，脘闷嗳气，不思饮食，大便不调，苔薄腻，脉弦。

【按语】本方由四逆散加川芎、香附、陈皮而成。方中柴胡、香附、枳壳、陈皮疏肝解郁，理气畅中；川芎、芍药、甘草活血定痛，柔肝缓急。

胁肋胀满疼痛较甚者，可加郁金、青皮、佛手疏肝理气。肝气犯胃，胃失和降，而见嗳气频作，脘闷不舒者，可加旋覆花、代赭石、苏梗、法半夏和胃降逆。兼有食滞腹胀者，可加神曲、麦芽、山楂、鸡内金消食化滞。肝气乘脾而见腹胀、腹痛、腹泻者，可加苍术、茯苓、乌药、白豆蔻健脾除湿，温经止痛。兼有血瘀而见胸胁刺痛，舌质有瘀点、瘀斑，可加当归、丹参、郁金、红花活血化瘀。

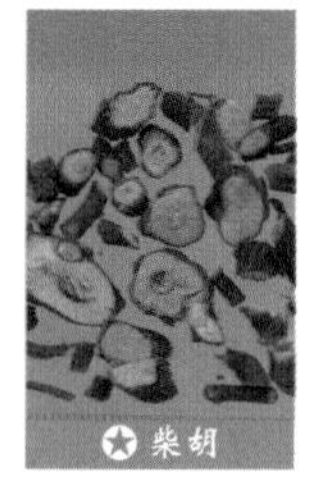
柴胡

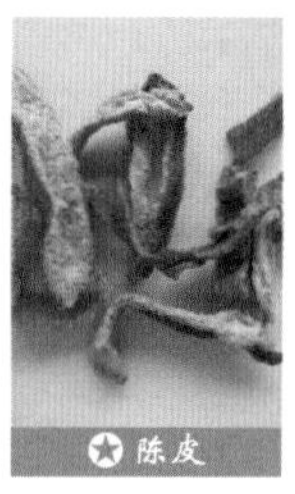
陈皮

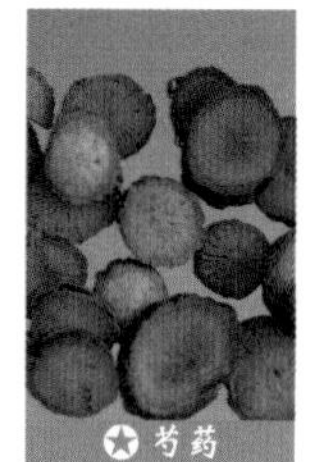
芍药

丹栀逍遥散

〔明〕薛己 《校注妇人良方》

【组成】柴胡、当归、白芍、白术、茯苓各9克，炙甘草4.5克，牡丹皮、栀子各3克。

【用法】水煎服。

【功用】疏肝清热，和血调经。

【症候】气郁化火。

性情急躁易怒，胸胁胀满，口苦而干，或头痛、目赤、耳鸣，或嘈杂吞酸，大便秘结，舌质红，苔黄，脉弦数。

【按语】该方以逍遥散疏肝调脾，加入牡丹皮、栀子清肝泻火。

热势较甚，口苦、大便秘结者，可加龙胆草、大黄泻热通腑。肝火犯胃而见胁肋疼痛、口苦、嘈杂吞酸、嗳气、呕吐者，可加黄连、吴茱萸（即左金丸）清肝泻火，降逆止呕。肝火上炎而见头痛、目赤、耳鸣者，加菊花、钩藤、刺蒺藜清热平肝。热盛伤阴，而见舌红少苔、脉细数者，可去原方中当归、白术、生姜之温燥，酌加生地黄、麦冬、山药滋阴健脾。

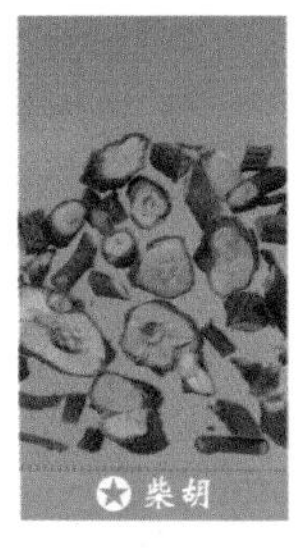
柴胡

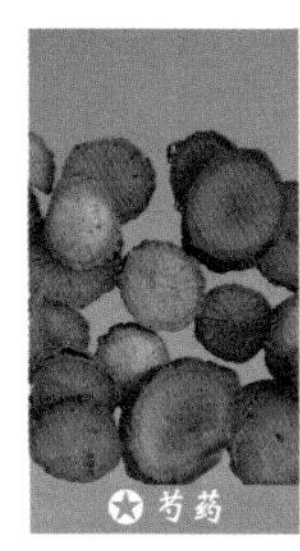
芍药

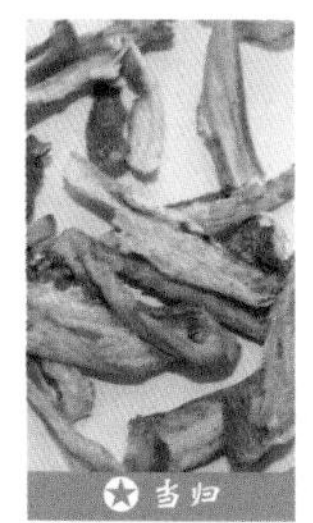
当归

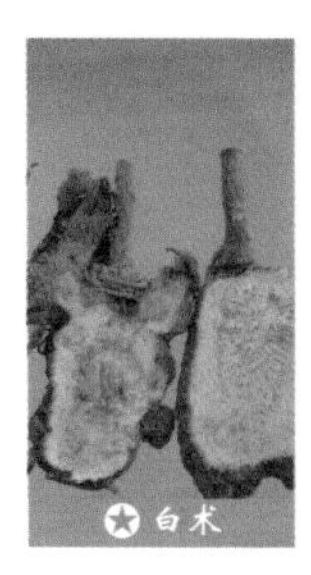
白术

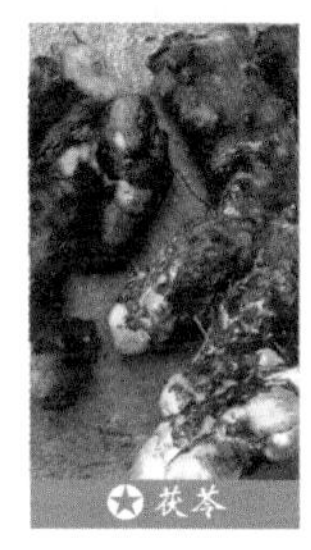
茯苓

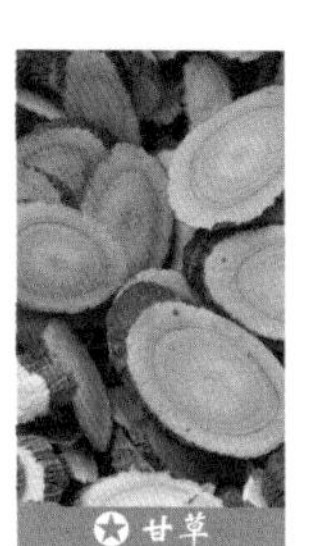
甘草

血府逐瘀汤

〔清〕王清任 《医林改错》

【组成】桃仁 12 克，红花、当归、生地黄、牛膝各 9 克，赤芍、枳壳各 6 克，川芎、桔梗各 5 克，柴胡、甘草各 3 克。

【用法】水煎服。

【功用】活血祛瘀，行气止痛。

【症候】瘀血阻络。

胁肋刺痛，痛处固定而拒按，疼痛持续不已，入夜尤甚，或胁下有积块，或面色晦暗，舌质紫暗，脉沉弦。

【按语】方用桃仁、红花、当归、生地黄、川芎、赤芍活血化瘀而养血，柴胡行气疏肝，桔梗开肺气，枳壳行气宽中，牛膝通利血脉，引血下行。若瘀血严重，有明显外伤史者，应以逐瘀为主，方选复元活血汤。方以大黄、桃仁、红花、穿山甲活血祛瘀，散结止痛，当归养血祛瘀，柴胡疏肝理气，天花粉消肿化痰，甘草缓急止痛，调和诸药。还可加三七粉另服，以助祛瘀生新之效。

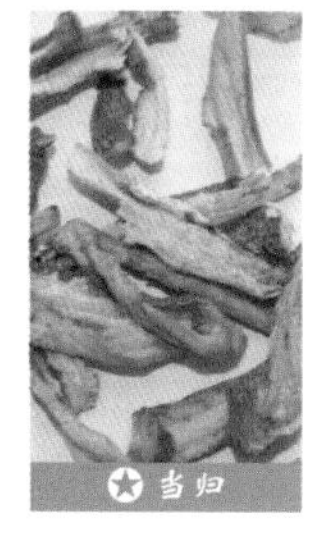
当归

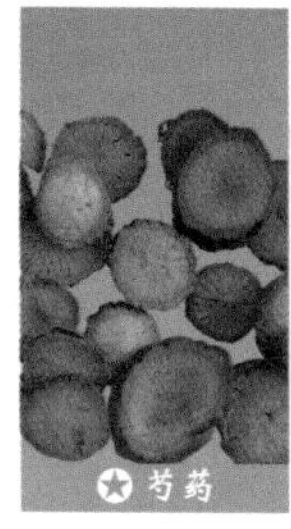
芍药

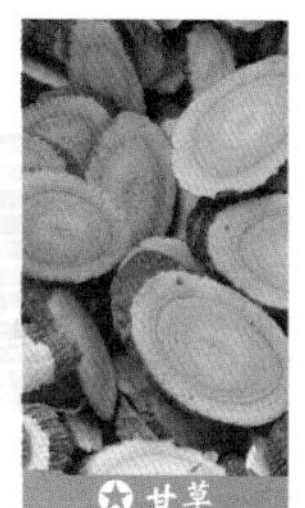
甘草

龙胆泻肝汤

〔清〕汪昂 《医方集解》

【组成】龙胆草、木通、车前子、生地黄、柴胡、生甘草各 6 克，黄芩、栀子、泽泻各 9 克，当归 3 克。

【用法】水煎服；或制成丸剂，名龙胆泻肝丸，每服 6 ～ 9 克，温开水送下，每日 2 次。

【功用】清热利湿，理气通络。

【症候】湿热蕴结。

胁肋胀痛，触痛明显而拒按，或引及肩背，伴有脘闷纳呆，恶心呕吐，厌食油腻，口干口苦，腹胀尿少，或有黄疸，舌苔黄腻，脉弦滑。

【按语】方中龙胆草、栀子、黄芩清肝泻火，柴胡疏肝理气，木通、泽泻、车前子清热利湿，生地、当归养血清热益肝。可酌加郁金、半夏、青皮、川楝子以疏肝和胃，理气止痛。若便秘，腹胀满者为热重于湿，肠中津液耗伤，可加大黄、芒硝以泄热通便存阴。若白睛发黄，尿黄，发热口渴者，可加茵陈、黄柏、金钱草以清热除湿，利胆退黄。久延不愈者，可加三棱、莪术、丹参、当归尾等活血化瘀。对于湿热蕴结的胁痛，祛邪务必要早，除邪务尽，以防湿热胶固，酿成热毒，导致治疗的困难。

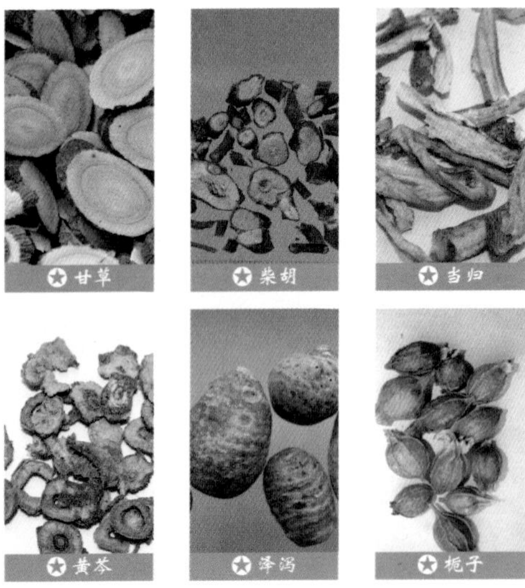

一贯煎

〔清〕魏之琇 《续名医类案》

【组成】北沙参、麦冬、当归身各9克，生地黄18～30克，枸杞子9～18克，川楝子4.5克（原书未著用量）。

【用法】水煎服。

【功用】滋阴疏肝。

【症候】肝阴不足。

胁肋隐痛，绵绵不已，遇劳加重，口干咽燥，两目干涩，心中烦热，头晕目眩，舌红少苔，脉弦细数。

【按语】本方为柔肝的著名方剂。组方原则宗叶氏“肝为刚脏，非柔润不能调和”之意，在滋阴补血以养肝的基础上少佐疏调气机，通络止痛之品，宜于肝阴不足，络脉不荣的胁肋作痛。方中生地黄、枸杞子滋养肝肾，沙参、麦冬、当归滋阴养血柔肝，川楝子疏肝理气止痛。若两目干涩，视物昏花，可加决明子、女贞子；头晕目眩甚者，可加钩藤、天麻、菊花；若心中烦热，口苦甚者，可加栀子、丹参。肝阴不足所致胁痛，除久病体虚，失血等原因外，尚有因使用香燥理气之品太过所致者。一般说来，气滞作胀作痛，病者苦于疼痛胀急，但求一时之快，医者不察病起于虚，急于获效，以致香燥理气太过而伤肝阴，应引以为戒。

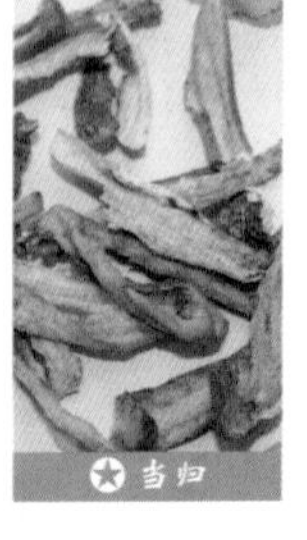

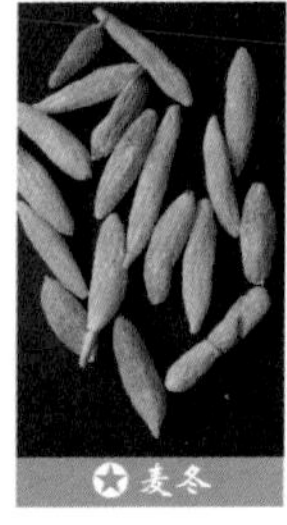

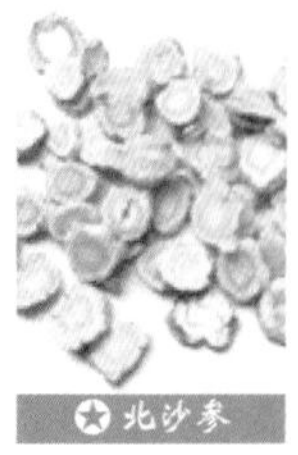

复元活血汤

〔金〕李东垣 《医学发明》

【组成】大黄30克，柴胡15克，当归、桃仁、瓜蒌根各9克，红花、穿山甲、甘草各6克。

【用法】水煎服。

【功用】活血祛瘀，疏肝通络。

【症候】气滞血瘀。

右胁疼痛较剧，如锥如刺，入夜更甚，甚至痛引肩背，右胁下结块较大，质硬拒按，或同时见左胁下肿块，面色萎黄而黯，倦怠乏力，脘腹胀满，甚至腹胀大，皮色苍黄，脉络暴露，食欲不振，大便溏结不调，月经不调，舌质紫暗有瘀点瘀斑，脉弦涩。

【按语】方中桃仁、红花、大黄活血祛瘀；天花粉“消扑损瘀血”；当归活血补血；柴胡行气疏肝；穿山甲疏通肝络；甘草缓急止痛。可酌加三棱、莪术、延胡索、郁金、水蛭、䗪虫等以增强活血定痛，化瘀消积之力。或配用鳖甲煎丸或大黄广虫丸，以消症化积。

若转为鼓胀之腹胀大，皮色苍黄，脉络暴露者，加甘遂、大戟、芫花攻逐水饮，或改用调营饮活血化瘀，行气利水。

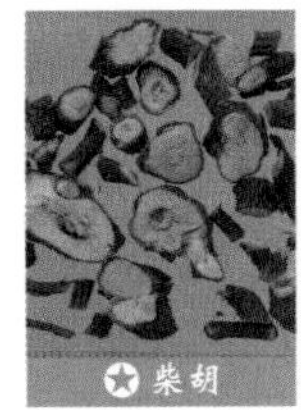
柴胡

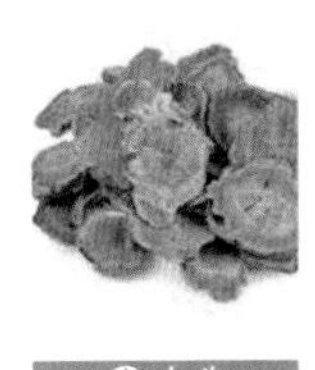
大黄

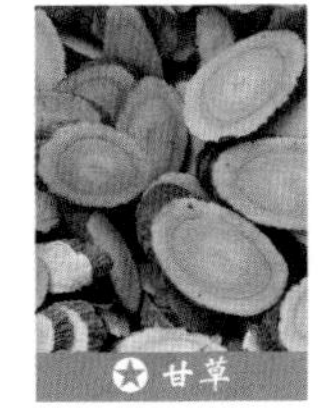
甘草

茵陈蒿汤

〔汉〕张仲景 《伤寒论》

【组成】茵陈蒿18克，栀子、大黄各9克。

【用法】水煎服。

【功用】清热，利湿，退黄。

【症候】湿热聚毒。

右胁疼痛，甚至痛引肩背，右胁部结块，身黄目黄，口干口苦，心烦易怒，食少厌油，腹胀满，便干溲赤，舌质红，苔黄腻，脉弦滑或滑数。

【按语】方中茵陈、栀子、大黄清热除湿，利胆退黄。常加白花蛇舌草、黄芩、蒲公英清热泻火解毒。疼痛明显者，加柴胡、香附、延胡索疏肝理气，活血止痛。

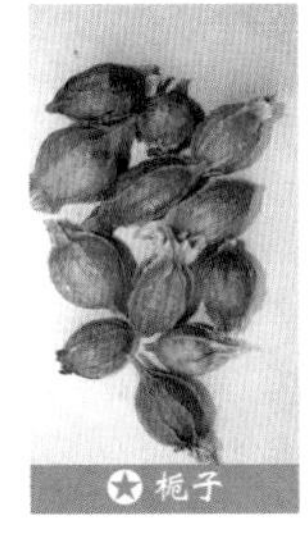
栀子

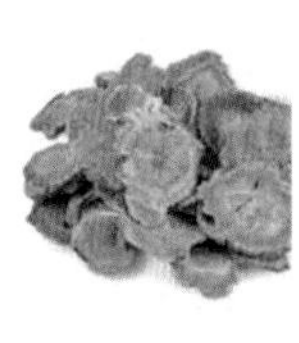
大黄

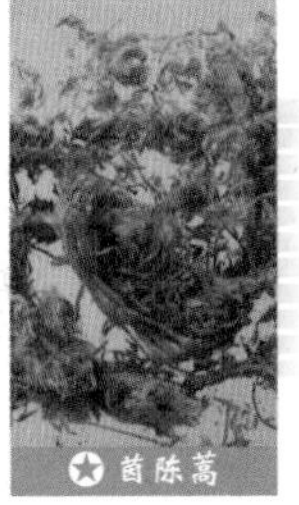
茵陈蒿

天麻钩藤饮

胡光慈 《中医内科杂病证治新义》

【组成】天麻、栀子、黄芩、杜仲、益母草、桑寄生、夜交藤、朱茯神各9克，钩藤、川牛膝12克，石决明18克。

【用法】水煎，分2～3次服。

【功用】平肝息风，清热活血，补益肝肾。

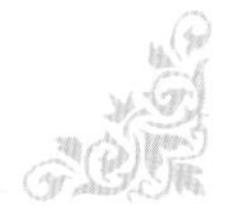

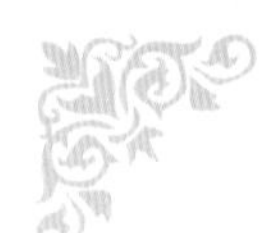

【主治】肝阳上亢。

眩晕耳鸣，头痛且胀，遇劳、恼怒加重，肢麻震颤，失眠多梦，急躁易怒，舌红苔黄，脉弦。

【按语】本方是治疗肝阳偏亢、肝风上扰的常用方。方中天麻、钩藤、石决明平肝息风；黄芩、栀子清肝泻火；益母草活血利水；牛膝引血下行，配合杜仲、桑寄生补益肝肾；茯神、夜交藤养血安神定志。全方共奏平肝潜阳，滋补肝肾之功。若见阴虚较盛，舌红少苔，脉弦细数较为明显者，可选生地黄、麦冬、玄参、何首乌、生白芍等滋补肝肾之阴。若肝阳化火，肝火亢盛，表现为眩晕、头痛较甚，耳鸣、耳聋暴作，目赤，口苦，舌红苔黄燥，脉弦数，可选用龙胆草、牡丹皮、菊花、夏枯草等清肝泻火。便秘者可选加大黄、芒硝或当归龙荟丸以通腑泄热。眩晕剧烈，呕恶，手足麻木或肌肉困动者，有肝阳化风之势，尤其对中年以上者要注意是否有引发中风病的可能，应及时治疗，可加珍珠母、生龙骨、生牡蛎等镇肝息风，必要时可加羚羊角以增强清热息风之力。

六味地黄丸

〔宋〕钱乙 《小儿药证直诀》

【组成】熟地黄 24 克，山萸肉、干山药各 12 克，泽泻、牡丹皮、茯苓（去皮）9 克。

【用法】上为末，炼蜜为丸，如梧桐子大。空心温水化下三丸。现代用法：亦可水煎服。

【功用】滋补肝肾。

【症候】肾阴亏虚。

尿频量多，混浊如脂膏，或尿甜，腰膝酸软，乏力，头晕耳鸣，口干唇燥，皮肤干燥、瘙痒，舌红苔，脉细数。

【按语】方中以熟地黄滋肾填精为主药；山萸肉固肾益精，山药滋补脾阴、固摄精微，该二药在治疗时用量可稍大；茯苓健脾渗湿，泽泻、牡丹皮清泄肝肾火热，共奏滋阴补肾，补而不腻之效。

阴虚火旺而烦躁，五心烦热，盗汗，失眠者，可加知母、黄柏滋阴泻火。尿量多而混浊者，加益智仁、桑螵蛸、五味子等益肾缩泉。气阴两虚而伴困倦，气短乏力，舌质淡红者，可加党参、黄芪、黄精补益正气。

天麻

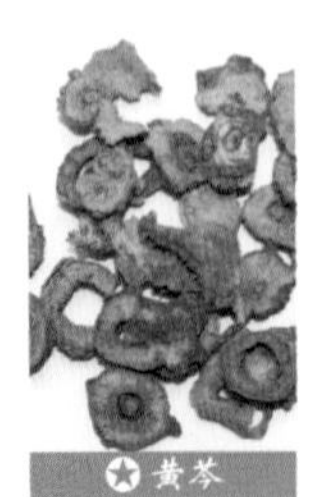

黄芩

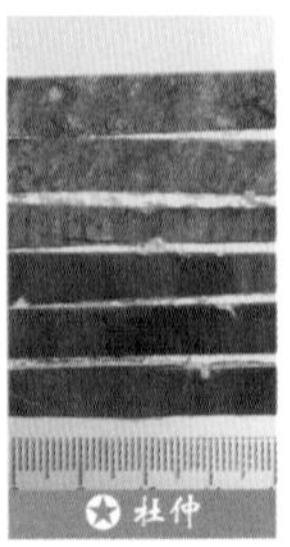

杜仲

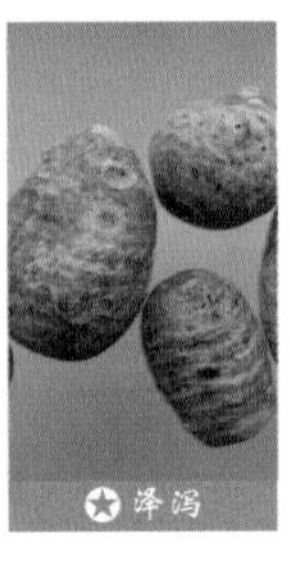

泽泻

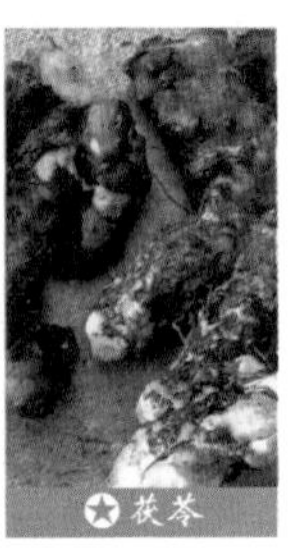

茯苓

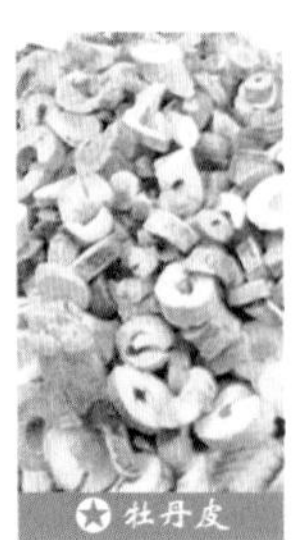

牡丹皮

第四章

一穴制胜——不可不知的经穴养肝法

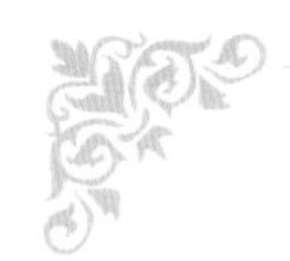

一、找准穴位的方法技巧

正确取穴对艾灸、拔罐、按摩、刮痧疗效的关系很大。因此，准确的选取俞穴，也就是俞穴的定位，一直为历代医家所重视。

骨度分寸法

骨度分寸法，始见于《灵枢·骨度》篇。是以骨节为主要标志测量周身各部的大小、长短，并依其比例折算尺寸作为定穴标准的方法。不论男女、老少、高矮、肥瘦都是一样。如腕横纹至肘横纹作 12 寸，也就是将这段距离划成 12 等分，取穴就以它作为折算

表 4-1　常用骨度分寸法

分部	起止点	常用骨度	度量法	说明
头部	前发际至后发际	12 寸	直寸	如前后发际不明，从眉心量至大椎穴作 18 寸，眉心至前发际 3 寸，大椎穴至后发际 3 寸
	耳后两完骨（乳突）之间	9 寸	横寸	用于量头部的横寸
胸腹部	天突至歧骨（胸剑联合）	9 寸	直寸	胸部与肋部取穴直寸，一般根据肋骨计算，每一肋骨折作 1 寸 6 分（天突至璇玑可作 1 寸，璇玑至中庭，各穴间可作 1 寸 6 分计算）
	歧骨至脐中	8 寸		
	脐中至横骨上廉（耻骨联合上缘）	5 寸		
	两乳头之间	8 寸	横寸	胸腹部取穴的横寸，可根据两乳头之间的距离折量。女性可用左右缺盆穴之间的宽度来代替两乳头之间的横寸
背腰部	大椎以下至尾骶	21 椎	直寸	背部腧穴根据脊椎定穴。一般临床取穴，肩胛骨下角相当第 7（胸）椎，髂嵴相当第 16 椎（第 4 腰椎棘突）
	两肩胛骨脊柱缘之间	6 寸	横寸	
上肢部	腋前纹头（腋前皱襞）至肘横纹	9 寸	直寸	用于手三阴、手三阳经的骨度分寸
	肘横纹至腕横纹	12 寸		
侧胸部	腋以下至季胁	12 寸	直寸	“季胁”指第 11 肋端下方
侧腹部	季胁以下至髀枢	9 寸	直寸	“髀枢”指股骨大转子高点
下肢部	横骨上廉至内辅骨上廉（股骨内髁上缘）	18 寸	直寸	用于足三阴经的骨度分寸
	内辅骨下廉（胫骨内髁下缘）至内踝高点	13 寸		
	髀枢至膝中	19 寸	直寸	用于足三阳经的骨度分寸；前面相当犊鼻穴，后面相当委中穴；臀横纹至膝中，作 14 寸折量
	臀横纹至膝中	14 寸		
	膝中至外踝高点	16 寸		
	外踝高点至足底	3 寸		

的标准。常用的骨度分寸见上页表。（如表 4-1 所示）

手指比量法

以患者手指为标准来定取穴位的方法。由于生长相关律的缘故，人类机体的各个局部间是相互关联的。由于选取的手指不同，节段亦不同，手指比量法可分作以下几种。

拇指同身寸法：是以患者拇指指关节的横度作为 1 寸，亦适用于四肢部的直寸取穴。

中指同身寸法：是以患者的中指中节屈曲时内侧两端纹头之间作为 1 寸，可用于四肢部取穴的直寸和背部取穴的横寸。

横指同身寸法：亦名“一夫法”，是令患者将食指、中指、无名指和小指并拢，以中指中节横纹处为准，四指横量作为 3 寸。

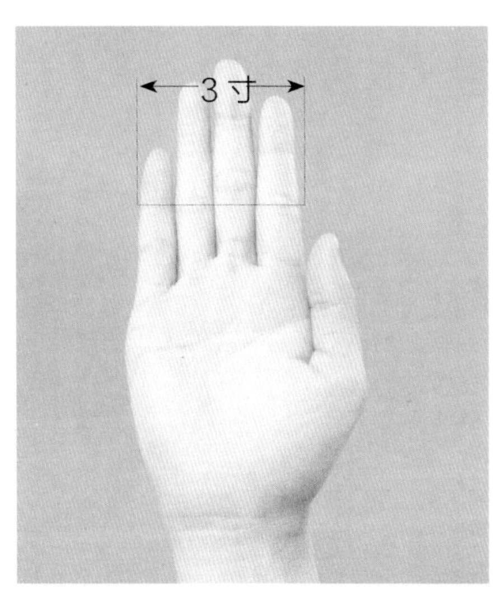

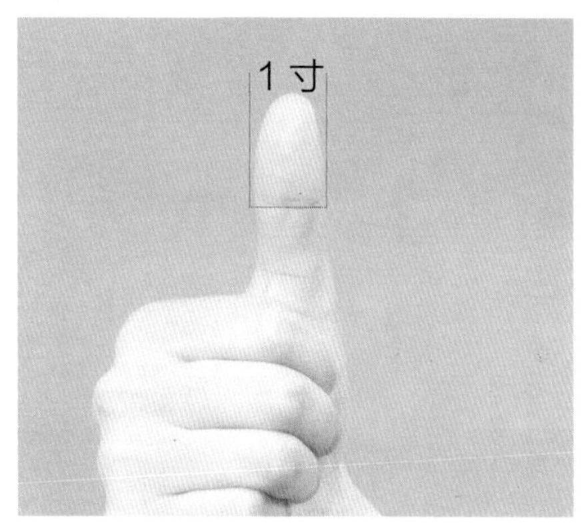

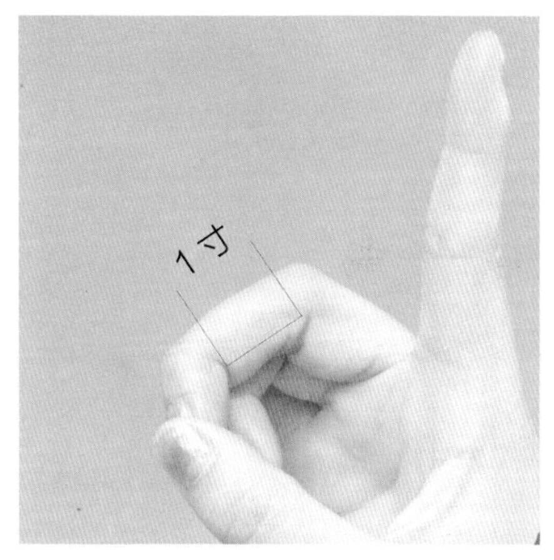

自然标志取穴法

根据人体表面所具特征的部位作为标志，而定取穴位的方法称为自然标志定位法。人体的自然标志有两种：

固定标志法：即是以人体表面固定不移，又有明显特征的部位作为取穴标志的方法。如人的五官、爪甲、乳头、肚脐等作为取穴的标志。

活动标志法：是依据人体某局部活动后出现的隆起、凹陷、孔隙、皱纹等作为取穴标志的方法。如曲池屈肘取之。

二、护肝养肝特效穴位

神阙穴

通经行气，助肝疏泄

神阙属任脉，当元神之门户，故有回阳救逆、开窍苏厥之功效。经常刺激神阙穴能够有效改善肝脏及其组织的生理和病理活动，提高免疫力。

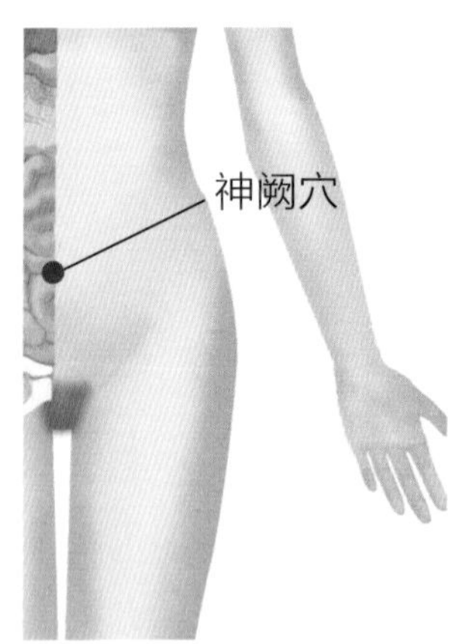

【定位】

位于腹中部，脐中央。

【主治】

泻痢，绕脐腹痛，脱肛，五淋，妇人血冷不受胎，中风脱证，尸厥，角弓反张，风痫，水肿鼓胀，肠炎，痢疾，产后尿潴留。

【功效】

培元固本、回阳救脱、和胃理肠。

【日常保健】

» 按摩：

用拇指按揉神阙穴2～3分钟，力度适中，长期坚持，可改善四肢冰冷、腹痛等症状。

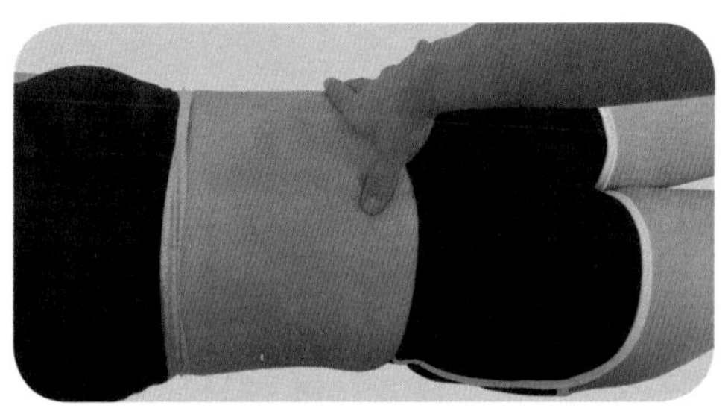

» 艾灸：

用点燃的艾条对准肚脐眼，距被按摩者能感到温热为合适，持续约2～3分钟；或在肚脐眼上放一片厚3毫米的生姜片，然后再灸，可治疗腹痛、便秘、排尿不利等症。

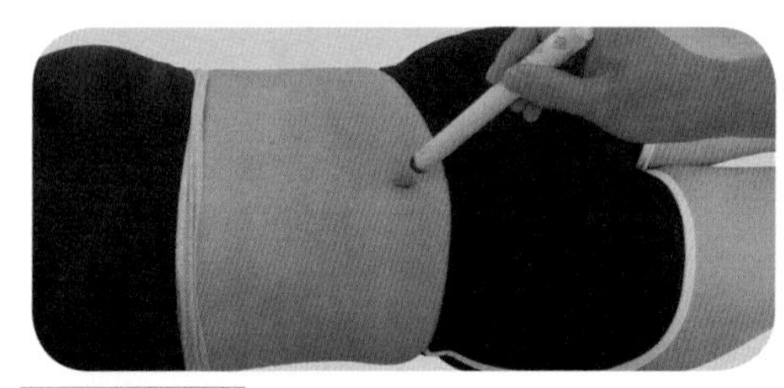

【配伍】

» 神阙+太冲+足三里

三穴配伍，具有疏肝行气，活血通络的功效，能缓解肝病患者出现的气滞血瘀的症状。

期门穴

疏肝理气又活血

期门穴为肝经的最上一穴，为肝经之募穴，尽管其穴内气血空虚，但却募集不到气血物质，唯有期望等待，故名期门。刺激该穴可促进气血的运行和肝脏脂肪的代谢，增强肝脏的排毒功能，防治因肝脏气血不足引起的毒素堆积。

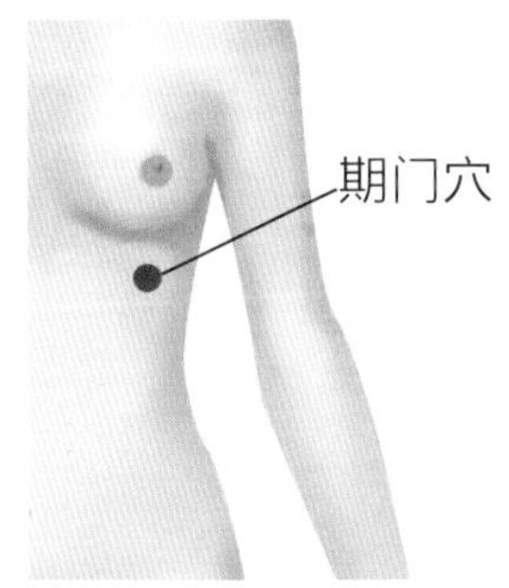

【定位】

位于胸部，当乳头直下，第 6 肋间隙，前正中线旁开 4 寸。

【主治】

胸胁胀满疼痛、呕吐、呃逆、吞酸、腹胀、泄泻、饥不欲食、胸中热、喘咳、奔豚、疟疾、伤寒热入血室。

【功效】

健脾疏肝、理气活血。

【日常保健】

» 按摩：

被按摩者仰卧，按摩者用拇指缓缓按摩期门穴，按摩 3 ～ 5 秒钟之后吐气，吐气时放手，吸气时再刺激穴道，如此反复，有酸麻的感觉才见效。可中间三个指头并起来，以加大按摩面积。能够治疗胆囊炎、肝炎、胸胁痛。

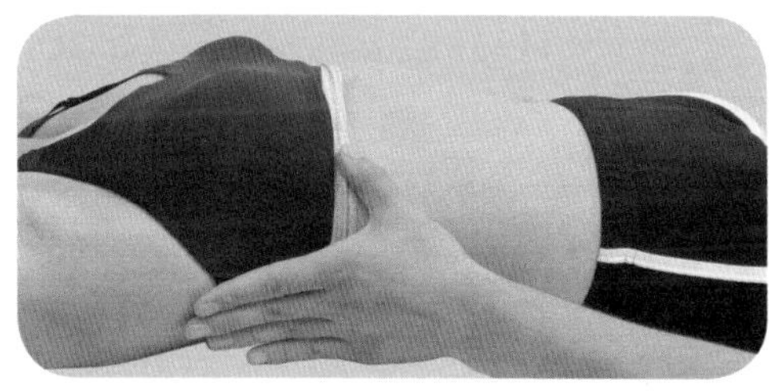

» 艾灸：

手执艾条以点燃的一端对准施灸部位，距离皮肤 1.5 ～ 3 厘米施灸，以感到施灸处温热、舒适为度。每日灸 1 ～ 2 次，每次灸 30 分钟左右，灸至皮肤产生红晕为止。具有健脾和胃，化痰消积的功效。

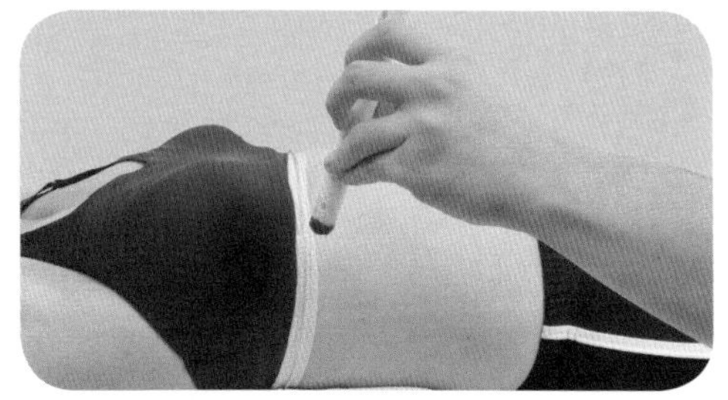

【配伍】

» 期门+肝俞+膈俞

三穴配伍，有疏肝理气、活血化瘀的作用，有助于缓解胸胁胀痛等症状。

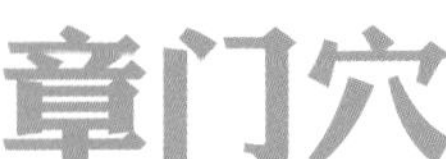

章门穴

利肝健脾促消化

章门穴是足厥阴肝经上的重要穴道之一，该穴名意指肝经的强劲风气在此风停气息，此穴为脏会穴，统治五脏疾病。凡和五脏相关的疾病都可以通过刺激章门穴得到治疗或者缓解，因此肝脏的疾病也可通过刺激章门穴来调理。

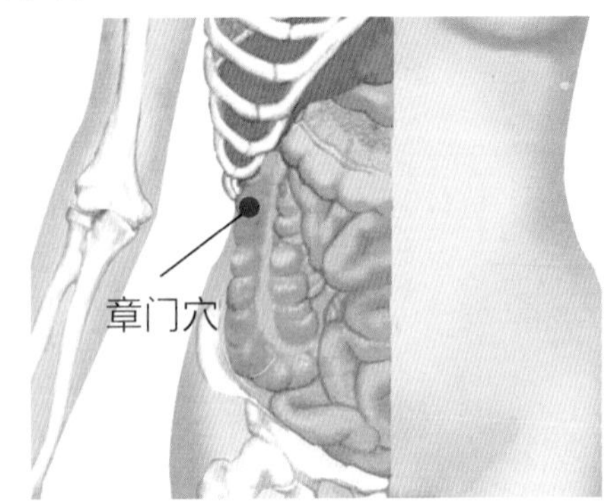

【定位】

位于侧腹部，当第 11 肋游离端的下方。

【主治】

腹痛、腹胀、肠鸣、泄泻、呕吐、神疲肢倦、胸胁痛、黄疸、痞块、小儿疳积、腰脊痛。

【功效】

疏肝健脾、理气散结、清利湿热。

【日常保健】

» 按摩：

用双手中指指端按压此穴位，并且做环状运动。每日 2 次，每次 5 分钟。长期坚持，可改善肝脾大、肝炎、肠炎、腹痛、腹胀、胸胁痛等病症。

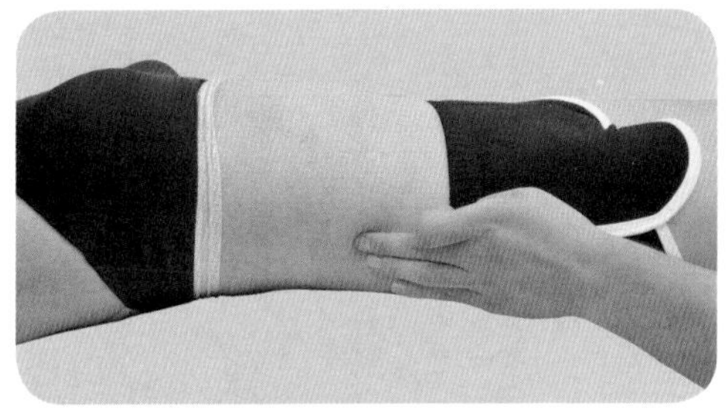

» 刮痧：

用刮痧板边缘从上而下刮拭章门穴 3 ～ 5 分钟，以皮肤有酸胀感为佳。隔天刮拭 1 次，可治疗胸胁痛、胸膜炎。

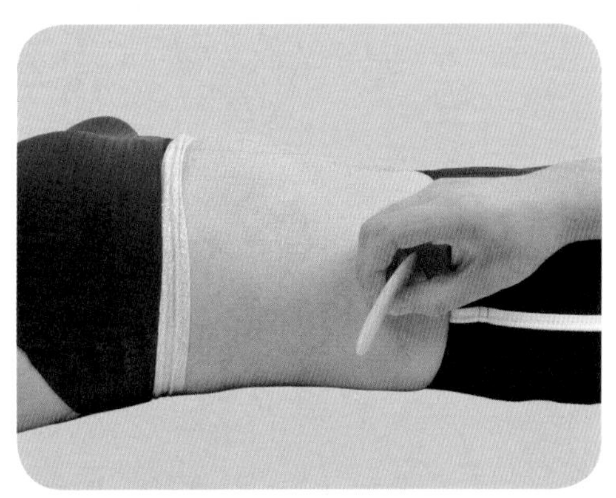

【配伍】

» 章门+足三里+梁门

三穴配伍有健脾和胃的功效，缓解肝病患者腹胀、食欲差等肝气犯胃的症状。

天枢穴

助调肝脏气血

天枢是大肠之募穴，是阳明脉气所发，有补充强化人体后天之气的功用。针之可活血化瘀，灸之可温经通络，除了调理肠胃之外，也有助于肝脏气血的调理。

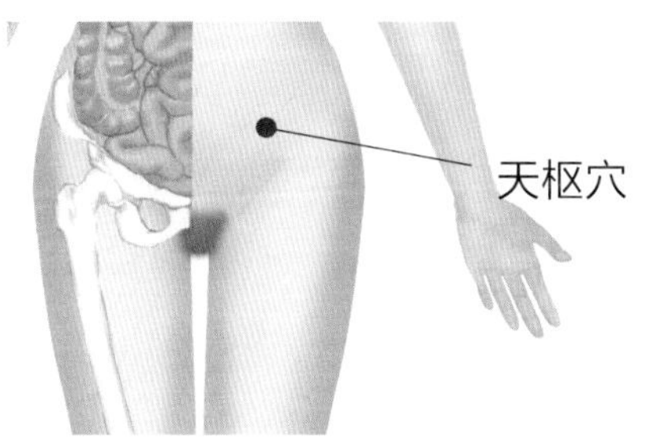

【定位】

位于腹中部，平脐中，距脐中 2 寸。取穴时，可采用仰卧的姿势，肚脐向左右 3 指宽处。

【主治】

腹痛、腹胀、便秘、腹泻、痢疾等胃肠病；月经不调、痛经等妇科疾患。

【功效】

疏调肠腑、理气行滞、消食。

【日常保健】

» 按摩：

用双手拇指指腹按揉 1 ～ 3 分钟，每天坚持，能够改善便秘、消化不良等症状。

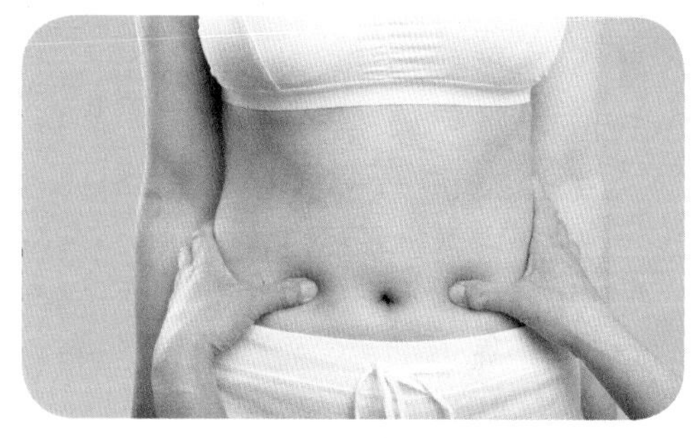

» 艾灸：

施灸时，手执艾条以点燃的一端对准施灸部位，距离皮肤 1.5 ～ 3 厘米施灸，以感到施灸处温热、舒适为度。每日灸 1 ～ 2 次，每次灸 30 分钟左右，灸至皮肤产生红晕为止。可治疗腹痛、腹胀等病症。

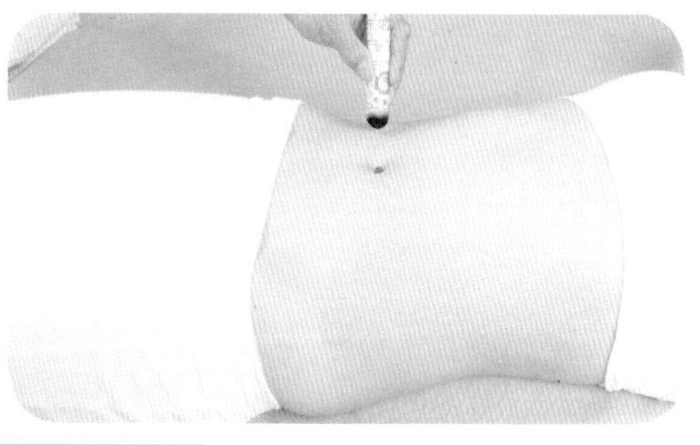

【配伍】

» 天枢+足三里

二穴配伍，有和中止泻的作用，可缓解肝气逆行，影响脾的运化而出现的呕吐，泄泻等症状。

关元穴

补肾壮阳又利湿

关，关卡；元，元首。关元名意指任脉气血中的滞重水湿在此关卡不得上行，是小肠的募穴。本穴为血液循环的强壮刺激点，又为先天气海，元阴元阳在此交会，古今都作为保健的养生要穴，具有补肾壮阳，理气和血，清热利湿等作用，肝肾同源，调理肾脏也关联到肝脏的健康。

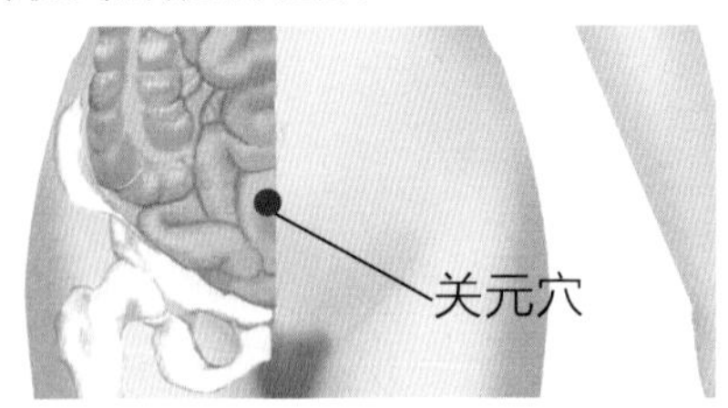

【定位】

位于下腹部，前正中线上，当脐中下 3 寸。

【主治】

中风脱证、虚劳冷惫、羸瘦无力、少腹疼痛、霍乱吐泻、痢疾、脱肛、疝气、便血、溺血、小便不利、尿频、尿闭、遗精、白浊、阳痿、早泄、月经不调、经闭、经痛、赤白带下、阴挺、崩漏、阴门瘙痒、恶露不止、胞衣不下、消渴、眩晕。

【功效】

补肾培元、温阳固脱。

【日常保健】

» 按摩：

用拇指指腹按揉法关元穴 100 ～ 200 次，不可以过度用力，按揉时只要局部有酸胀感即可。长期坚持，可治疗泌尿、生殖系统疾患。

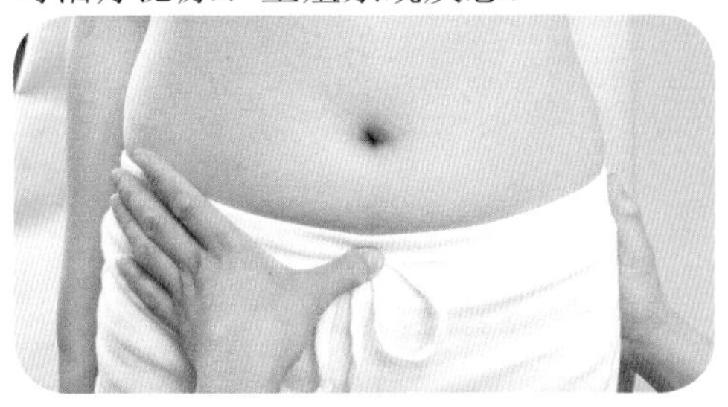

» 艾灸：

艾炷灸或温针灸 5 ～ 7 壮；艾条灸 10 ～ 15 分钟。有强肾壮阳，增加男性性功能的功效，可治疗肾虚而腰酸或阳痿者。

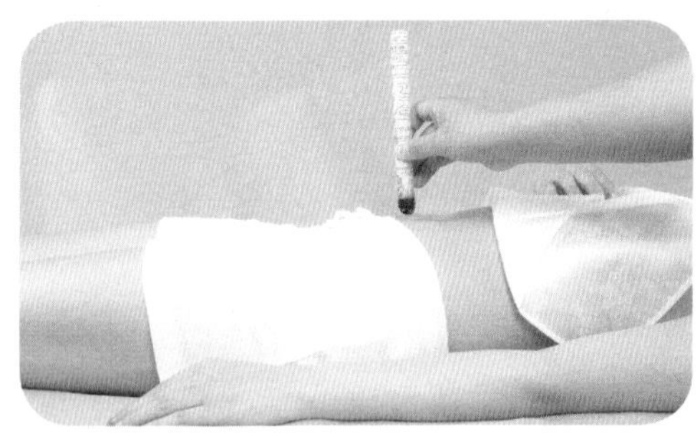

【配伍】

» 关元+足三里+脾俞

三穴配伍有调理脾胃、祛湿止泻的功效，有利于缓解由于肝病对脾胃肠道功能影响，而出现呕吐，泄泻等症状。

中极穴

益肾通利缓水肿

中，与外相对，指穴内；极，屋之顶部横梁。此穴位为人体任脉上的主要穴道之一，为膀胱之募穴，名意指任脉气血在此达到了天部中的最高点。膀胱是人体储存和排出尿液的器官，刺激中极穴可以促进排尿，缓解水肿、腹水等症状。

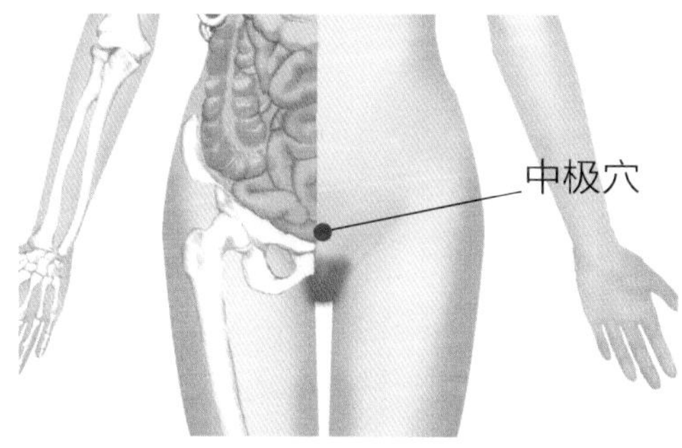

【定位】

位于下腹部，前正中线上，当脐中下 4 寸。

【主治】

小便不利、遗溺不禁、阳痿、早泄、遗精、白浊、疝气偏坠、积聚疼痛、月经不调、阴痛、阴痒、痛经、带下、崩漏、阴挺、产后恶露不止、胞衣不下、水肿。

【功效】

益肾兴阳、通经止带。

【日常保健】

» 按摩：

用拇指按压中极穴 3 ～ 5 分钟，以局部有酸胀感、发热为宜，长期按摩，可改善精力不济、小便不畅、肾炎等症。

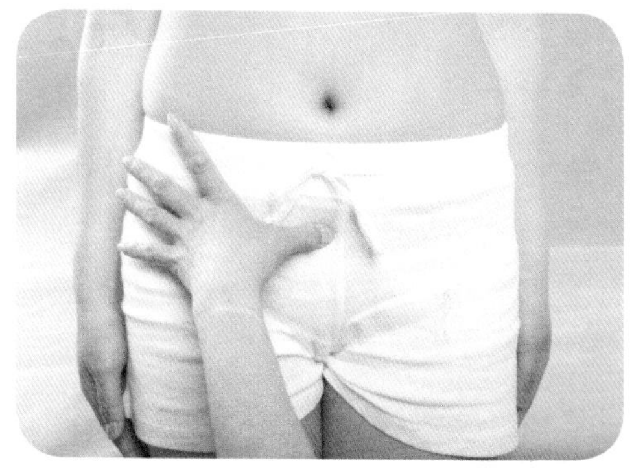

» 艾灸：

艾炷灸或温针灸 5 ～ 7 壮；艾条灸 10 ～ 15 分钟。每天 1 次，可治疗遗精、膀胱炎、精力不济等症状。

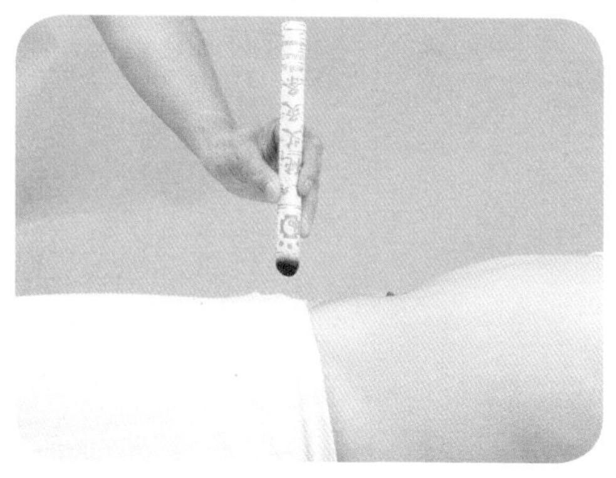

【配伍】

» 中极+三阴交+气海

三穴配伍，有行气利水的作用，辅助肝病患者调理肝气，并减轻水肿现象。

大椎穴

清热解表补虚劳

大椎穴属奇经八脉之督脉，是督脉与十二正经中所有阳经的交汇点，总督一身之阳，故本穴可清阳明之里，启太阳之开，和解少阳以驱邪外出而主治全身热病及外感之邪，使阳气得通，经脉不失温煦，起到祛寒、燥湿、散热的作用，能有效缓解虚劳所产的虚热症状。

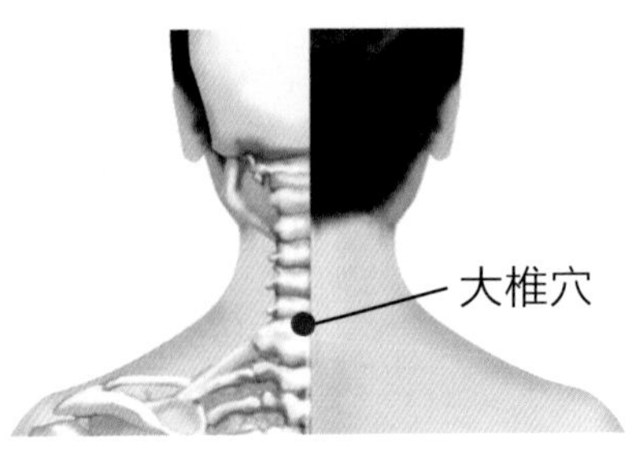

【定位】

位于后正中线上，第 7 颈椎棘突下凹陷中。

【主治】

热病、疟疾、咳嗽、喘逆、骨蒸潮热、项强、肩背痛、腰脊强、角弓反张、小儿惊风、癫狂痫证、五劳虚损、七伤乏力、中暑、霍乱、呕吐、黄疸、风疹。

【功效】

清热解表、截疟止痫。

【日常保健】

» 按摩：

将拇指指腹揉按大椎穴 100 ～ 200 次，力度由轻至重再至轻，手法连贯。每天坚持，可防治头痛、风疹、热病、呃逆等病症。

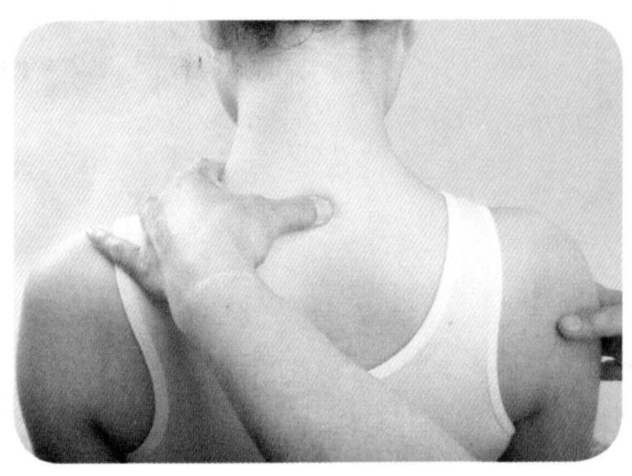

» 艾灸：

宜采用回旋灸，以感到施灸处温热、舒适为度。具有提高机体细胞免疫力的功效。

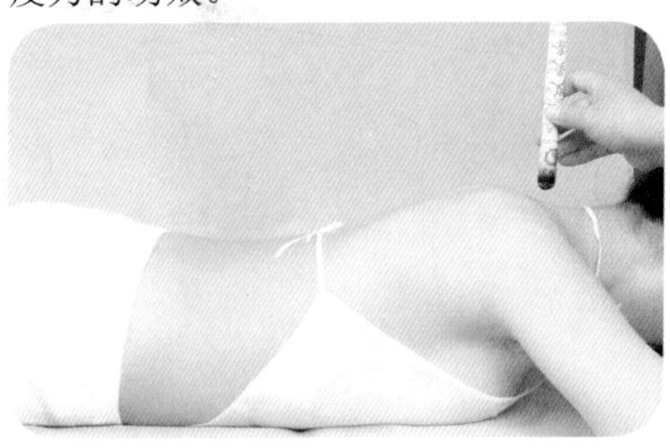

【配伍】

» 大椎+肝俞

二穴配伍，有清肝泻火、安神安志的作用，缓解肝火上逆扰心而致心神不安的症状。

至阳穴

利胆退黄，宽胸缓痛

至，到达；阳，阳气。该穴名意指督脉气血在此吸热后化为天部阳气。至阳穴位督脉阳气隆盛之处，刺激该穴有统领全身阳气、疏通经血、利湿热、宽胸膈等作用，和相关穴位搭配，能有效治疗黄疸和胸胁疼痛。

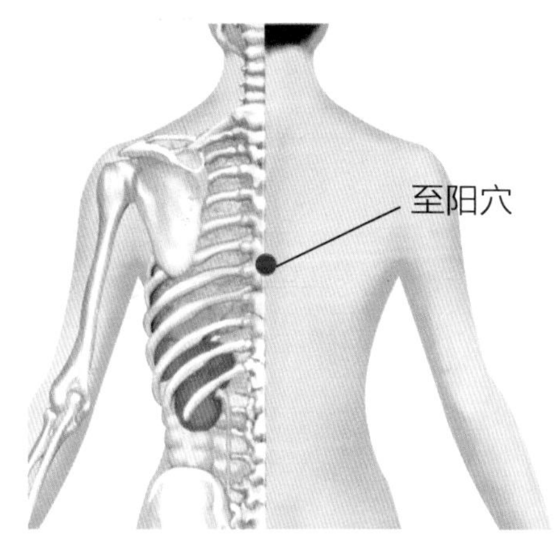

【定位】

位于背部，当后正中线上，第 7 胸椎棘突下凹陷中。

【主治】

胸胁胀痛、腹痛黄疸、咳嗽气喘、腰背疼痛、脊强、身热。

【功效】

利胆退黄、宽胸利膈。

【日常保健】

» 按摩：

心绞痛发作时，需在背部两肩胛骨内侧区域寻找一阳性反应点，可重点在厥阴俞、心俞穴、至阳穴等穴附近按压，寻找压痛最明显的穴位，用手指用力点按、弹拨该穴 3 ～ 6 分钟，对心绞痛发作起到缓解作用。

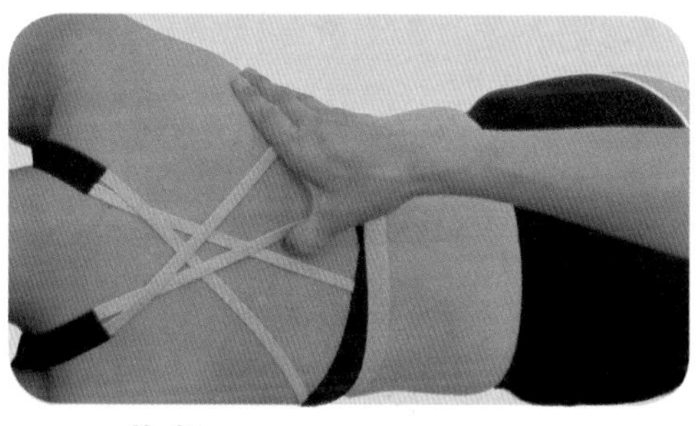

» 艾灸：

艾炷灸或温针灸 3 ～ 5 壮；艾条灸 5 ～ 15 分钟。可改善心肌缺血等病症。

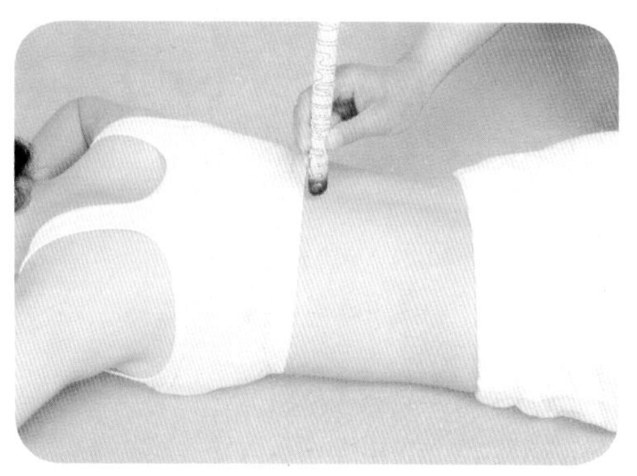

【配伍】

» 至阳+大椎+日月

三穴配伍，有清利湿热、宽胸健脾的作用，有助治疗黄疸和食欲不振、恶心等症。

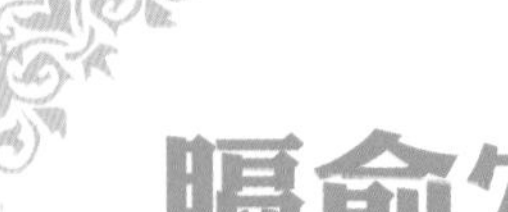

膈俞穴

调肝血，缓胁痛

膈俞穴是足太阳膀胱经的常用俞穴之一，又是八会穴之血会。刺激膈俞穴，可养血和营，有助调理肝藏血；理气止痛，缓解胸胁疼痛。

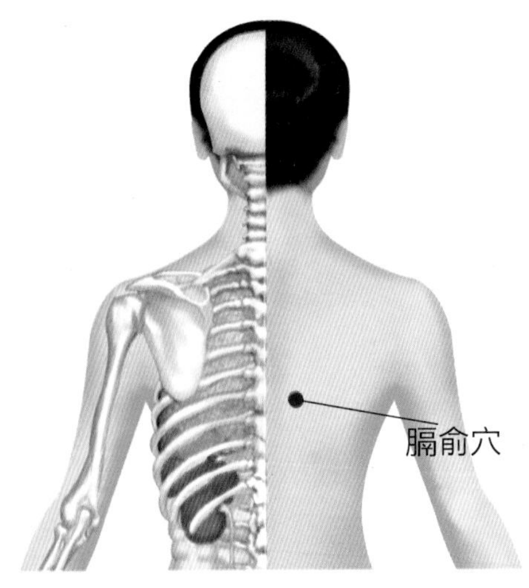

【定位】

位于背部，当第 7 胸椎棘突下，旁开 1.5 寸。

【主治】

呕吐、呃逆、气喘、咳嗽、吐血、潮热、盗汗。

【功效】

理气宽胸、活血通脉。

【日常保健】

» **按摩：**

两手置于被施术者上背部，双手拇指指腹分别按揉两侧的膈俞穴。按揉的手法要均匀、柔和，以局部有酸痛感为佳。早晚各 1 次，每次按揉 2 ～ 3 分钟，两侧膈俞穴同时按揉。长期坚持，能够治疗血瘀型头痛、胃炎、胃溃疡、肝炎。

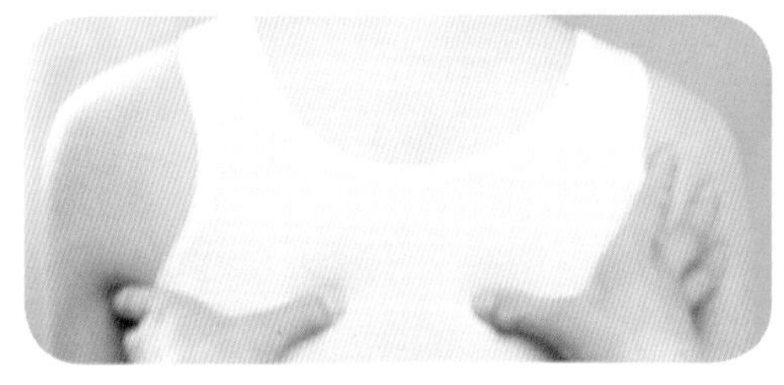

» **艾灸：**

艾条温和灸。每日灸 1 ～ 2 次，每次灸 15 ～ 20 分钟左右，灸至皮肤产生红晕为止。具有行气解郁、散热活血的功效。

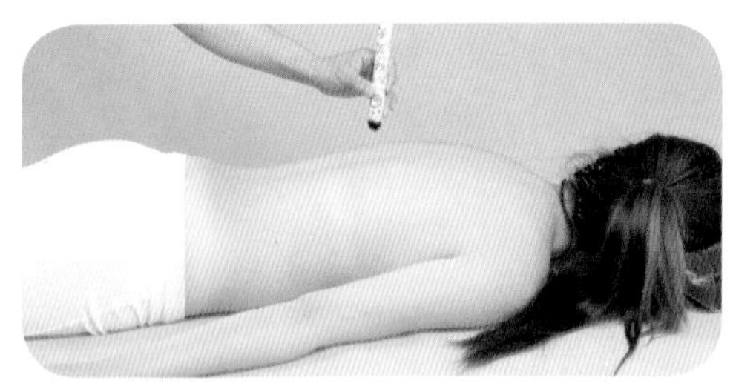

【配伍】

» **膈俞+脾俞+大椎**

三穴配伍，有清热止血的作用，缓解因肝火上逆而损伤脾统血功能，因而导致的各种出血症状。

脾俞穴

健脾和胃又利湿

脾俞属足太阳膀胱经，为脾之背俞穴，内应脾脏，为脾经经气转输之处，肝与脾在疏泄与运化，生血与藏血的功能上相互联系，因此刺激脾俞穴有助于调理肝脏功能。

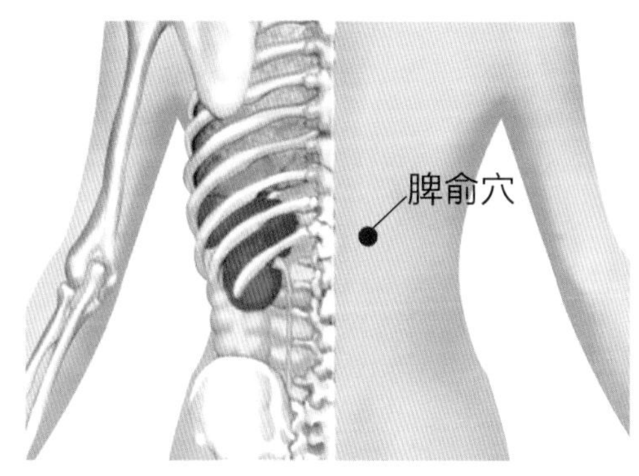

【定位】

位于背部，当第11胸椎棘突下，旁开1.5寸。与肚脐中相对应处即为第2腰椎，由第2腰椎往上摸3个椎体，即为第11胸椎，其棘突下缘旁开约2横指（食、中指）处为取穴部位。

【主治】

胃溃疡、胃炎、胃痉挛、神经性呕吐、肠炎等。

【功效】

健脾和胃、利湿升清。

【日常保健】

» **按摩：**

用拇指按指腹按揉脾俞穴100～200次，力度适中，每天坚持，能够治疗肝脾肿大、腹胀、呕吐、泄泻等病症。

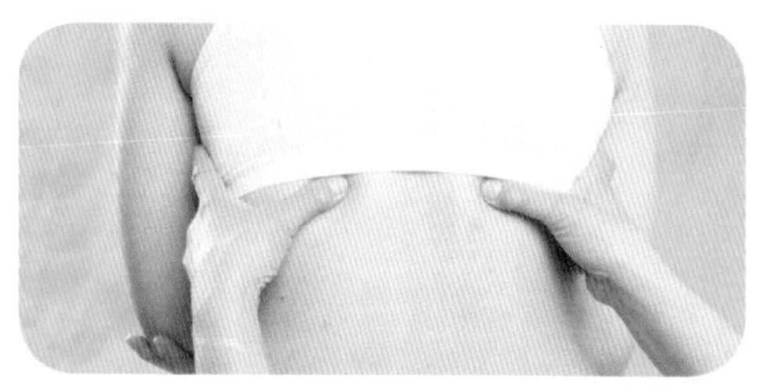

» **艾灸：**

手执艾条以点燃的一端对准施灸部位，距离皮肤1.5～3厘米施灸，以感到施灸处温热、舒适为度。每日灸1～2次，每次灸10分钟左右，灸至皮肤产生红晕为止。可增强肌体对营养的吸收能力，使新陈代谢的机能旺盛，促进血液循环的加快和造血机能的提高。同时对肝炎、腹胀、便血、呕吐、水肿等有效。

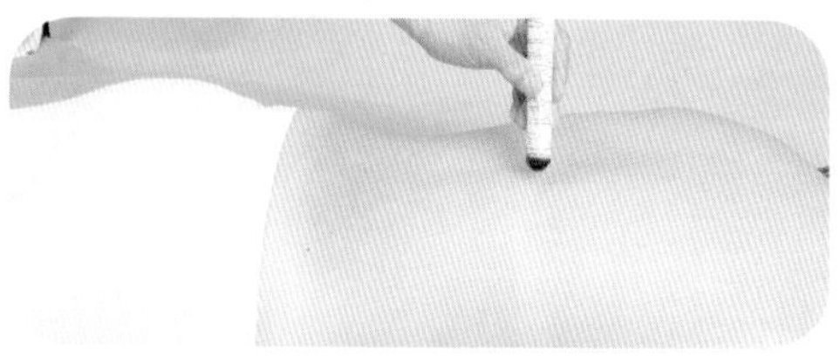

【配伍】

» **脾俞+章门**

二穴配伍，有健脾和胃的作用，缓解肝功能受损影响脾胃等消化功能而出现的胃痛、腹胀的症状。

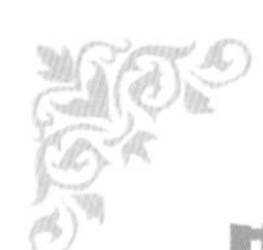

肝俞穴

疏肝利胆又理气

肝，肝脏；俞，输注。肝俞穴名意指肝脏的水湿风气由此外输膀胱经，肝之背俞穴，是治疗肝胆疾患的要穴。经常刺激肝俞穴可起到调肝护肝的作用。肝胆相照、肝功能正常运行，血气充足，也有助于胆的健康。

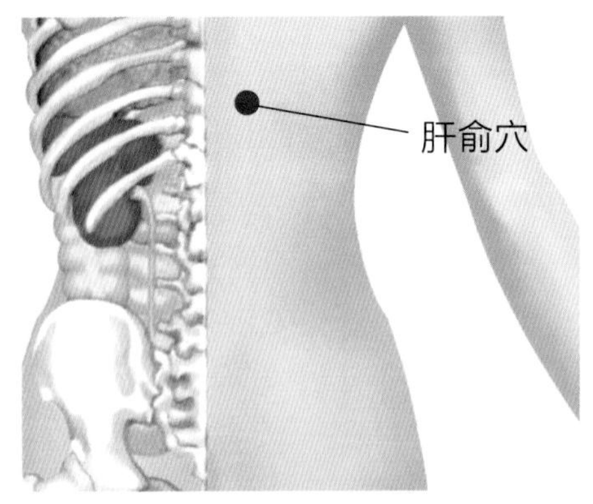

【定位】

位于背部，当第 9 胸椎棘突下，旁开 1.5 寸。

【主治】

黄疸、胁痛、吐血、目赤、目眩、雀目、癫狂痫、脊背痛。

【功效】

疏肝利胆、理气明目。

【日常保健】

» **按摩：**

用拇指指腹按揉肝俞穴 100 ～ 200 次，每天坚持，能够治疗急慢性肝炎、黄疸、失眠多梦。

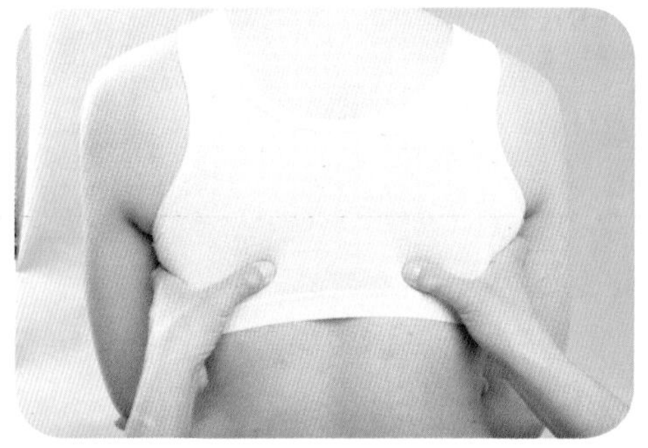

» **艾灸：**

手执艾条以点燃的一端对准施灸部位，距离皮肤 1.5 ～ 3 厘米，以感到施灸处温热、舒适为度。每日灸 1 次，每次灸 3 ～ 5 分钟。可清肝明目，治疗头痛、失眠多梦、眼疾等病症。

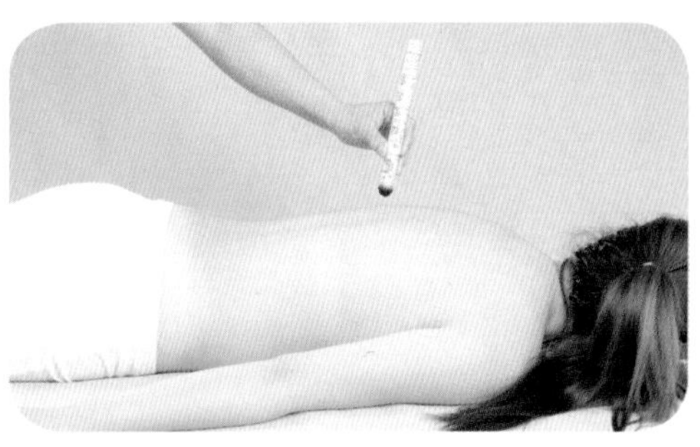

【配伍】

» **肝俞+期门**

二穴配伍，有清利肝胆、除湿热的作用，有助于肝炎、胆囊炎、胁痛的治疗。

胆俞穴

清热化湿又疏肝

胆，胆腑；俞，输注。胆俞名意指胆腑的阳热风气由此外输膀胱经。胆俞穴属足太阳膀胱经，胆之背俞穴，内应胆腑，善于外散胆腑之热，具有疏肝解郁、理气止痛的作用，是治疗胆囊炎、坐骨神经痛、风湿性关节炎、肝炎等重要俞穴。刺激胆俞穴不仅对胆腑有很好的保养作用，肝胆相照，在功能上相互影响，所以刺激胆俞穴也有助于护肝。

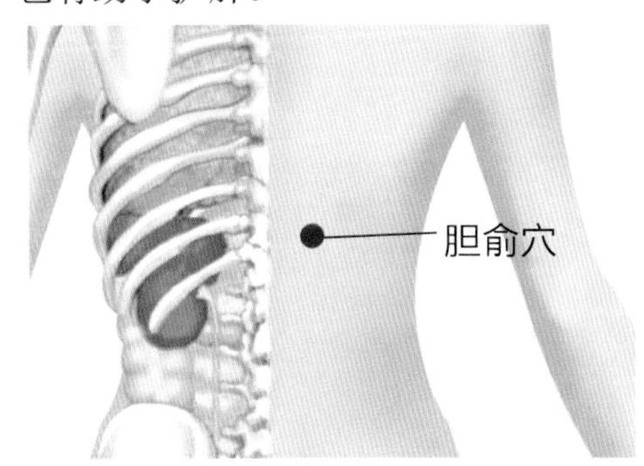

【定位】

位于背部，当第 10 胸椎棘突下，旁开 1.5 寸。

【主治】

黄疸、口苦、肋痛、肺痨、潮热。

【功效】

疏肝利胆、清热化湿。

【日常保健】

» 按摩：

按压肝俞穴时，一面吐气一面用力按压 6 秒钟，每回按压 5 次，每天 5 回，可治疗慢性肝炎。

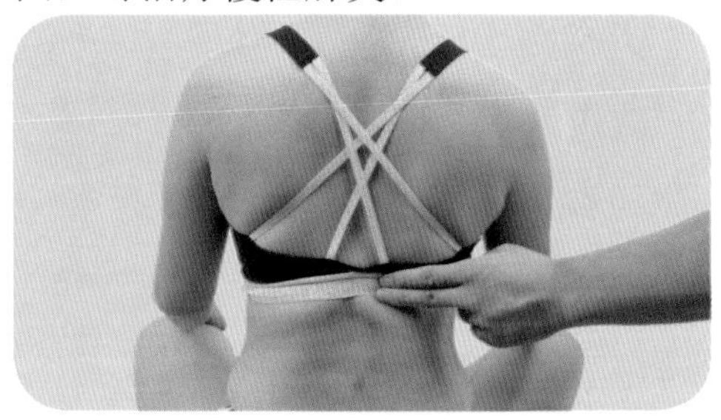

» 刮痧：

用刮痧板边缘从上而下刮拭胆俞穴 3 ～ 5 分钟，以皮肤有酸胀感为佳。隔天 1 次，可治疗高脂血症、高血压。

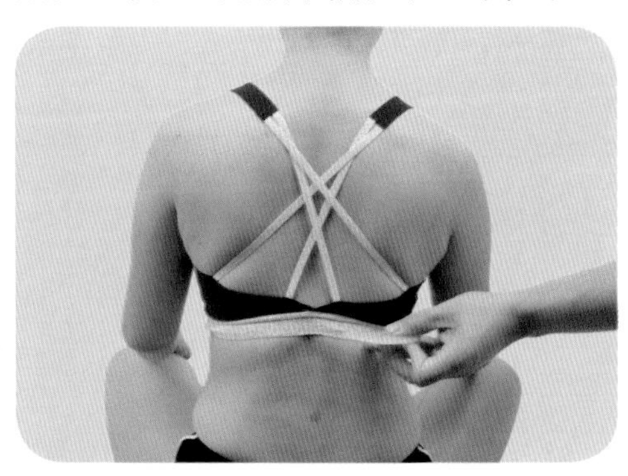

【配伍】

» 胆俞+日月

两穴配伍，有疏肝利胆，清热除湿的作用，主治黄疸、胆囊炎。

» 胆俞+阳陵泉+太冲

两穴配伍，有疏肝理气和胃的作用，主治呕吐、胃炎、胆道蛔虫。

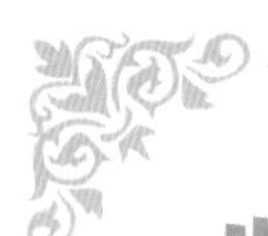

肾俞穴

护肝也需兼固肾

肾，肾脏；俞，输。肾俞穴意指肾脏的寒湿水气由此外输膀胱经，属足太阳膀胱经，为肾之背俞穴，善于外散肾脏之热，培补肾元。刺激肾俞穴，能促进肾脏的血流量，改善肾脏的血液循环，达到强肾护肾的目的。肝肾同源，肝的精血生化也有赖于肾的功能，因此护肝也需兼固肾。

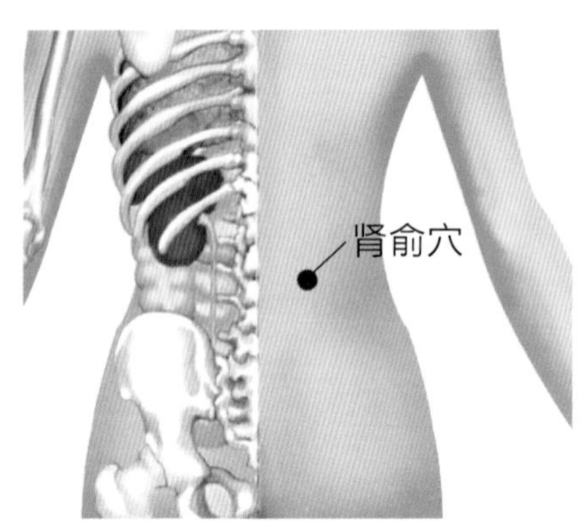

【定位】

位于腰部，当第 2 腰椎棘突下，旁开 1.5 寸。

【主治】

遗尿、遗精、阳痿、月经不调、白带、水肿、耳鸣、耳聋、腰痛。

【功效】

益肾助阳、强腰利水。

【日常保健】

» 按摩：

用拇指按揉肾俞穴 100 ～ 200 次，力度适中，手法连贯，按至局部有酸胀感为宜。每天坚持，能够缓解肾炎、肾绞痛等病症。

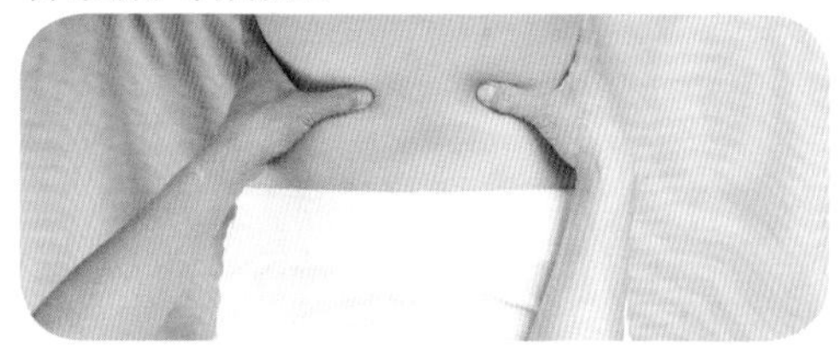

» 艾灸：

手执艾条以点燃的一端对准施灸部位，距离皮肤 1.5 ～ 3 厘米，左右方向平行往复或反复旋转施灸，以感到施灸处温热、舒适为度，灸至皮肤产生红晕为止。具有滋阴补肾的功能，可改善肾气不足型头痛。

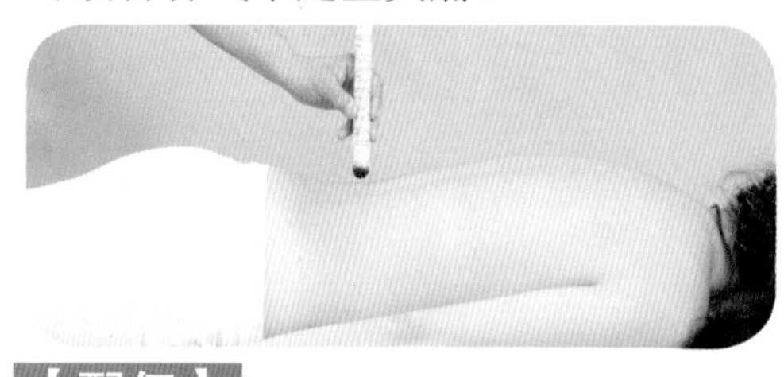

【配伍】

» 肾俞+肝俞+太冲

三穴配伍，具有滋阴潜阳的作用，对调理肝病有较好的疗效。

» 肾俞+百会+三阴交

三穴配伍，具有补肾益阴、化生精髓、充养脑海等作用，对肾虚头痛空痛不适具有缓解作用。

曲泉穴

清利湿热，和肝消肿

曲，隐秘；泉，泉水。该穴名意指肝经的水湿云气在此聚集。曲泉穴辅助肝经调理机体的水液代谢，能通利三焦、清湿热、退黄消肿、利小便，缓解肝病患者出现的黄疸、水肿等病症。

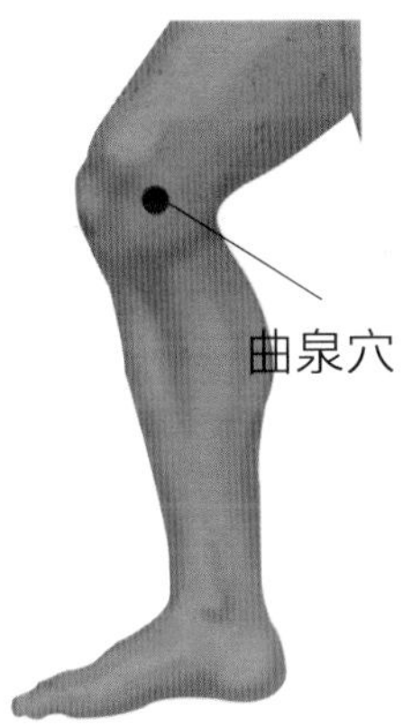

【定位】

位于膝内侧，屈膝，当膝关节内侧端，股骨内侧髁的后缘，半腱肌、半膜肌止端的前缘凹陷处。

【主治】

月经不调、痛经、白带、阴挺、阴痒、产后腹痛、遗精、阳痿、疝气、小便不利、头痛、目眩、癫狂、膝膑肿痛、下肢痿痹。

【功效】

清利湿热、和肝理脾、收涩止泻。

【日常保健】

» 按摩：

以大拇指垂直按压同侧曲泉穴，两手同时进行，每次5～8分钟，每日早晚各1次。治疗腹泻、膝痛、目赤肿痛。

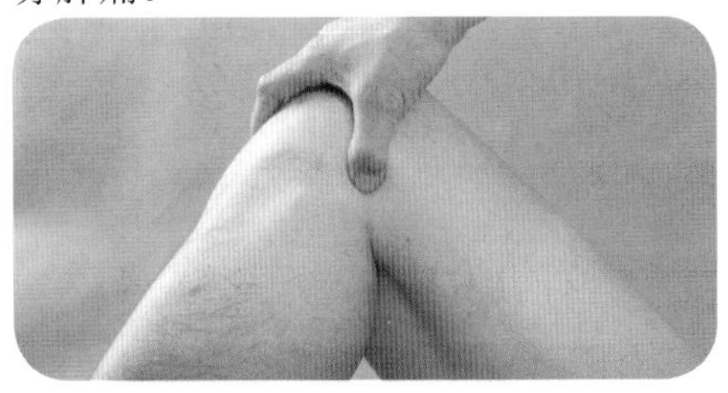

» 艾灸：

艾炷灸或温针灸3～5壮；艾条灸5～10分钟，每天1次，可改善下肢痹痛、膝痛等。

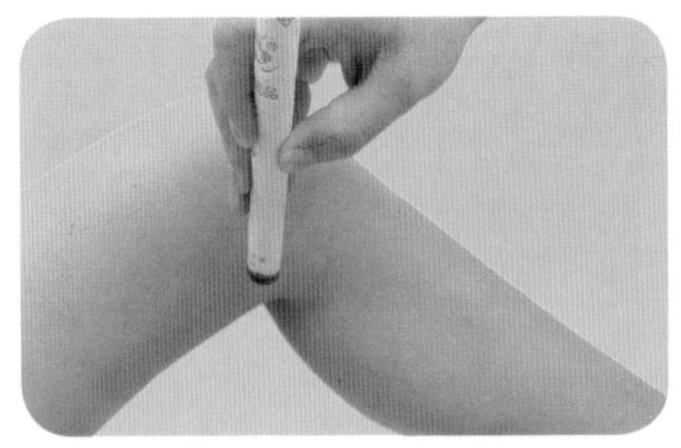

【配伍】

» 曲泉+中极+阴陵泉

三穴配伍，有清利湿热、通小便的作用，缓解水肿症状。

» 曲泉+三阴交

二穴配伍，有疏肝理气、健脾利湿的作用，能缓解湿热水肿等症状。

阳陵泉穴

缓解胁痛不可少

阳陵泉穴为足少阳胆经的常用穴之一，又名筋会、阳陵、阳之陵泉；是足少阳之脉所入为合的合上穴，为八会穴之筋会。临床上，常用阳陵泉穴和相应穴位搭配，治疗瘀血、肝郁、湿热等引起的胁痛。

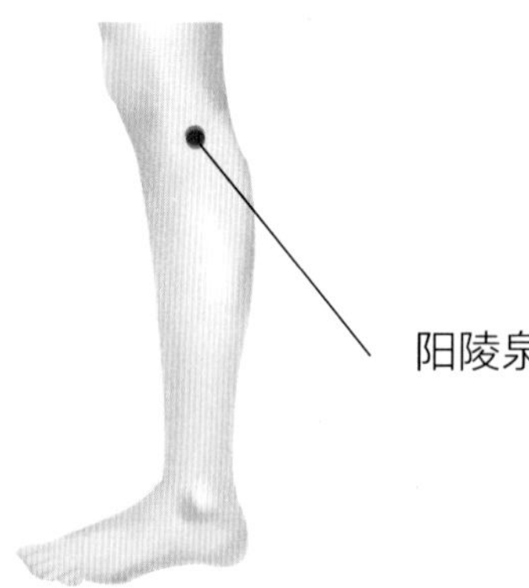

【定位】

位于小腿外侧，当腓骨小头前下方凹陷处。

【主治】

半身不遂、下肢痿痹、麻木、膝肿痛、脚气、胁肋痛、口苦、呕吐、黄疸、小儿惊风、破伤风。

【功效】

活血通络、疏调经脉。

【日常保健】

» 按摩：

将单手拇指指尖按在阳陵泉穴上，做前后方向的按压。每一下按压 5 秒，重复 5 下。每天可以反复多次按压。

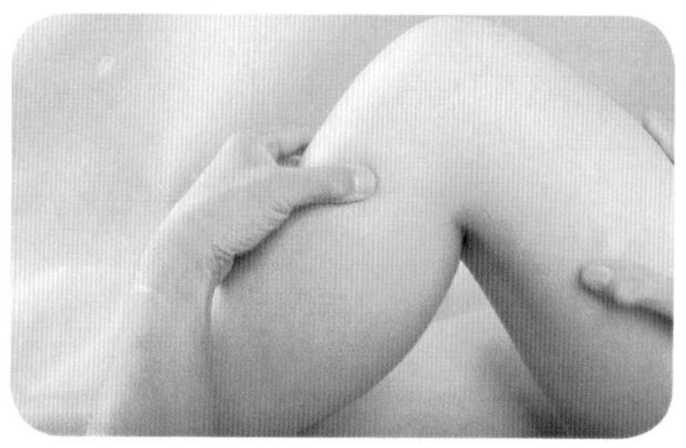

» 艾灸：

艾条温和灸每日灸 1 次，每次灸 10 分钟左右。有降浊除湿、通筋活络、舒肝利胆的功效，可缓解偏头痛。

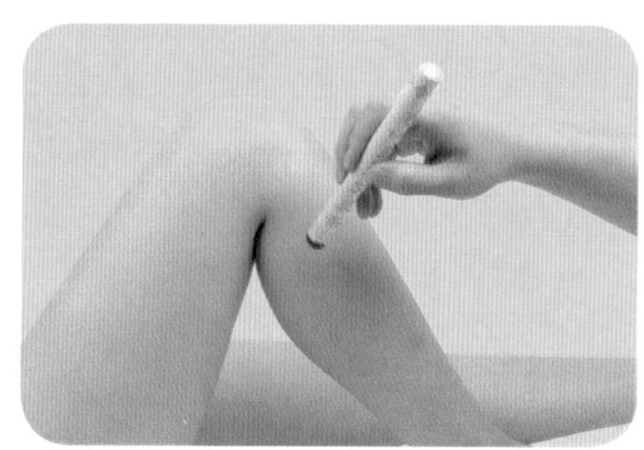

【配伍】

» 阳陵泉+太冲+百会

三穴配伍，具有疏肝理气、通络止痛等作用，主要用于缓解肝郁气滞、肝胆湿热、肝胆实火等所引起的头痛不适。

足三里穴

增强防御肝病的能力

足三里为足阳明胃经之合穴，是五俞穴之一，“合治内腑”凡六腑之病皆可用之，是一个强壮身心的大穴。传统中医认为，刺激足三里穴有调节机体免疫力，增强防治肝病的机体防御能力。

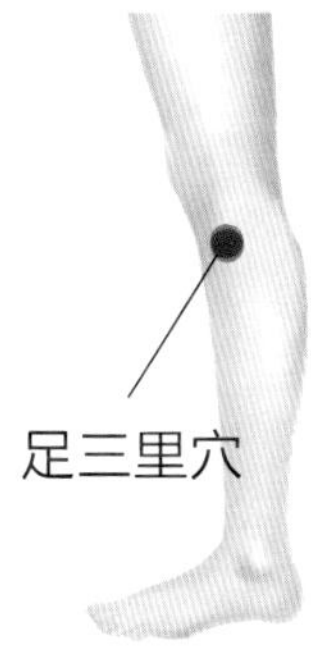

【定位】

位于小腿前外侧，当犊鼻下 3 寸，距胫骨前缘 1 横指（中指）。

【主治】

急慢性胃肠炎、十二指肠溃疡、胃下垂、痢疾、阑尾炎、肠梗阻、肝炎、高血压、高脂血症、冠心病、心绞痛、风湿热、支气管炎、支气管哮喘、肾炎、肾绞痛、膀胱炎、阳痿、遗精、功能性子宫出血、盆腔炎、休克、失眠等。

【功效】

调理脾胃、补中益气、通经活络、疏风化湿、扶正祛邪。

【日常保健】

» 手指按压：

每天用大拇指或中指按压足三里穴 1 次，每次每穴按压 1 ～ 3 分钟，每分钟按压 15 ～ 20 次，长期坚持，可改善消化不良，下肢水肿等病症。

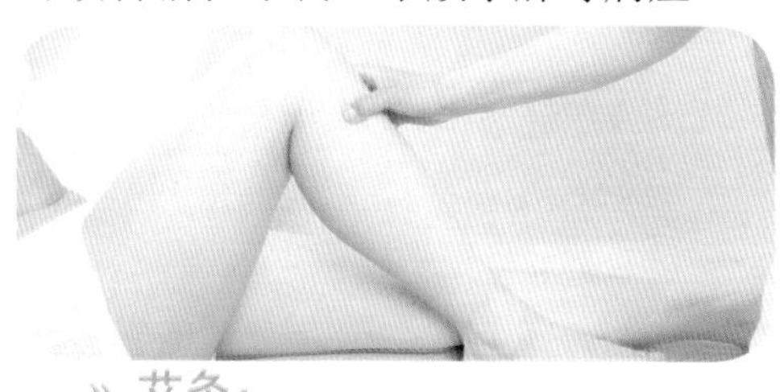

» 艾灸：

每周用艾条艾灸足三里穴 1 ～ 2 次，每次灸 15 ～ 20 分钟，艾灸时应让艾条的温度稍高一点，使局部皮肤发红，艾条缓慢沿足三里穴上下移动，以不烧伤局部皮肤为度。坚持 2 ～ 3 个月，有理脾胃、调气血、主消化、补虚弱之功效。

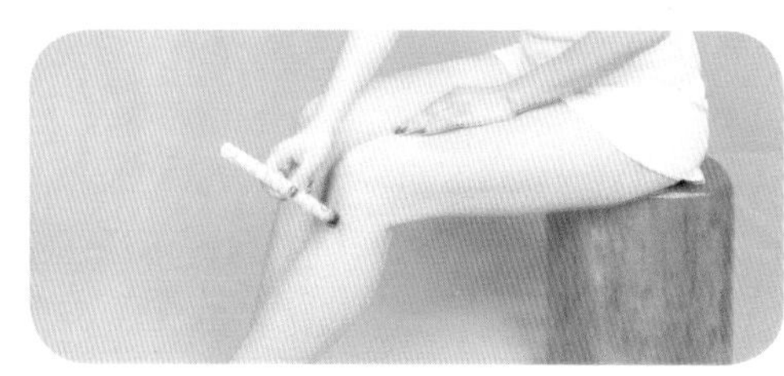

【配伍】

» 足三里+曲池+丰隆

三穴配伍，有健脾化痰的作用，缓解因肝调理水液的能力受损，导致出现水液凝聚成痰湿，蒙蔽上焦而头晕目眩的症状。

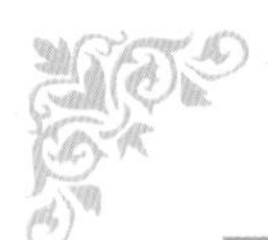

丰隆穴

祛湿化痰，降脂化瘀

丰隆穴属足阳明胃经，为胃经之络穴，有疏通脾、胃表里二经的气血阻滞，促进水液代谢的作用，降痰浊、化瘀血，泄热通腑，使水有所化，痰无所聚，从而达到现代医学所指的降脂作用，有助于减轻肝脏的负担。

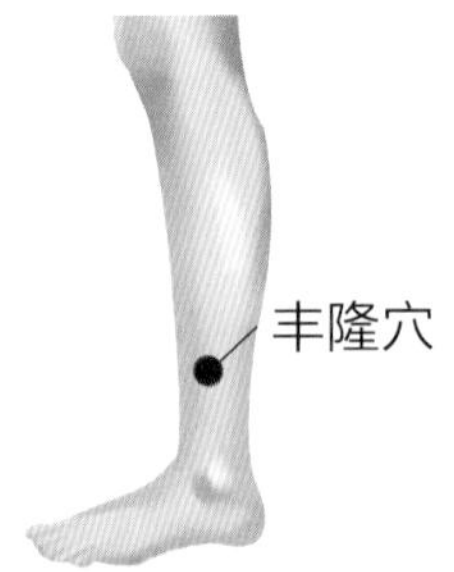

【定位】

位于小腿前外侧，当外踝尖上 8 寸，条口外，距胫骨前缘 2 横指（中指）。

【主治】

头痛、眩晕、痰多咳嗽、呕吐、便秘、水肿、癫狂痛、下肢痿痹。

【功效】

健脾化痰、和胃降逆、开窍。

【日常保健】

» 按摩：

用手指指腹点按丰隆穴 3 ～ 5 分钟，力度适中，手法连贯，至局部有酸胀感即可。长期按摩，可治疗肝炎、胸闷、眩晕等症。

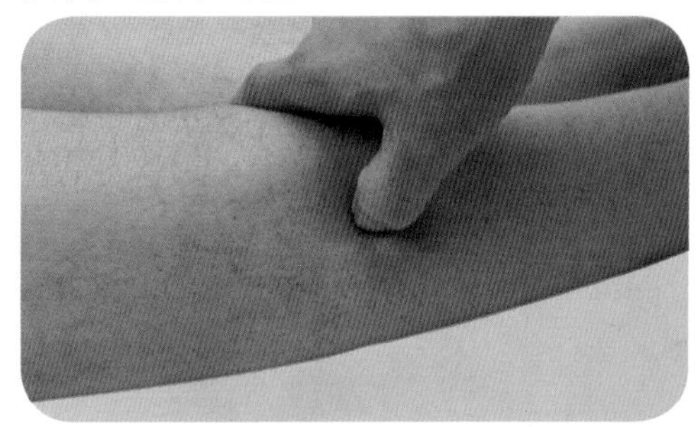

» 艾灸：

宜采用温和灸。每日灸 1 次，每次灸 15 分钟，灸至皮肤产生红晕为止。具有化痰湿、清神志的功效。可治疗肝病。

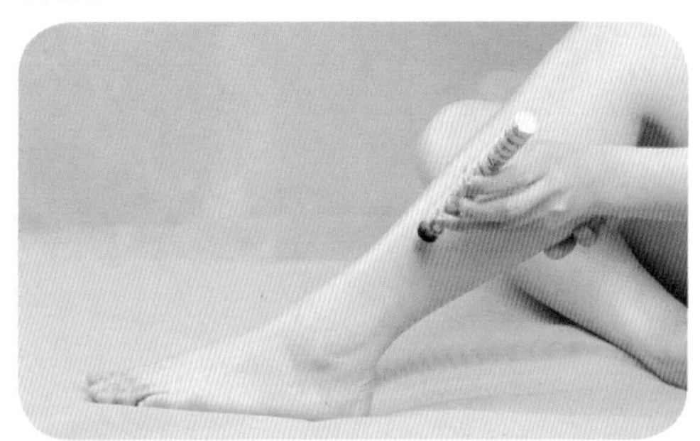

【配伍】

» 丰隆+公孙

二穴配伍，有健脾化痰的作用，缓解因肝病影响脾胃液运化，而痰湿扰上焦的眩晕。

三阴交穴

调补肝肾又健脾

三阴，足三阴经；交，交会。属足太阴脾经，该穴名意指足部的三条阴经中气血物质在本穴交会。刺激三阴交穴，可疏调足三阴之经气，可益肝肾、健脾胃、补气血。

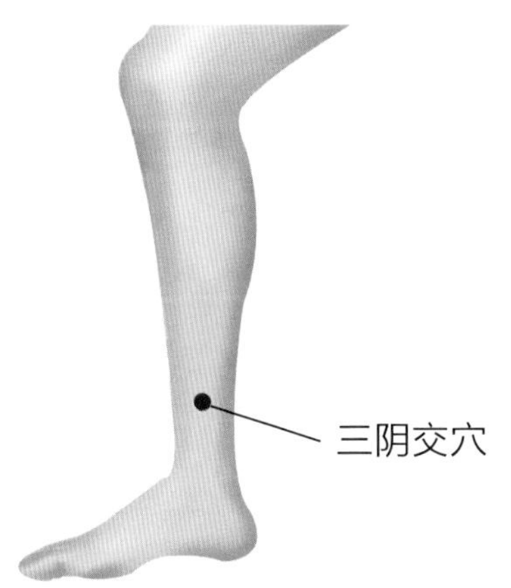

【定位】

位于小腿内侧，当足内踝尖上 3 寸，胫骨内侧缘后方。

【主治】

肠鸣腹胀、泄泻、月经不调、带下、阴挺、不孕、滞产、遗精、阳痿、遗尿、疝气、心悸、失眠、高血压病、高脂血症、下肢痿痹、脚气。

【功效】

健脾和胃、调补肝肾、行气活血、疏经通络。

【日常保健】

» 按摩：

用拇指顺时针按揉三阴交穴 2 分钟，然后逆时针按揉 2 分钟，力度适中，手法连贯，按揉至局部有胀麻感为宜。每天坚持，能够治疗月经不调、腹痛、泄泻等病症。

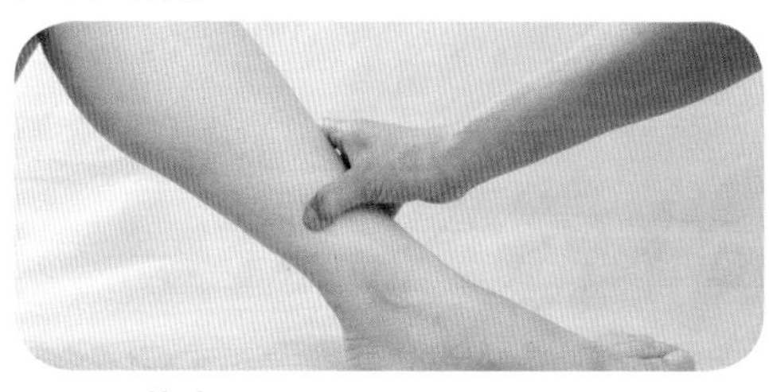

» 艾灸：

宜采用温和灸。每日灸 1 次，每次灸 10 ～ 15 分钟，灸至皮肤产生红晕为止。可改善肝脾肿大、腹水浮肿、肝炎等病症。

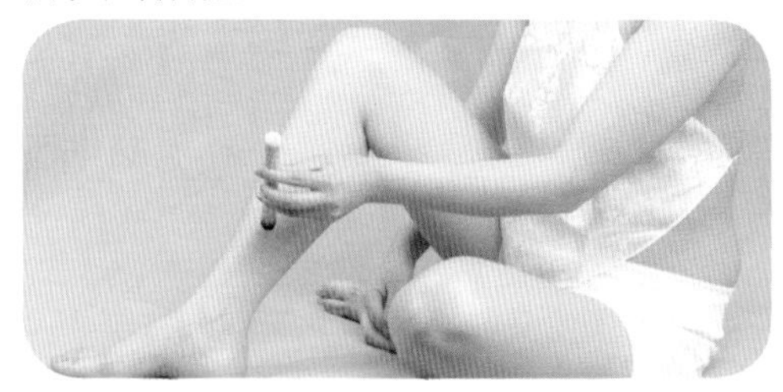

【配伍】

» 三阴交+天枢+合谷

三穴配伍，可用于温热型肝病患者，清热祛湿，此外还能健脾和胃。

» 三阴交+阳陵泉+膀胱俞

三穴配伍，有渗湿利尿的作用，有利于缓解肝病患者出现的水肿等症状。

丘墟穴

疏肝利胆泻邪火

丘，土堆或土坡；墟，故城遗址或废墟。名意指在胆经的风气作用下，地部的脾土为空虚之状。该穴为胆经原穴，具有疏肝理气、通经活络、祛风利节的作用，刺激该穴位，可治疗肝胆疾病。

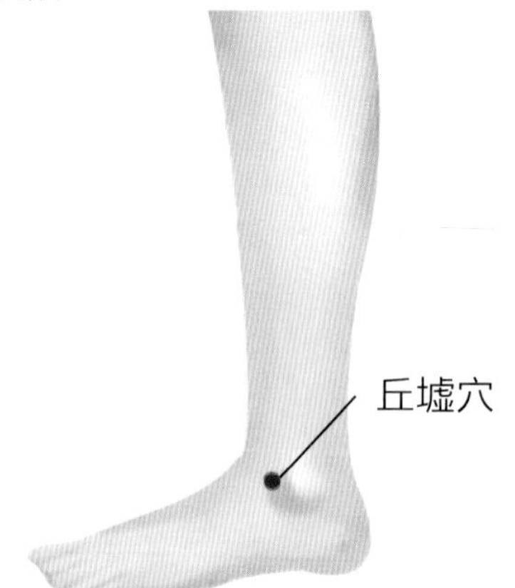

【定位】

位于外踝的前下方，当趾长伸肌腱的外侧凹陷处。

【主治】

颈项痛、腋下肿、胸胁痛、下肢痿痹、外踝肿痛、疟疾、疝气、目赤肿痛、目生翳膜、中风偏瘫。

【功效】

疏肝利胆、消肿止痛、通经活络。

【日常保健】

» 按摩：

按压丘墟穴，先将肌肉放松，一边缓缓吐气一边强压 6 秒钟，如此重复 10 次，力度适中，手法连贯，以皮肤有热感为宜。长期坚持，可用于治疗胸胁痛、高血脂等病症。

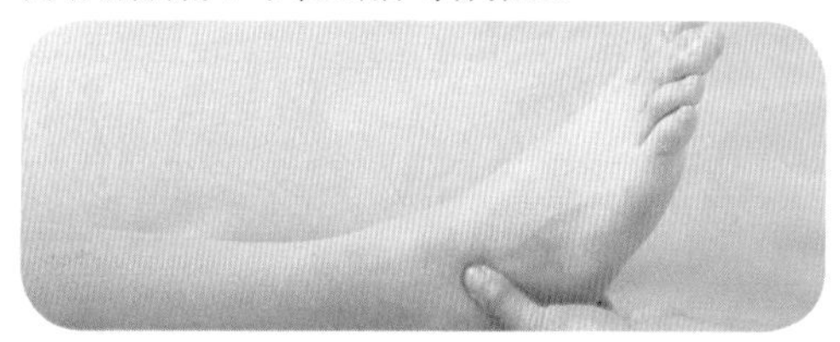

» 刮痧：

以平面按揉法按揉足部双侧丘墟穴。力度适中，刮至皮肤潮红出痧为度，手法连贯。长期坚持，可目赤肿痛、胆囊炎、坐骨神经痛等病症。

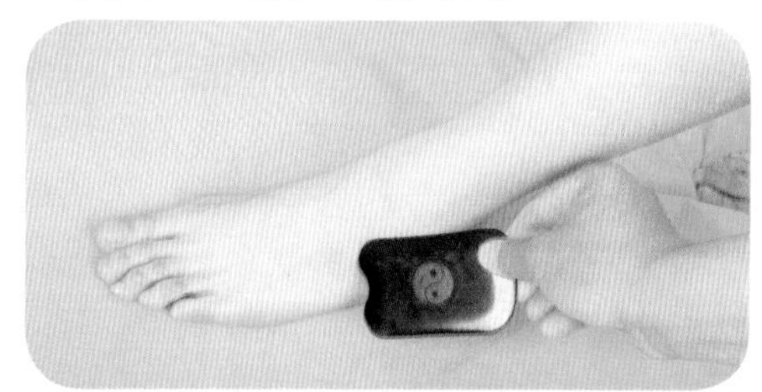

【配伍】

» 丘墟+阳陵泉+期门

三穴配伍，有疏肝利胆的作用，能辅助治疗肝胆疾病，改善肝气郁结的情况。

» 丘墟+风池+太冲

三穴配伍，有清肝明目的作用，辅助治疗肝病患者出现的目赤肿痛。

公孙穴

健脾以护肝调肝

公孙，公之辈与孙之辈，言穴内气血物质与脾土之间的关系。名意指本穴物质为脾经与冲脉的气血相会后化成了天部的水湿风气。公孙穴属足太阴脾经，为足太阴之络穴，运化脾经之气强，可预防肝气犯脾胃，造成脾胃不和的各种症状，也可用以调理脾，使其化身血液，调理水液等功能运作顺畅，从而减轻肝脏的负担，辅助肝脏功能的正常运作。

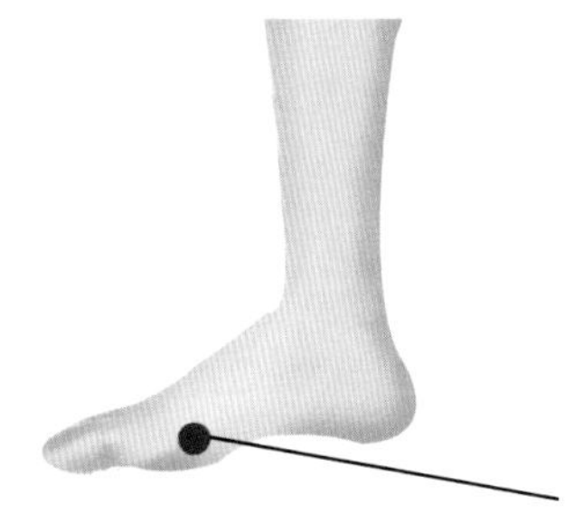

【定位】

位于足内侧缘，第1跖骨基底部的前下方凹陷处，当太白后1寸。

【主治】

急慢性胃炎、消化道溃疡、急慢性肠炎、神经性呕吐、消化不良、精神分裂症等。

【功效】

扶脾胃、理气机、调血海、和冲脉。

【日常保健】

» 按摩：

用拇指掐按公孙穴100～200次，以局部出现酸、麻、胀感觉为佳。每天坚持，能够治疗肋间神经痛、肝炎、水肿、胃胀、胃痛等病症。

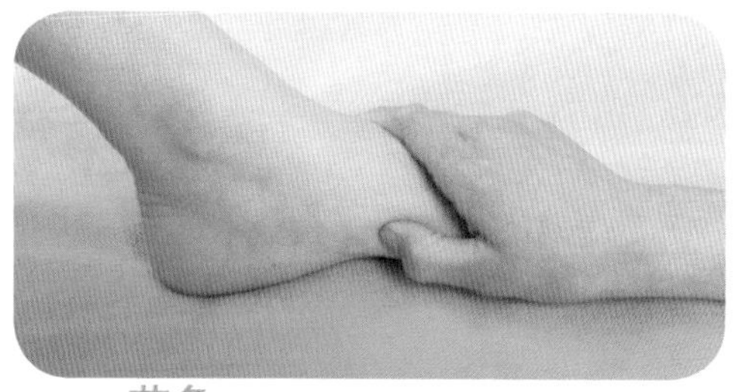

» 艾灸：

手执艾条以点燃的一端对准施灸部位，距离皮肤1.5～3厘米施灸，以感到施灸处温热、舒适为度。每日灸1次，每次灸10分钟左右，灸至皮肤产生红晕为止。可治疗肝炎、呕吐、水肿、腹水等病症。

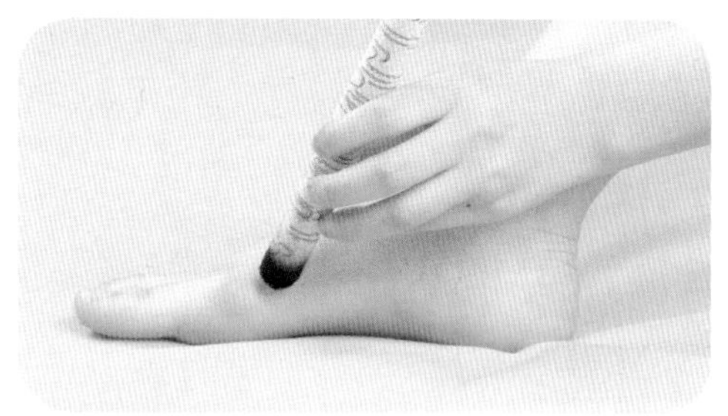

【配伍】

» 公孙+丰隆

二穴配伍，有健脾化痰祛湿的作用，可缓解肝病患者因脾肾阳虚，脾不健运而出现痰湿水肿的症状。

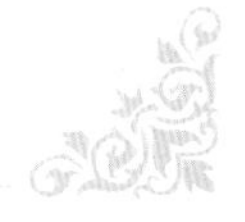

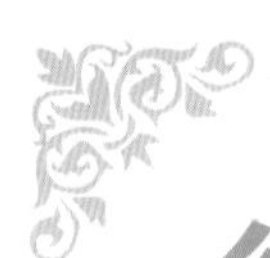

行间穴

清肝泻火找行间

行，行走、流动、离开；间，二者当中。该穴名意指肝经的水湿风气由此顺传而上。行间穴对具有平肝降火、解郁安神的功效，能有效缓解肝病患者出现的耳鸣、眩晕、胸胁痛等不适症状。

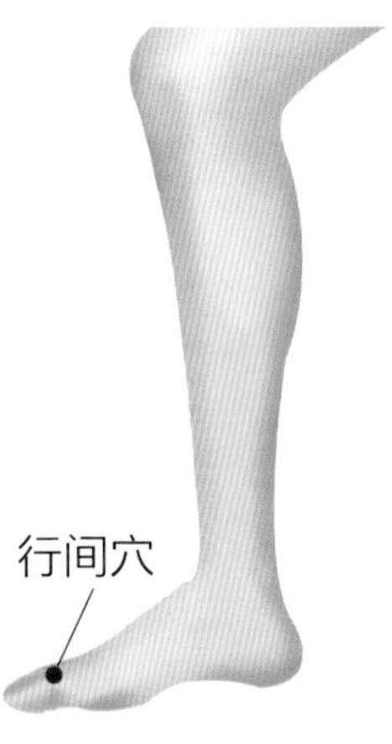

【定位】

位于足背侧，当第1和第2趾间，趾蹼缘的后方赤白肉际处。

【主治】

高血压、青光眼、结膜炎、睾丸炎、功能性子宫出血、肋间神经痛等。

【功效】

清肝泄热、凉血安神、息风活络。

【日常保健】

» 按摩：

用拇指指尖掐按行间穴3～5分钟，力度适中，手法连贯。每天坚持，能够疏泄肝胆，治疗耳鸣、耳聋、眩晕、肋间神经痛等病症。

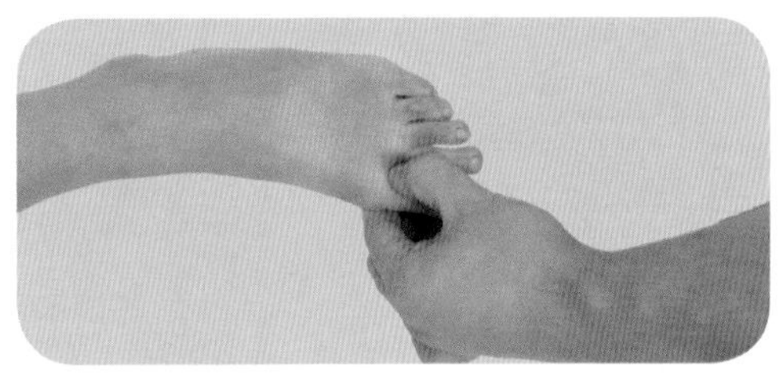

» 艾灸：

点燃艾条来刺激行间穴，每天10分钟左右。可治疗胸胁胀痛、视神经萎缩等病症。

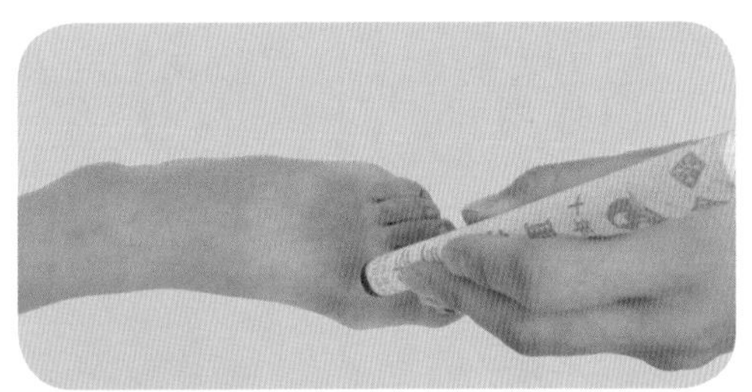

【配伍】

» 行间+睛明+太阳

三穴配伍，有清肝凉血、活络止痛的作用，能缓解肝热上逆所致头晕、耳鸣等症。

» 行间+太冲+太阳

三穴配伍，具有疏肝理气的作用，可用于治疗肝郁气滞引起的头部胀痛不适、偏头痛，并见高血压者尤宜。

太冲穴

疏肝理气调三焦

太，大；冲，冲射之状。该穴名意指肝经的水湿风气在此向上冲行。穴属肝经，为肝脏原气留止之处。一方面，“肝足厥阴之脉，上出额，与督脉会于巅”(《灵枢·经脉》)，所以肝脑相通；另一方面，肝为“一身气化发生之始”“握升降之枢”，因此古今论述皆认为太冲具平肝潜阳、行气解郁之功，刺激该穴可疏肝理气，通调三焦气机，使人心平气和，保持肝脏健康，远离疾病困扰。

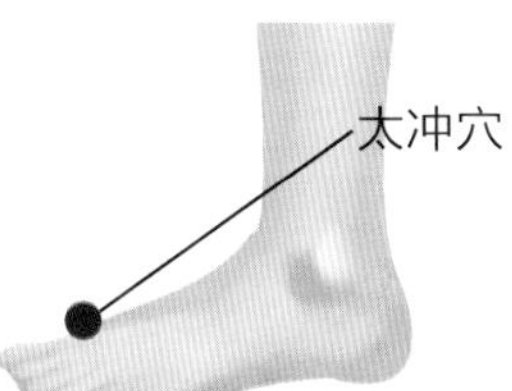

【定位】

位于足背侧，当第 1 跖骨间隙的后方凹陷处。

【主治】

脑血管病、高血压、青光眼、面神经麻痹、癫痫、肋间神经痛、月经不调、下肢瘫痪、头痛、眩晕、小儿惊风、口㖞等。

【功效】

回阳救逆、调经止淋。

【日常保健】

» 按摩：

用拇指指腹按揉太冲穴，每天按揉 3 次，每次 100 下，可增加心脏供血，对情绪压抑，生闷气后产生的反应有疏泄作用。也可有效缓解高血压、胆囊炎、头晕、头痛等病症。

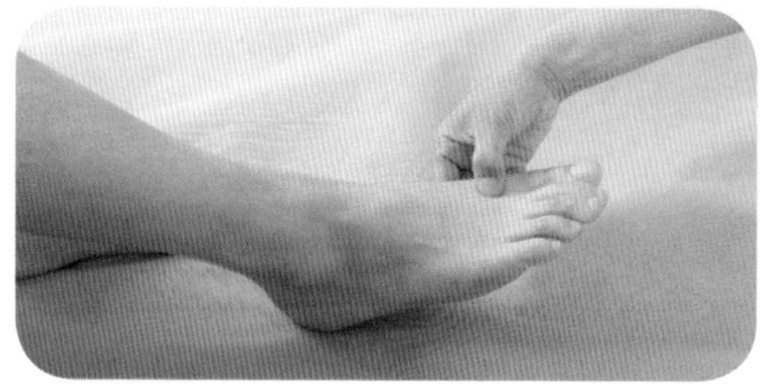

» 艾灸：

采用温和灸，每日灸太冲穴 10 ～ 20 分钟，具有调理气血、平肝息风的作用。可有效缓解高脂血症、头痛、高血压、癫狂、痫证等病症。

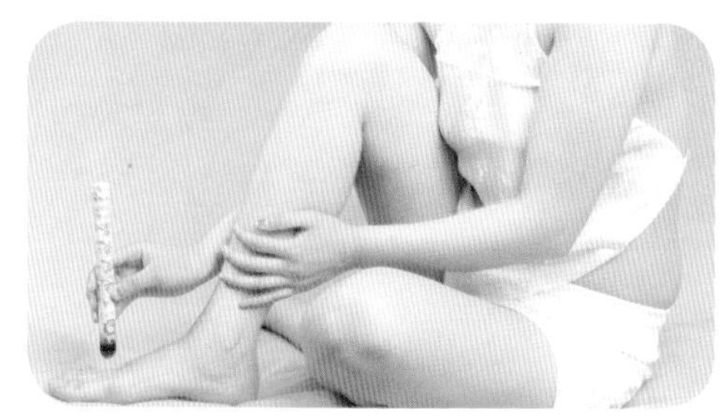

【配伍】

» 太冲+肝肾+涌泉

三穴配伍，具有调补肝肾、平肝降压、理气止痛的作用，可用于治疗肝气郁结或肝肾阴虚、肝阳上亢引起的头痛不适。

中封穴

调节肝气之穴

中，正中；封，封堵。该穴名意指肝经风气在此势弱缓行并化为凉性水气，属足厥阴肝经。肝属木，肾属水，水为木之目，糖尿病多与肾相关，涉及肝，刺激中封穴可以疏肝理气、清泻下焦、维持气血的正常运行。

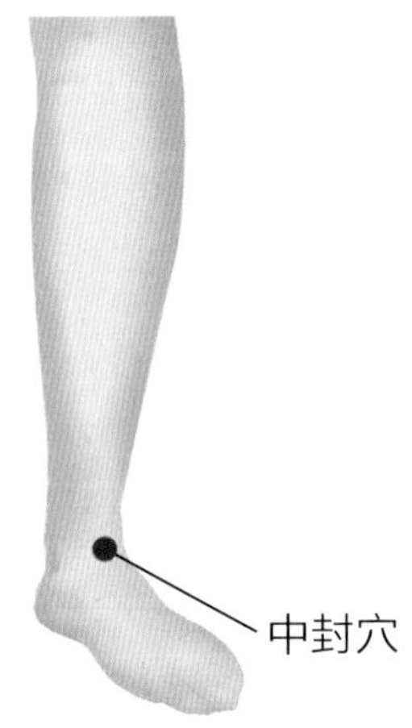

【定位】

位于足背侧，当足内踝前，商丘与解溪连线之间，胫骨前肌腱的内侧凹陷处。

【主治】

疝气、阴茎痛、遗精、小便不利、黄疸、胸腹胀满、腰痛、足冷、内踝肿痛。

【功效】

清泄肝胆、通利下焦、舒筋通络。

【日常保健】

» **按摩：**

用左手拇指按压右足中封穴（内踝前 1 寸），左揉 20 次，右揉 20 次；然后用右手按压左足中封穴，手法同前。每天坚持，能够治疗胸闷、黄疸、胆囊炎、胁肋痛等。

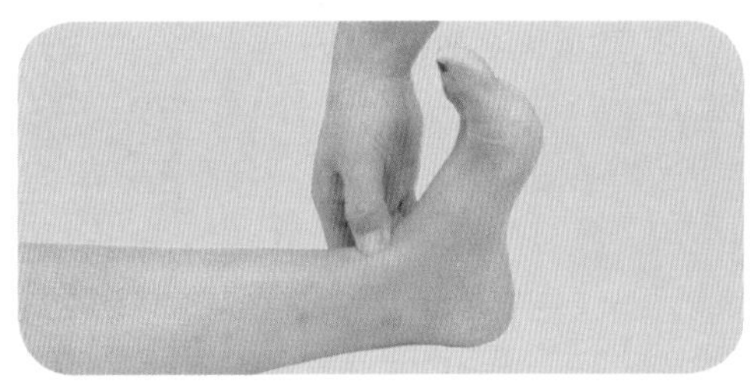

» **艾灸：**

艾炷灸或温针灸 3 ～ 5 壮；艾条灸 5 ～ 10 分钟。每天 1 次，可治疗胁肋痛、腰痛、足冷等病症。

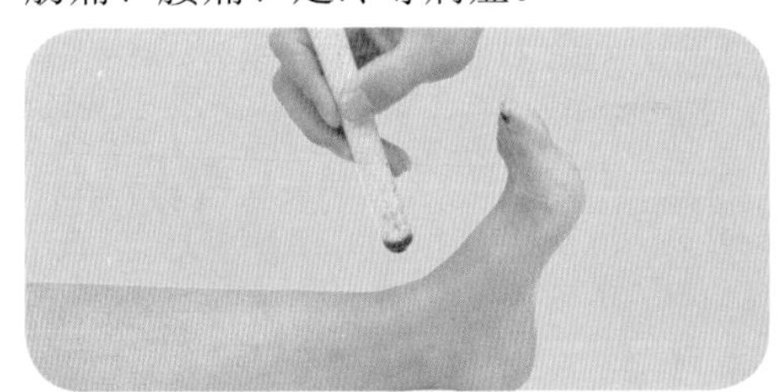

【配伍】

» **中封+胆俞+阳陵泉+太冲+内庭**

五穴配伍具有泄热舒肝的功效，主治黄疸、疟疾、腰痛、内踝肿痛等病症。

» **中封+阳陵泉+期门**

三穴配伍，有疏肝利胆的作用，可用于辅助治疗黄疸、肝区疼痛等症状。

第五章

辨证理疗——体验中医的神奇

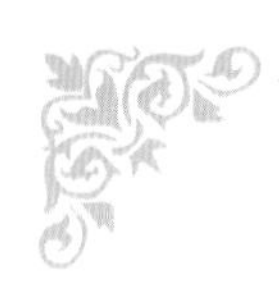

慢性肝炎

慢性肝炎常见的类型有：乙型肝炎、丙型肝炎和丁型肝炎，病程至少持续超过6个月以上的病毒性肝炎。人患肝炎后，会产生一系列的临床症状，如全身乏力、不思饮食、腹胀、失眠、肌肉关节疼痛等，长久不能消除。用药治疗，又会增加肝脏负担。肝炎病人由于缺少锻炼，如果又食用高糖、高蛋白等食物，则很容易使脂肪堆积，体重增加，很可能发展成脂肪肝。这也将加重肝炎症状的发展。

症状

轻度慢性肝炎及中度慢性肝炎：典型慢性肝炎的早期症状轻微且缺乏特异性，呈波动性、间歇性，甚至多年没有任何症状。最常见的症状是容易疲劳和胃部不适，容易被忽略，也容易被误认为是胃病；临床上经常见到隐匿性肝硬化患者，在出现肝硬化之前，没有感觉到明显不适，也没有进行常规的体检，在不知不觉中逐步发展成为肝硬化；偶有患者出现恶心、腹胀、黄疸，尿色深，但依据症状不能判断出慢性肝炎的严重程度。

重度慢性肝炎及重型慢性肝炎：当患者尿色进行性加深，皮肤巩膜黄染进行性加深，乏力食欲下降越来越明显时，提示病情恶化，尤其需要警惕慢性重型肝炎的发生，慢性重型肝炎是肝衰竭的表现，可表现为高度乏力，高度腹胀，高度黄疸以及高度食欲不振，可出现低蛋白血症，腹水胸水，腹腔感染，凝血功能下降，上消化道出血，肝性脑病等，临床上死亡率较高，需要积极救治。

治疗原则

慢性肝炎的治疗包括多个方面，保肝、抗纤维化、抗病毒去除病因、预防肝癌等等，其中针对不同的病因并祛除病因，是慢性肝炎治疗中最重要的原则。慢性乙肝病毒携带者需要定期体检复查，通常不需要治疗。

饮食注意

慢性肝炎饮食无特殊要求，注意营养均衡，多食用新鲜蔬菜水果，尽量少食用油炸食品，忌烟忌酒，保持正常体重，保证睡眠时间，注意劳逸结合，心情平和。含有丰富的多种维生素矿物质成分的药品如：蜂胶、螺旋藻、蜂王浆、虫草制剂等，对改善肝脏营养，提高免疫功能有帮助。

按摩疗法

按揉肝俞穴

【定位】该穴位于背部，当第 9 胸椎棘突下，旁开 1.5 寸。

【按摩】被按摩者俯卧，按摩者站于一旁，用两手拇指指腹按顺时针方向按揉肝俞穴约 2 分钟，然后按逆时针方向按揉约 2 分钟，以局部出现酸、麻、胀感觉为佳。

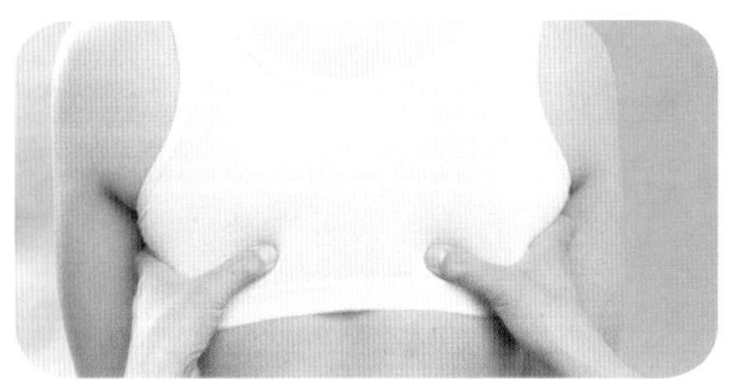

按揉脾俞穴

【定位】该穴位于背部，当第 11 胸椎棘突下，旁开 1.5 寸。

【按摩】被按摩者俯卧，按摩者用两手拇指按在脾俞穴上，其余四指附着在肋骨上，按揉约 2 分钟；或捏空拳揉擦脾俞穴 30 ～ 50 次，擦至局部有热感为佳。

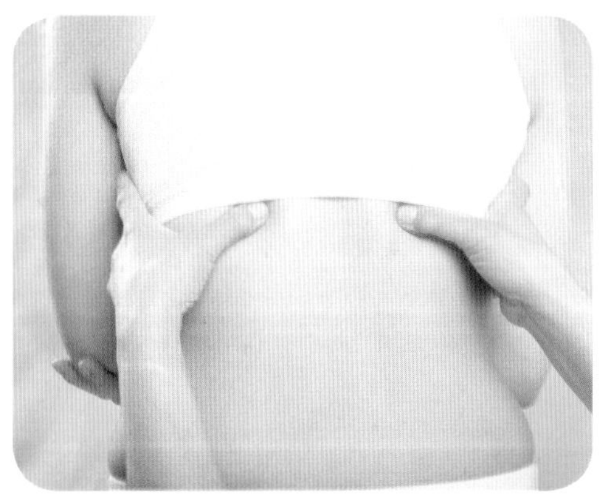

按揉期门穴

【定位】该穴位于第六肋间隙，正对着乳头。

【按摩】被按摩者仰卧，按摩者用双手拇指缓缓按摩期门穴，按摩 3 ～ 5 秒钟之后吐气，吐气时放手，吸气时再刺激穴道，如此反复，有酸麻的感觉才见效。可中间三个指头并起来，以加大按摩面积。

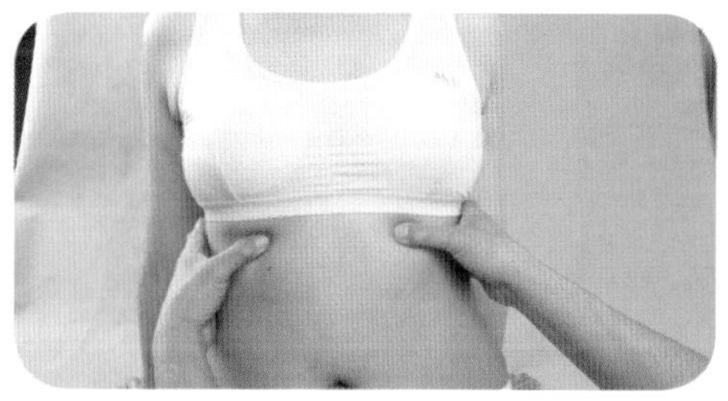

点按阳陵泉穴

【定位】该穴位于小腿外侧，当腓骨头前下方凹陷处。

【按摩】被按摩者俯卧，按摩者站于一旁，用拇指指腹按顺时针方向按揉阳陵泉穴约 2 分钟，然后按逆时针方向按揉约 2 分钟，以局部出现酸、麻、胀感觉为佳。

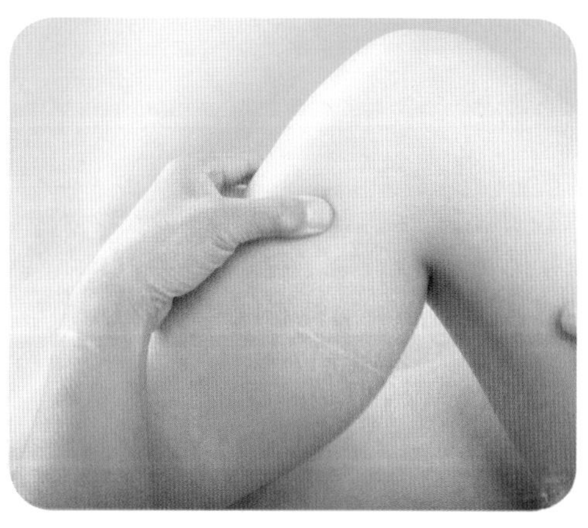

按揉足三里穴

【定位】该穴位于外膝眼下 3 寸，距胫骨前嵴 1 横指，当胫骨前肌上。

【按摩】被按摩者膝盖稍弯曲，按摩者用拇指按顺时针方向按揉足三里穴约 2 分钟，然后按逆时针方向按揉约 2 分钟，以局部出现酸、麻、胀感觉为佳。

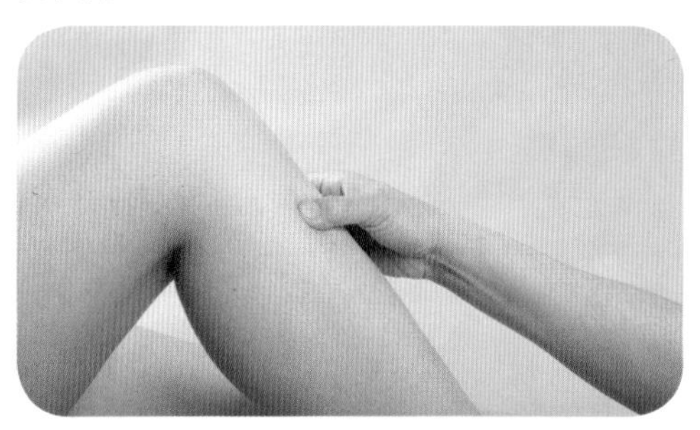

点按太冲穴

【定位】该穴位于足背侧，第 1、2 趾跖骨连接部位中。

【按摩】按摩者一手托着按摩者的足部，另一手拇指点按太冲穴大约 30 秒，按顺时针方向按揉约 1 分钟，然后按逆时针方向按揉约 1 分钟，以局部出现酸、麻、胀感为佳。

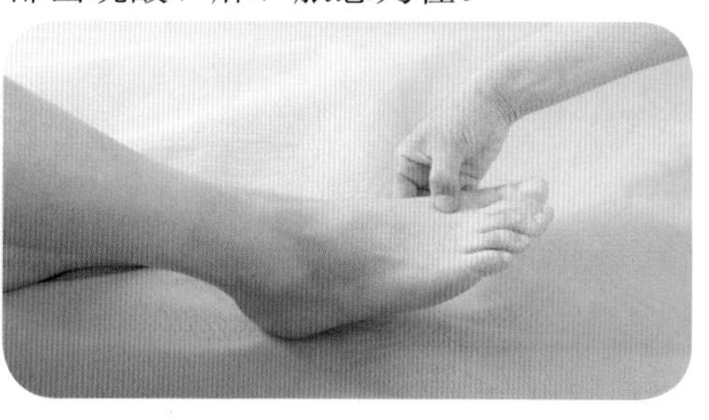

专家解析

按摩可以使患者肌肉、皮肤毛细血管扩张，促进新陈代谢，提高肌肉耐力，促进消化道蠕动以增加食欲，提高免疫能力。事实上，一次全身的按摩，等于为病人做一次不消耗体力的被动运动。变静为动，以动代静，有利于肝炎病人康复。

辨症按摩

失眠患者选用太阳、头维、上星、百会等穴位，施以点、按、揉等手法，按摩 15 ～ 30 分钟；

腹胀患者取膻中、中脘、天枢穴，按顺时针方向，以中等程度的手法，按摩 20 分钟，再取肾俞、大肠俞、足三里等穴位，用点、按、重揉手法，按摩 10 ～ 15 分钟；

肝区不适及疼痛者，取肝俞、胆俞、章门及中脘等穴位，用轻揉慢按手法按摩。全身症状较多的患者，可用综合手法进行 40 ～ 60 分钟的全身推拿按摩。

一般每日或隔日按摩 1 次，经过一个疗程（15 次）的治疗，患者的症状就会明显改善；3 ～ 4 个疗程之后，症状大多消失，肝功能可恢复或接近正常。

拔罐疗法

拔罐大椎穴

【定位】该穴位于颈部下端，背部正中线上，第 7 颈椎棘突下凹陷中。

【拔罐】采用刺络罐法，先用三棱针点刺大椎穴，然后用闪火法将罐吸拔在穴位上，留罐 5～10 分钟，隔日 1 次。

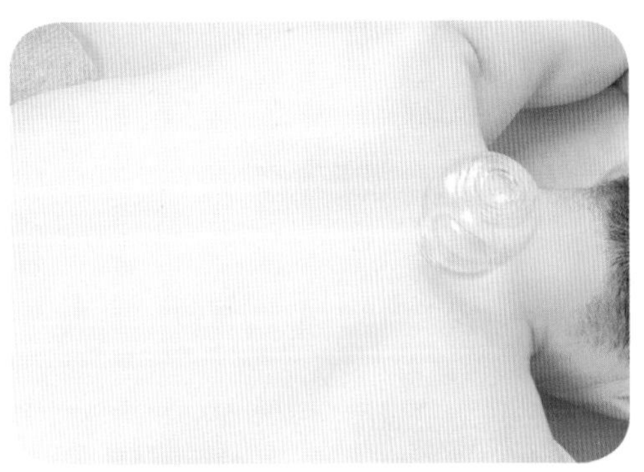

拔罐肝俞穴

【定位】该穴位于背部，当第 9 胸椎棘突下，旁开 1.5 寸。

【拔罐】采用刺络罐法，先用三棱针点刺肝俞穴，然后用闪火法将罐吸拔在穴位上，留罐 5～10 分钟，隔日 1 次。

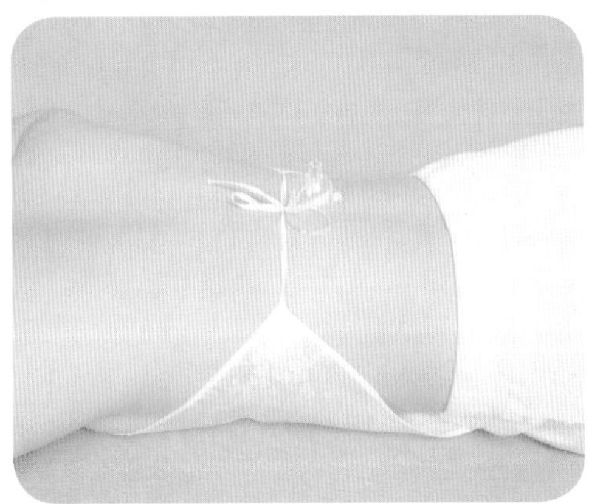

拔罐期门穴

【定位】该穴位于第六肋间隙，正对着乳头。

【拔罐】采用刺络罐法，先用三棱针点刺期门穴，然后用闪火法将罐吸拔在穴位上，留罐 5～10 分钟，隔日 1 次。

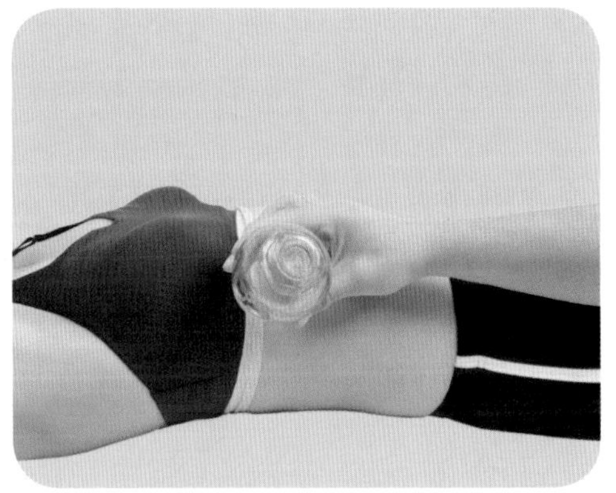

拔罐胃俞穴

【定位】该穴位于背部，当第 12 胸椎棘突下，旁开 1.5 寸。

【拔罐】采用刺络罐法，先用三棱针点刺胃俞穴，然后用闪火法将罐吸拔在穴位上，留罐 5～10 分钟，隔日 1 次。

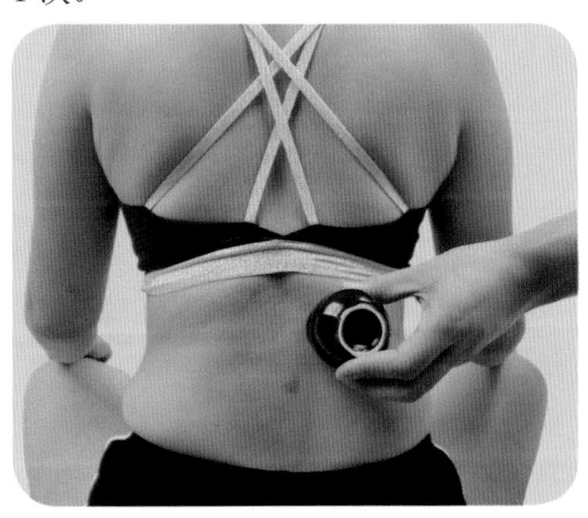

拔罐身柱穴

【定位】该穴位于背部，当后正中线上，第 3 胸椎棘突下凹陷中。

【拔罐】采用刺络罐法，先用三棱针点刺身柱穴，然后用闪火法将罐吸拔在穴位上，留罐 5 ～ 10 分钟，隔日 1 次。

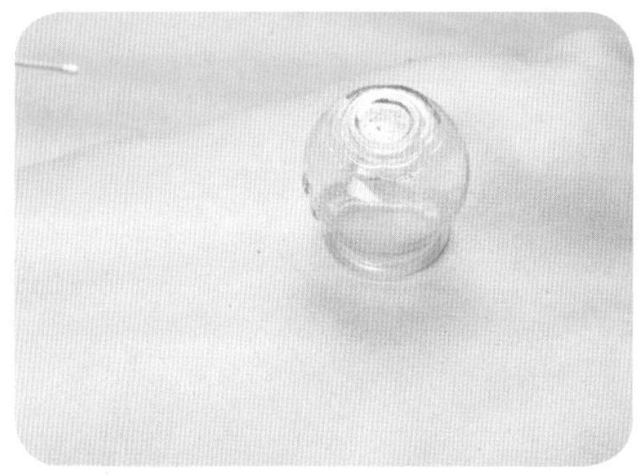

拔罐脾俞穴

【定位】该穴位于背部，当第 11 胸椎棘突下，旁开 1.5 寸。

【拔罐】采用刺络罐法，先用三棱针点刺脾俞穴，然后用闪火法将罐吸拔在穴位上，留罐 5 ～ 10 分钟，隔日 1 次。

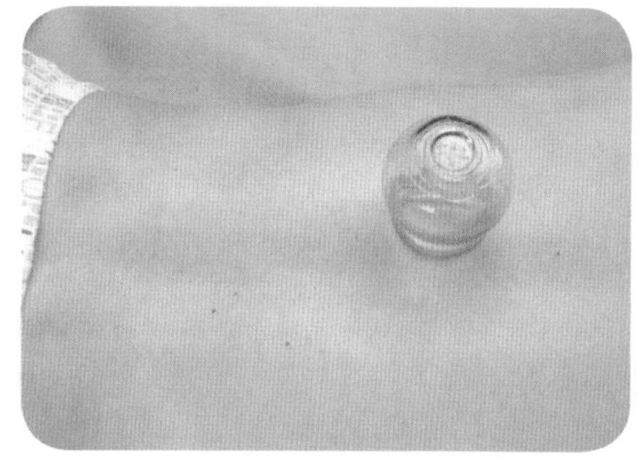

拔罐胆俞穴

【定位】该穴位于背部，当第 10 胸椎棘突下，旁开 1.5 寸。

【拔罐】采用刺络罐法，先用三棱针点刺胆俞穴，然后用闪火法将罐吸拔在穴位上，留罐 5 ～ 10 分钟，隔日 1 次。

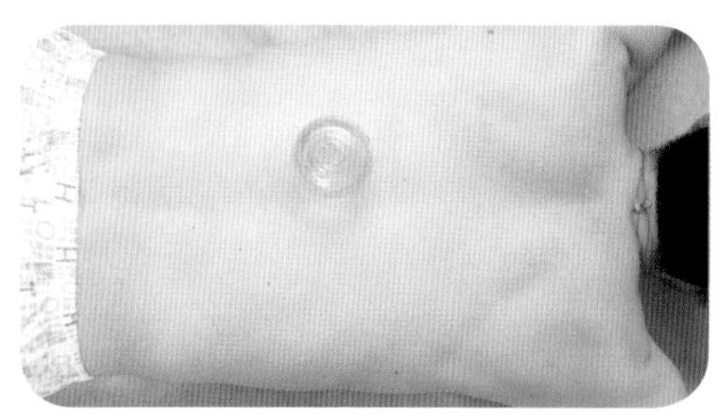

拔罐足三里穴

【定位】该穴位于外膝眼下 3 寸，距胫骨前嵴 1 横指，当胫骨前肌上。

【拔罐】采用刺络罐法，先用三棱针点刺足三里穴，然后用闪火法将罐吸拔在穴位上，留罐 5 ～ 10 分钟，隔日 1 次。

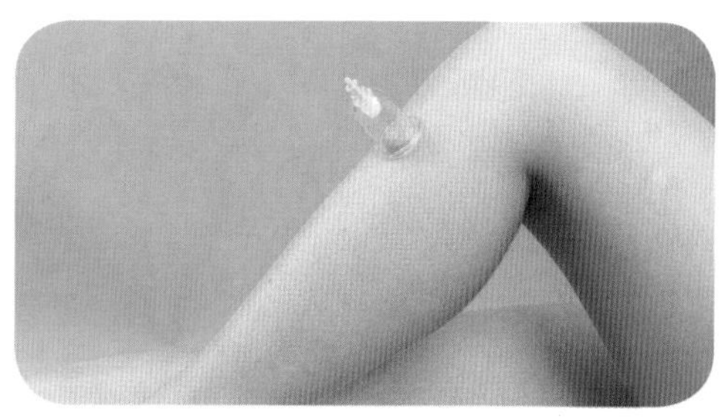

专家解析

以上穴位分为两组交替，本病患者用过罐具必须严格消毒，防止交叉感染。

酒精性肝炎

酒精性肝炎是由于长期大量饮酒导致的肝脏疾病，严重酗酒时可诱发广泛性肝细胞坏死甚至肝衰竭。该病是我国常见的肝脏疾病之一。严重危害人们的身体健康。

酒精性肝炎具有较高的独立死亡危险因素，较非活动性肝硬化更易导致死亡。根据一组肝活检组织学研究发现，脂肪肝患者的预后最好，4～5年的生存率是70%～80%；酒精性肝硬化伴有酒精性肝炎患者的预后最差，4～5年的生存率是30%～50%；而酒精性肝炎或肝硬化患者的预后介于两者之间，4～5年的生存率是50%～75%。

症状

患者的临床表现因饮酒的方式、个体对乙醇的敏感性以及肝组织损伤的严重程度不同而有明显的差异。症状一般与饮酒的量和酗酒的时间长短有关，患者可在长时间内没有任何肝脏的症状和体征。酒精性肝炎临床表现差异较大，发病前往往有近期内较集中地大量饮酒史，有明显的腹胀、全身疲乏无力、食欲不振、腹泻、恶心、呕吐、腹痛、体重减轻等症状。部分患者有发热，以黄疸、肝肿大和压痛为特点；少数患者有脾脏肿大、面色灰暗、腹水、水肿、蜘蛛痣等；患者肝功能不全时腹水明显；有的患者会出现神经精神症状。

治疗原则

治疗酒精性肝病的首要方法是戒酒，其疗效与肝病的严重程度有关。对于普通的酒精性肝病，及时戒酒后往往在几周至几月内临床和病理表现有明显改善，病死率明显下降；对于严重的酒精性肝病，戒酒和药物支持治疗不一定能改善其症状；伴有凝血酶原活动度降低和腹水的酒精性肝硬化时，病程常有反复，戒酒也难以使其逆转；对于酒精性脂肪肝，戒酒是唯一的治疗方法，肝内脂肪可于数周至数月内消失，如果同时补充蛋白质或氨基酸，则可进一步促进肝细胞恢复。

营养疗法

本病患者应摄取高维生素、高蛋白和富含热量及镁和锌的营养膳食。由于酒精性肝病患者肝糖原储备降低，进食减少可导致蛋白质分解代谢增强。但病情严重者、食欲减退、甚至恶心呕吐限制了热量的摄入，因此，可通过肠道外途径静脉滴注含有支链氨基酸的复方氨基酸、糖和少量脂类的溶液。可以改善营养状况、减轻负氮平衡。有报道称可提升血浆白蛋白、降低血清胆红素，降低病死率。

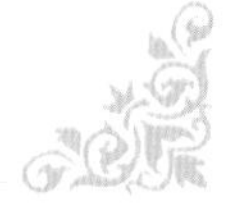

按摩疗法

揉捏风池穴

【定位】该穴位于项部，在枕骨之下，与风府穴相平，胸锁乳突肌与斜方肌上端之间的凹陷处。

【按摩】被按摩者取坐位，按摩者站在被按摩者背后，用拇指指腹或食指、中指两指并拢，用力环行揉按风池穴，同时被按者的头部尽力向后仰，以局部出现酸、沉、重、胀感为宜。每次按揉 10 分钟，早、晚各按揉 1 次。

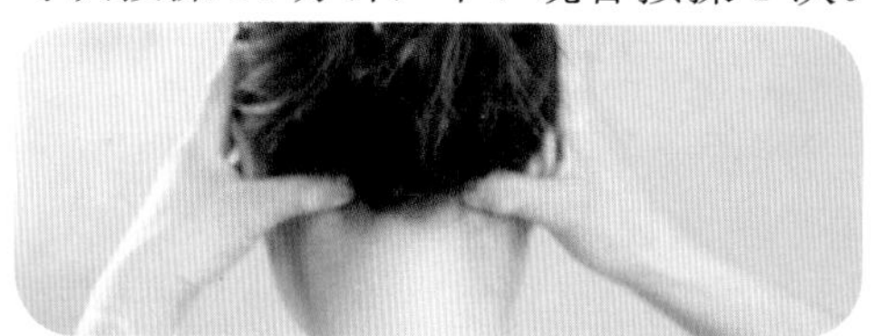

点按内关穴

【定位】该穴位于前臂掌侧，当曲泽与大陵的连线上，腕横纹上 2 寸，掌长肌肌腱与桡侧腕屈肌肌腱之间。

【按摩】按摩者左手托着被按摩者的前臂，右手拇指或食指点按内关穴约 1 分钟，以局部感到酸胀并向腕部和手放射为佳。

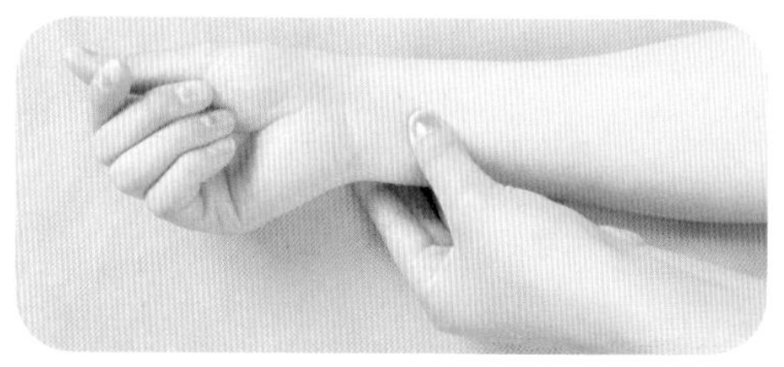

按揉太阳穴

【定位】该穴位于耳郭前面，前额两侧，外眼角延长线的上方，由眉梢到耳朵之间大约 1/3 的地方，用手触摸最凹陷处就是太阳穴。

【按摩】被按摩者取坐位或仰卧，按摩者两手中指同时用力，按顺时针方向按揉太阳穴约 2 分钟，然后按逆时针方向按揉约 2 分钟，以局部出现酸、麻、胀感觉为佳。

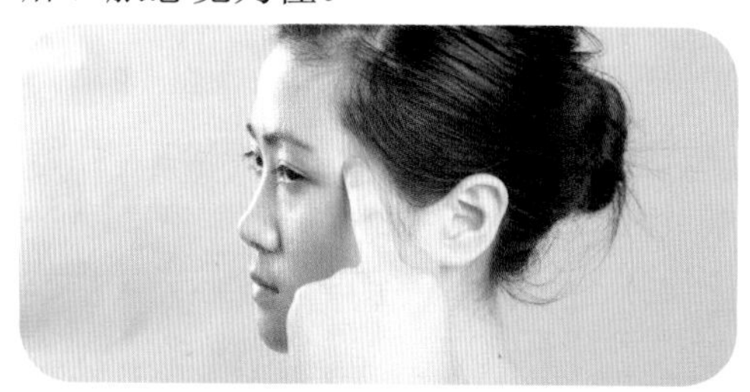

按揉肾俞穴

【定位】该穴位于腰部，当第 2 腰椎棘突下，旁开 1.5 寸。

【按摩】用双手拇指按压肾俞穴 1 ～ 2 分钟，再按顺时针方向按揉约 1 分钟，然后按逆时针方向按揉约 1 分钟，以局部出现酸、麻、胀感觉为佳。

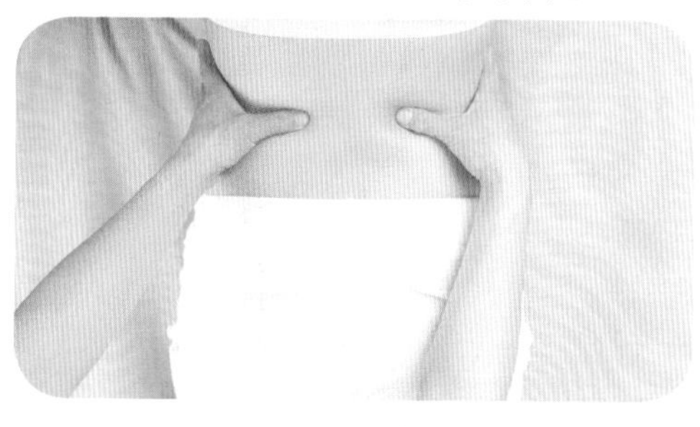

专家解析

按摩以上穴位能平肝固肾，可以缓解头晕耳鸣、头胀痛、目赤肿痛等肝病患者的常见症状。

拔罐疗法

拔罐肾俞穴

【定位】该穴位于腰部，当第 2 腰椎棘突下，旁开 1.5 寸。

【拔罐】把罐吸拔在肾俞穴上，留罐 10 ～ 15 分钟，注意观察罐皮肤变化，以皮肤充血为度。起罐后，要对皮肤进行消毒处理，以免皮肤感染。

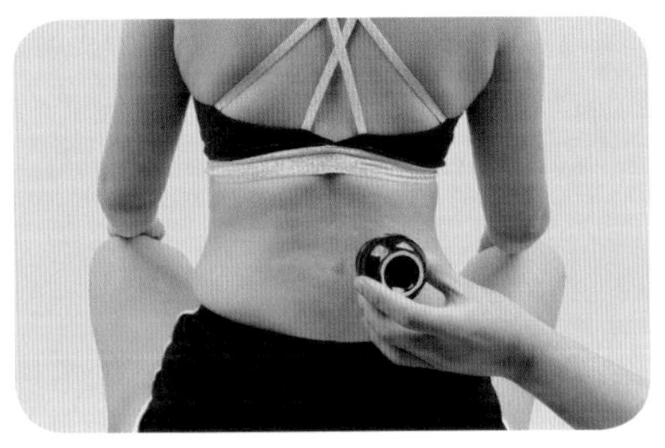

拔罐关元穴

【定位】该穴位于脐下 3 寸处。

【拔罐】将罐吸拔在关元穴上，留罐 10 分钟左右，拔至皮肤潮红为止，每日 1 次，10 次为 1 疗程。

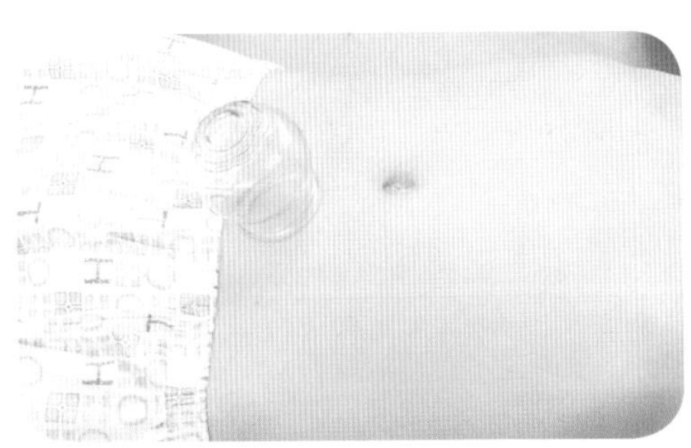

拔罐肝俞穴

【定位】该穴位于背部，当第 9 胸椎棘突下，旁开 1.5 寸。

【拔罐】将罐吸拔在肝俞穴上，留罐 10 分钟左右，拔至皮肤潮红为止，每日 1 次，10 次为 1 疗程。

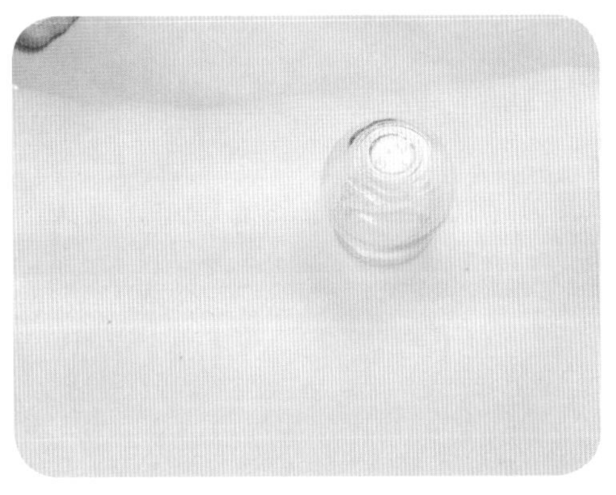

拔罐太冲穴

【定位】该穴位于足背侧，当第 1 跖骨间隙的后方凹陷处。

【拔罐】将罐吸拔在太冲穴上，留罐 10 分钟左右，拔至皮肤潮红为止，每日 1 次，10 次为 1 疗程。

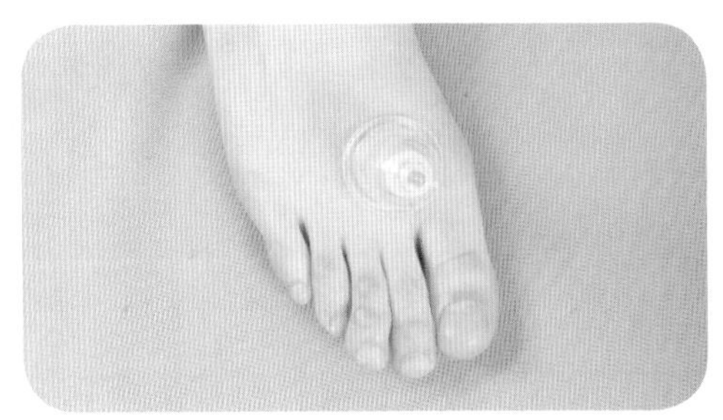

专家解析

拔罐以上穴位能平肝固肾，可以缓解眩晕、耳鸣等肝肾阴不足的症状。

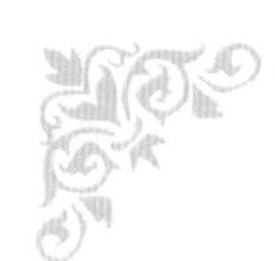

脂肪肝

脂肪肝，是指由于各种原因引起的肝细胞内脂肪堆积过多的病变。脂肪性肝病正严重威胁国人的健康，成为仅次于病毒性肝炎的第二大肝病。脂肪肝是一种常见的临床现象，而非一种独立的疾病。

症状

脂肪肝的临床表现多样，轻度脂肪肝多无临床症状。仅有疲乏感，而多数脂肪肝患者较胖。脂肪肝病人多于体检时偶然发现。中、重度脂肪肝有类似慢性肝炎的表现，可有食欲不振、疲倦乏力、恶心、呕吐、肝区或右上腹隐痛等。肝脏轻度肿大可有触痛，质地稍韧、边缘钝、表面光滑，少数病人可有脾肿大和肝掌。当肝内脂肪沉积过多时，可使肝被膜膨胀、肝韧带牵拉，而引起右上腹剧烈疼痛或压痛、发热、白细胞计数增多，误诊为急腹症而作剖腹手术。此外，脂肪肝病人也常有舌炎、口角炎、皮肤瘀斑、四肢麻木、四肢感觉异常等末梢神经炎的改变。少数病人也可有消化道出血、牙龈出血、鼻衄等。重度脂肪肝患者可以有腹腔积液和下肢水肿，电解质紊乱如低钠、低钾血症等，脂肪肝表现多样，遇有诊断困难时，可做肝活检确诊。

治疗

找出病因　有的放矢采取措施。如长期大量饮酒者应戒酒。营养过剩、肥胖者应严格控制饮食，使体能恢复正常。有脂肪肝的糖尿病人应积极有效地控制血糖。营养不良性脂肪肝患者应适当增加营养，特别是蛋白质和维生素的摄入。总之，祛除病因才有利于治愈脂肪肝。

调整饮食结构　提倡高蛋白质、高维生素、低糖、低脂肪饮食。不吃或少吃动物性脂肪、甜食（包括含糖饮料）。多吃青菜、水果和富含纤维素的食物，以及高蛋白质的瘦肉、河鱼、豆制品等，不吃零食，睡前不加餐。

适当增加运动　促进体内脂肪消耗。行走、仰卧起坐或健身器械锻炼都是很有益的。

补硒　能让肝脏中谷胱甘肽过氧化物酶的活性达到正常水平，对养肝护肝起到良好作用，硒麦芽粉、五味子为主要原料制成的养肝片，具有免疫调节的保健功能，对化学性肝损伤有辅助保护作用，有养肝、保肝、护肝作用。

按摩疗法

点按内关穴

【定位】该穴位于前臂掌侧，当曲泽与大陵的连线上，腕横纹上2寸，掌长肌肌腱与桡侧腕屈肌肌腱之间。

【按摩】按摩者左手托着被按摩者的前臂，右手拇指或食指点按内关穴约1分钟，以局部感到酸胀并向腕部和手放射为佳。

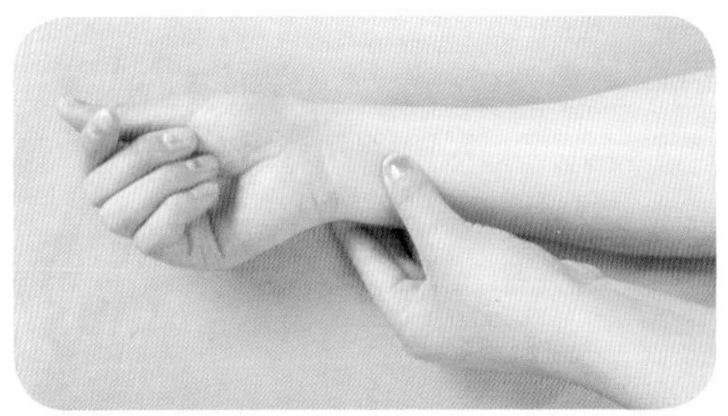

按压外关穴

【定位】该穴位于前臂背侧，当阳池与肘尖的连线上，腕背横纹上2寸，尺骨与桡骨之间。

【按摩】用拇按压外关穴，用力均匀，持续5分钟，使局部有酸胀感，有时可向指端放射。

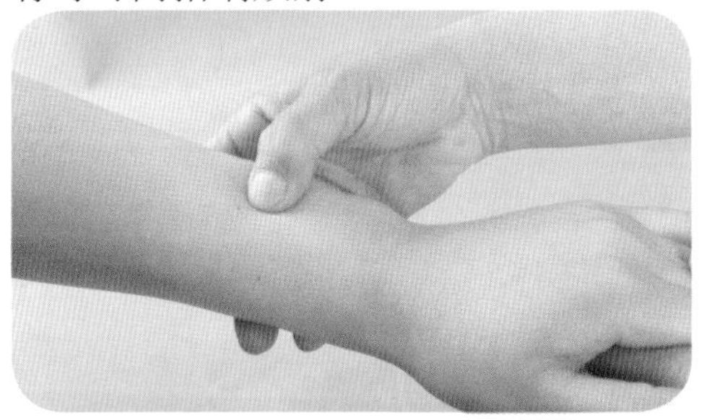

按压足三里穴

【定位】该穴位于外膝眼下3寸，距胫骨前嵴1横指，当胫骨前肌上。

【按摩】以拇指或食指端部按压双侧足三里穴，指端附着皮肤不动，由轻渐重，连续均匀地用力按压。

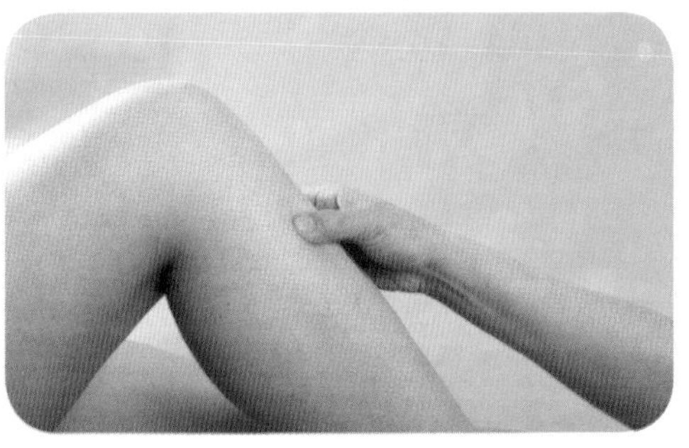

按揉大椎穴

【定位】该穴位于颈部下端，背部正中线上，第7颈椎棘突下凹陷中。

【按摩】被按摩者取坐位、低头，按摩者站在被按摩者背后，用大拇指按顺时针方向按揉大椎穴约2分钟，然后按逆时针方向按揉约2分钟，以局部出现酸、麻、胀感觉为佳。

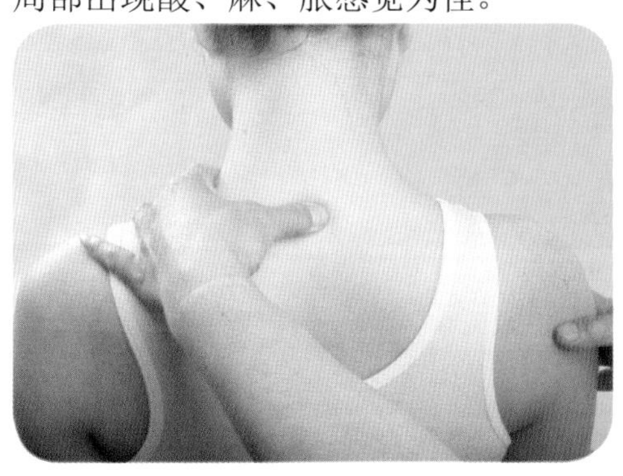

专家解析

内关理气止痛，外关穴能通经脉、调气血，足三里穴疏肝理气、通经止痛，大椎穴疏通经络、祛风散寒、扶正祛邪。四穴配伍，可治疗脂肪肝。

艾灸疗法

灸至阳穴

【定位】该穴位于背部，当后正中线上，第 7 胸椎棘突下凹陷中。

【艾灸】手执艾条以点燃的一端对准施灸部位，距离皮肤 1.5 ～ 3 厘米，以感到施灸处温热、舒适为度。每日灸 1 次，每次灸 10 ～ 20 分钟。

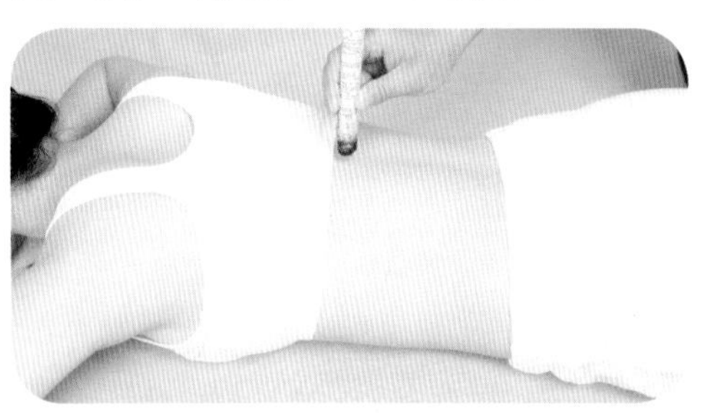

灸期门穴

【定位】该穴位于第六肋间隙，正对着乳头。

【艾灸】点燃艾条对准施灸部位，距离皮肤 1.5 ～ 3 厘米，以感到施灸处温热、舒适为度，每次灸 10 ～ 20 分钟。

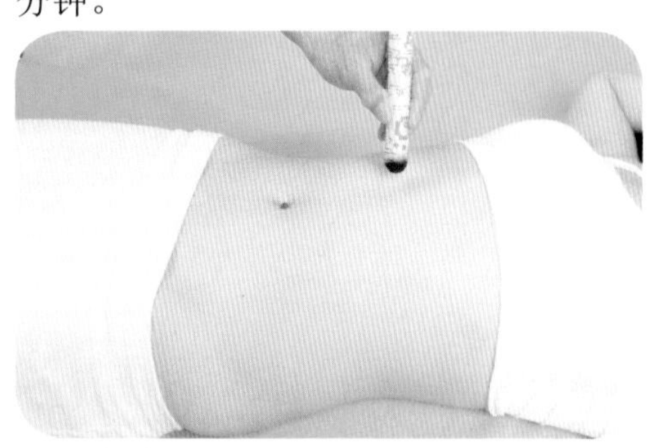

灸阳陵泉穴

【定位】该穴位于小腿外侧，当腓骨头前下方凹陷处。

【艾灸】手执艾条以点燃的一端对准施灸部位，距离皮肤 1.5 ～ 3 厘米施灸，以感到施灸处温热、舒适为度。每日灸 1 次，每次灸 10 分钟。

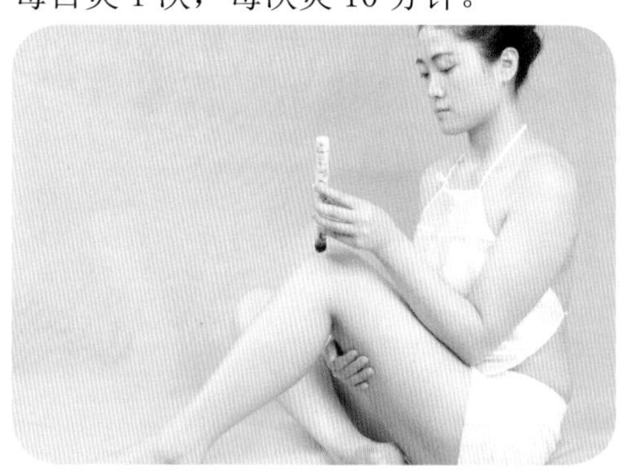

灸足三里穴

【定位】该穴位于外膝眼下 3 寸，距胫骨前嵴 1 横指，当胫骨前肌上。

【艾灸】艾条温和灸，每日灸 1 次，每次灸 10 ～ 20 分钟，一般 5 天为 1 个疗程。

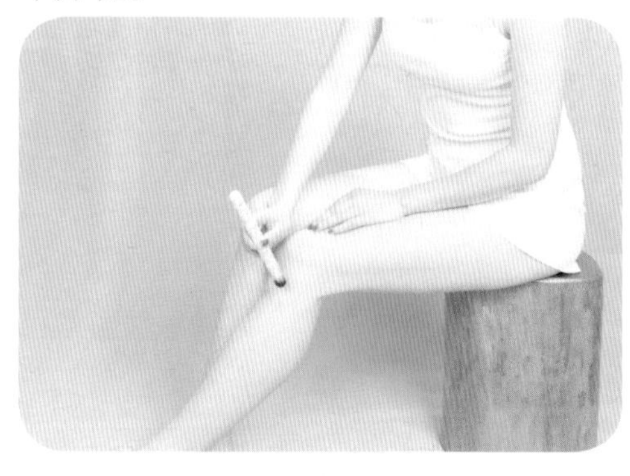

专家解析

至阳穴利胆退黄、宽胸利膈；期门穴疏肝理气、健脾和胃；阳陵泉穴行气解郁；足三里疏肝理气。四穴配伍，可治疗脂肪肝。

刮痧疗法

刮拭肝俞穴

【定位】该穴位于背部，当第 9 胸椎棘突下，旁开 1.5 寸。

【刮拭】用面刮法从上向下刮拭背部双侧肝俞穴，以皮肤潮红出痧为度。

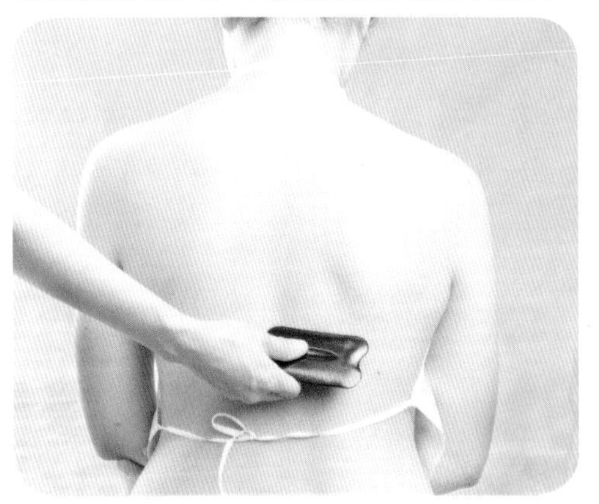

刮拭胃俞穴

【定位】该穴位于背部，当第 12 胸椎棘突下，旁开 1.5 寸。

【刮拭】以面刮法刮拭胃俞穴，力度适中以潮红出痧为度。

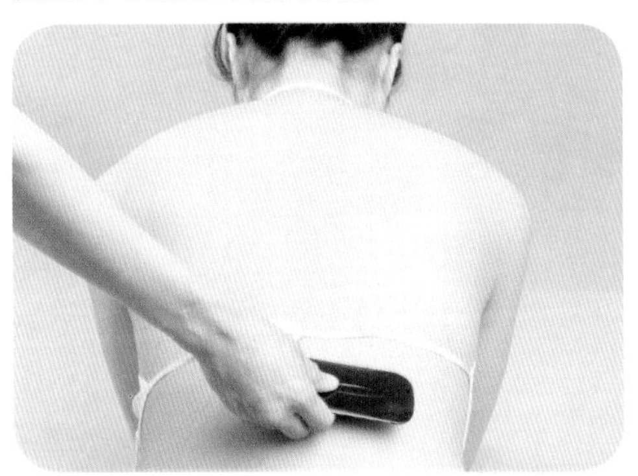

刮拭脾俞穴

【定位】该穴位于背部，当第 11 胸椎棘突下，旁开 1.5 寸。

【刮拭】以面刮法刮拭脾俞穴，以皮肤出痧为度。

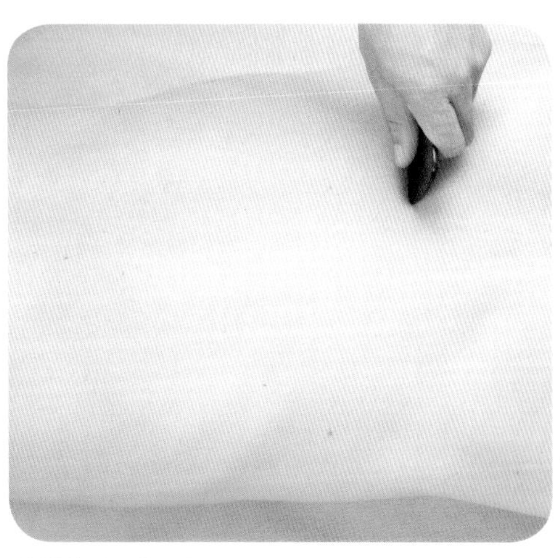

刮拭丰隆穴

【定位】该穴位于小腿前外侧，外踝尖上 8 寸，条口穴外，距胫骨前缘二横指（中指）。

【刮拭】用面刮法刮拭下肢丰隆穴，力度适中，以局部皮肤潮红出痧为度。

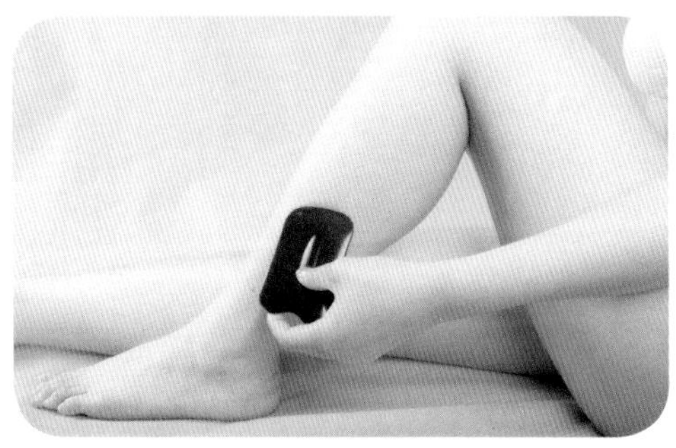

专家解析

肝俞、胃俞、脾俞行气导滞、活血化瘀，配上健脾化痰、和胃降逆的丰隆，可治疗脂肪肝。

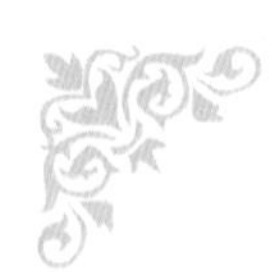

肝硬化

肝硬化是一种或多种病因长期或反复作用造成的弥漫性肝损害。主要病变是肝细胞变性、坏死及增生，结缔组织增生及收缩，因而肝脏体积缩小、变硬。中医称之为“积聚”“症瘕”“瘀血”等，认为由于气滞、血淤、痰阻交结为患而致。临床主要表现为右上腹隐痛、食欲减退、消化不良、恶心、呕吐、腹胀、乏力等，检查可见肝、脾肿大，肝质地较硬，伴有蜘蛛痣、肝掌等。进入失代偿期可出现肝功能损伤症群，如静脉曲张、脾肿大、腹水、出血和门静脉高压等。病因与病毒性肝炎、血吸虫病、胆道疾病、营养不良、长期饮酒、化学毒物及药物中毒、循环障碍等有关。

本病起病缓慢，病程长、平均 3 ～ 5 年，多见于老年男性。如不早期防治，易出现上消化道出血、肝性脑病、自发性腹膜炎、肝肾综合征等并发症。

症状

代偿期的自觉症状无特征性。而以中医学的肝、脾、胃的症状表现为主。有乏力、困倦，胸胁胀痛，胸腹胀满，胃纳呆，嗳气不舒，面色萎黄或暗晦。肝掌和蜘蛛痣可有可无。

失代偿期的表现是上述症状加重，并可有黄疸、衄血、消瘦、水肿、大便溏或便秘。腹水、腹壁青筋暴现、呕血、便血，肝、脾可扪到大而硬实等。

随着中西医学结合发展，肝、脾肿大未足以可在用手扪到和比较典型的临床症状出现之前，把各种扫描技术的发现和生化检测的结果列入中医学辨证施治的内容，将成为必然。

治疗原则

肝硬化是因组织结构紊乱而致肝功能障碍。目前尚无根治办法。主要在于早期发现和阻止病程进展，延长生命和保持体力。

饮食调治

饮食供给的原则是：高蛋白质（肝性脑病时应予控制）、高碳水化合物，适量脂肪，丰富的维生素和矿物质。食物质地要细软而易消化，同时无刺激性和在胃肠道内产气少。烹调时注意色、香、味、型以引起病人的食欲。中医学认为肝硬化病人以虚为本，从病情发展的结果看，最终导致肝肾阴虚，始终贯穿着肝郁脾虚、气滞血瘀的病机。所以饮食宜补虚而又不过于滋腻，健脾而又不能劫阴。

按摩疗法

点按太冲穴

【定位】该穴在足背侧，当第1跖骨间隙的后方凹陷处。

【按摩】以双手拇指指端着力，持续地点按此穴，每次点按30秒稍停片刻，共点按3分钟即可。力度、幅度要做到持久、有力、均匀、柔和深透。

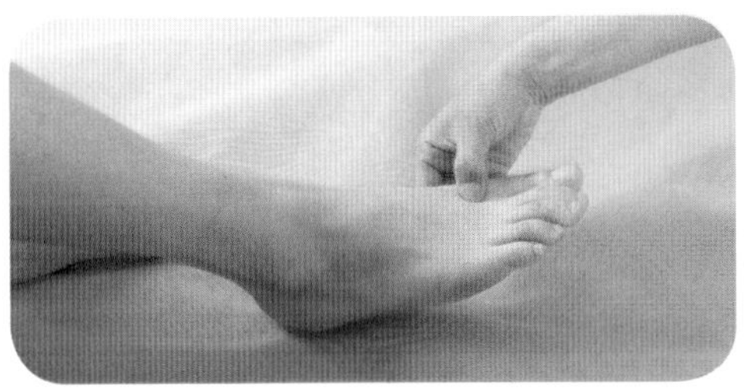

按揉肝俞穴

【定位】该穴位于背部，当第9胸椎棘突下，旁开1.5寸。

【按摩】用两手拇指指腹按顺时针方向按揉肝俞穴约2分钟，然后按逆时针方向按揉约2分钟，以局部出现酸、麻、胀感觉为佳。如果有压痛感或者穴位处皮下有硬结，则须稍加用力，直到痛感或者硬结消失为止。

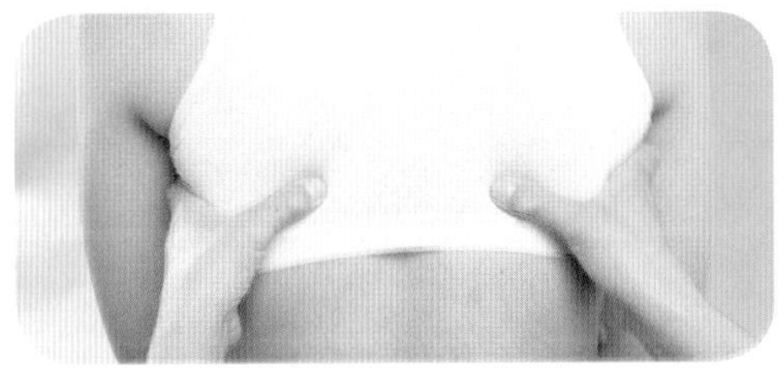

按揉期门穴

【定位】该穴位于第六肋间隙，正对着乳头。

【按摩】用双手拇指缓缓按摩期门穴，按摩3～5秒钟之后吐气，吐气时放手，吸气时再刺激穴道，如此反复，有酸麻的感觉才见效。可中间三个指头并起来，以加大按摩面积。

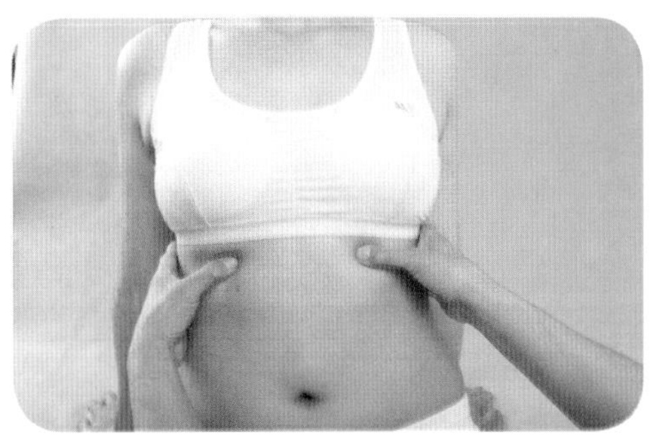

按揉神阙穴

【定位】该穴位于腹中部，脐中央。

【按摩】双手重叠，从肚脐为中心旋转按揉3～5分钟。

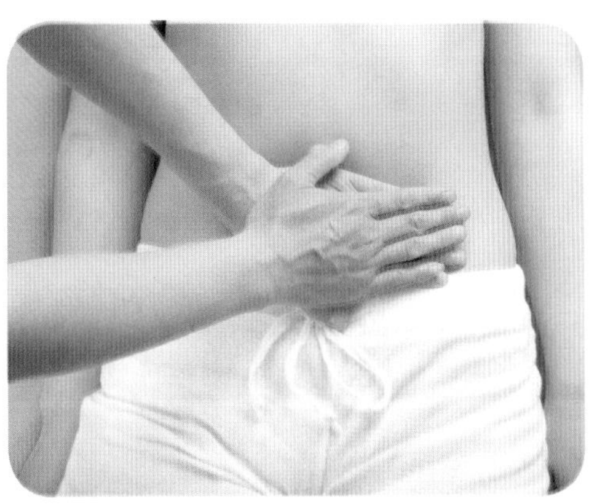

专家解析

太冲清肝胆，肝俞疏肝气；期门解肝郁，三焦养肝气。配伍按摩，对肝硬化有较好的理疗效果。

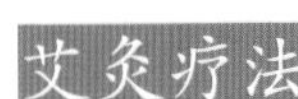

艾灸疗法

灸神阙穴

【定位】该穴位于腹中部，脐中央。

【艾灸】艾条温和灸，每日灸 1 次，每次灸 10 ～ 20 分钟，一般 10 天为 1 个疗程。

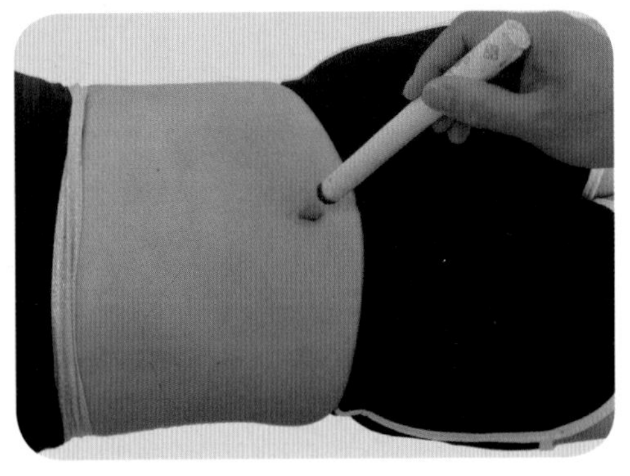

灸太冲穴

【定位】该穴位于足背侧，第 1、2 趾跖骨连接部位中。

【艾灸】艾条温和灸，每日灸 1 次，每次灸 10 ～ 20 分钟，一般 10 天为 1 个疗程。

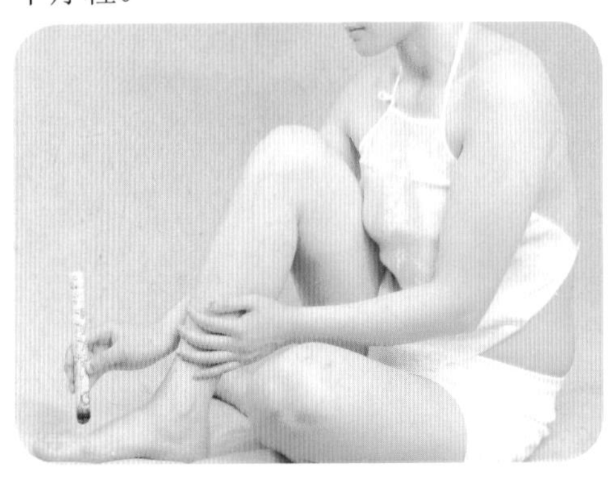

灸期门穴

【定位】该穴位于第六肋间隙，正对着乳头。

【艾灸】艾条温和灸，每日灸 1 次，每次灸 10 ～ 20 分钟，一般 10 天为 1 个疗程。

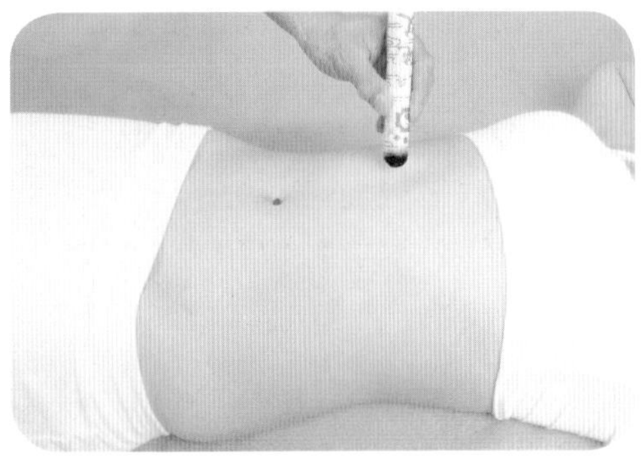

灸肝俞穴

【定位】该穴位于背部，当第 9 胸椎棘突下，旁开 1.5 寸。

【艾灸】手执艾条以点燃的一端对准施灸部位，距离皮肤 1.5 ～ 3 厘米，以感到施灸处温热、舒适为度，每次灸 10 ～ 20 分钟，灸至皮肤产生红晕为止。

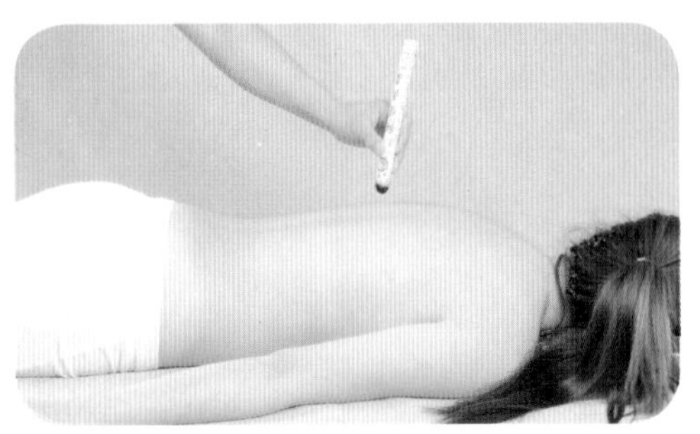

专家解析

艾灸以上穴位，具有疏肝行气，温经通络，活血化瘀的作用，辅助缓解肝脾肿大，质地较硬，两胁刺痛等症状。